코팅와이어와 약력교정

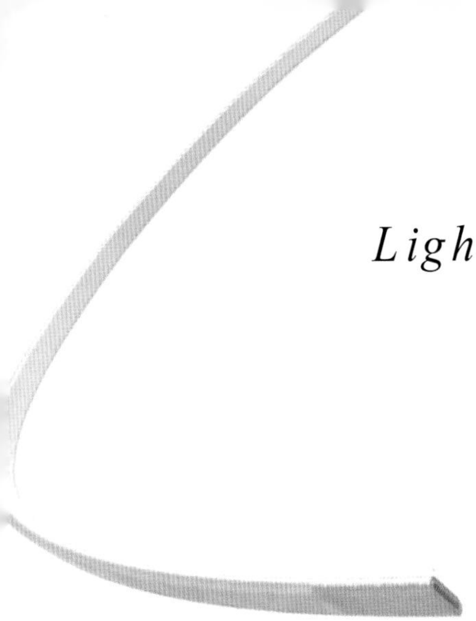

Light-force Orthodontics with Coated Wire

코팅와이어와 약력교정

전 윤 식·김 원 호·명 지 윤·김 민 지

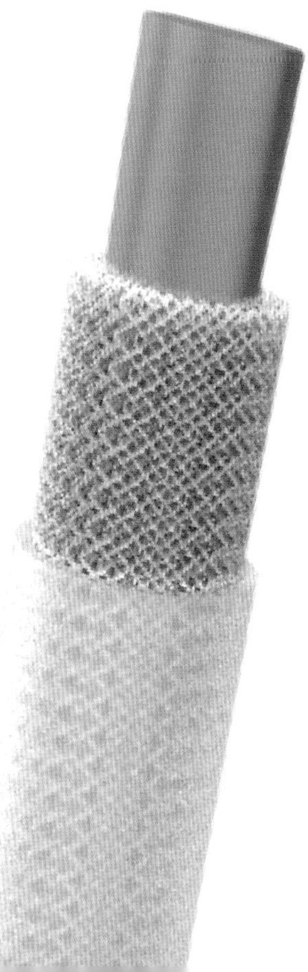

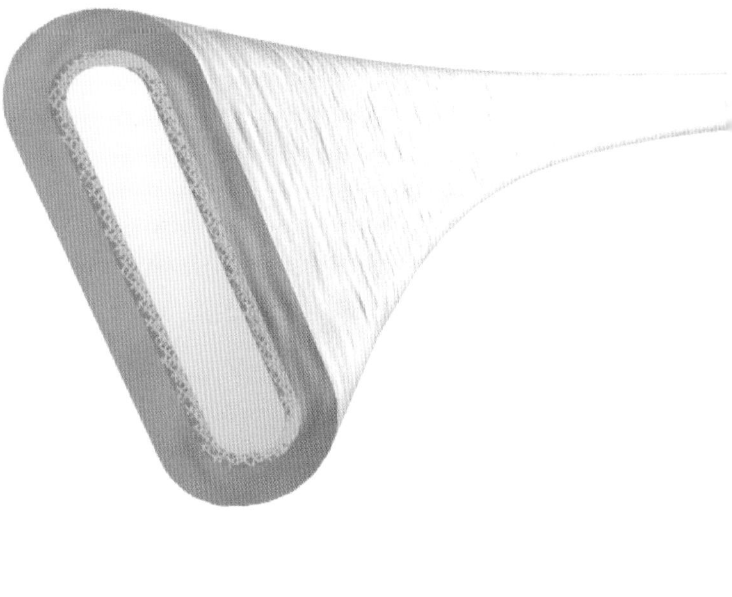

대한나래출판사

DaehanNarae Publishing, Inc.

SK V1 Tower 1507
Younmujang 5 gagil 25, Sungdong-gu
Seoul 04782, Korea
TEL: +82-2-922-7080
FAX: +82-2-922-0841
E-mail: nrpub@naver.com
Website: www.nrbooks.kr

코팅와이어와 약력교정

Light-force Orthodontics with Coated Wire

발행일 2022년 11월 5일
저자 전윤식 · 김원호 · 명지윤 · 김민지
발행인 최용원
편집디자인 장순임
표지디자인 장순임
교정 · 교열 윤수현
일러스트 김민아 · 이은의
발행처 **대한나래출판사** (등록 제2012-000051호/1994.6.10)
주소 서울시 성동구 연무장 5가길 25, 성수역 SK V1 Tower 1507호
전화 (02) 922-7080
팩스 (02) 922-0841
이메일 nrpub@naver.com
홈페이지 www.nrbooks.kr

ISBN 978-89-5741-890-1

정가 80,000원

Printed in Korea

저자 약력

전 윤 식

연세대학교 치과대학 졸업

연세대학교 치과대학 대학원 석사, 박사 졸업

연세대학교 치과대학 교정과 인턴, 레지던트 수료

대한치과교정학회 평의원

이화여자대학교 의과대학 치과교정과 명예교수

김 원 호

서울대학교 치의학대학원 졸업

이화여자대학교 목동병원 치과교정과 인턴, 레지던트 수료

치과교정과 전문의

대한치과교정학회 인정의

대한치과교정학회 정회원

명 지 윤

베이징대학교 치과대학 졸업

이화여자대학교 임상치의학대학원 교정과 석사 졸업

이화여자대학교 의과대학 치과교정과 박사 수료

김 민 지

서울대학교 치의학과 졸업

고려대학교 치의학 석사, 박사 졸업

고려대학교의료원 치과교정과 인턴, 레지던트 수료

고려대학교의료원 전임의

이화여자대학교 목동병원 치과교정과 교수

머리말

우리말로 약력교정이라는 용어는 무척 낯설지만 'light force'라는 단어는 치과의사가 교정학을 배울 때부터 들어 왔던 익숙한 용어입니다. 그도 그럴 것이 약한 교정력을 지속적으로 적용할 때 이상적인 치아이동을 유도할 수 있다고 뇌리에 박히도록 교육받았기 때문입니다.

그렇다면 약력이라는 힘의 양은 어느 정도일까요? 약력 적용의 대표적 사례는 전치부 압하(intrusion)가 필요한 과개교합(deep overbite) 증례입니다. Dr. Burstone은 전치부 압하의 교정력에 대해 전치 1개당 10gm 정도라고 했습니다. 그러나 지금까지 교정의가 실제 그 정도의 힘으로 치료해 왔는지는 의심하고 점검해 볼 필요가 있습니다. 왜냐하면 그보다 큰 교정력을 가해도 치료 결과에 별다른 영향이 없기 때문입니다.

그렇다면 왜 지금껏 교정의는 약력교정의 필요성을 알면서도 실천하지 못했을까요? 그 이유는 브라켓을 와이어 결찰 매개체로 사용했기 때문입니다. 그동안 브라켓을 일방적으로 제공받아 온 교정의는 와이어를 브라켓 슬롯에 결찰하는 치료 시스템만을 사용해 왔기 때문에 이론에서 배운 약력을 적용하기가 쉽지 않았습니다. 즉, 약력 적용을 위해서는 가장 가느다란 와이어인 .010″ 또는 .012″ 나이타이 와이어를 사용해야 하는데, .018″ 또는 .025″ 슬롯에서는 상대적으로 유격이 커서 아무리 약력이 발휘된다 할지라도 효과적인 치아이동을 기대하기 어려웠던 것입니다.

100년 넘게 사용해 온 브라켓은 확실히 검증된 장치이지만, 환자들의 선호도가 낮아짐에 따라 투명교정장치가 대안으로 자리 잡고 있습니다. 그러나 이 투명교정장치마저도 환자의 협조에 의존하는 '환자 의존형 장치'라는 한계가 있습니다.

필자는 이러한 여러 가지 한계를 극복하기 위해 새로운 장치의 등장이 필요하다 느꼈고, 효과적인 약력 적용을 위해서는 가느다란 교정용 와이어에 최적의 유격을 형성해 주어야 한다고 생각하였습니다. 초창기에는 먼저 .010″ 튜브를 기공한 다음 .008″ 와이어를 삽입하여 사용하였고 정확한 와이어 포지셔닝을 위해 간접 부착술을 권장해 왔지만, 코팅와이어를 개발한 이후로는 비용과 치료 수월성에 유리한 직접 부착술로 전환하기에 이르렀습니다. 이것이 바로 브라켓의 장점을 최대한 이용하되 보이지 않거나 덜 보이며, 치료 중 통증을 최소화하는 '술자 주도형 장치'인 약력교정입니다. 여기에 소개된 코팅된 모발 굵기 와이어와 설측 벨로드럼 와이어는 미래 디지털 교정시대에 부응하는 새로운 패러다임을 제공할 것입니다.

Preface

본서 출간을 통하여, 그동안 약력교정을 위해 어떠한 시도와 시행착오를 경험했고 그 경험을 바탕으로 약력교정이 어떻게 발전해 왔는지를 생생히 알려 주는 기회가 되기를 기대합니다. 또한 이번 첫 출간에 머무르지 않고 매년 변화하는 약력교정의 흐름을 가득 채울 증보판이 출간되기를 기대합니다.

끝으로 이 책이 출간되기까지 집필진에게 지혜와 명철을 부어 주신 하나님께 감사드리며, 조언을 아끼지 않으신 대한나래출판사 최용원 대표님과 함께 수고한 직원들에게 깊은 감사의 마음을 드립니다.

2022년 10월

대표저자 **전 윤 식**

목차

1 약력교정의 중요성 》 1

2 약력교정기구 》 27

Contents

3 약력교정의 증례별 접근법 ≫ 115

Light-force Orthodontics with Coated Wire

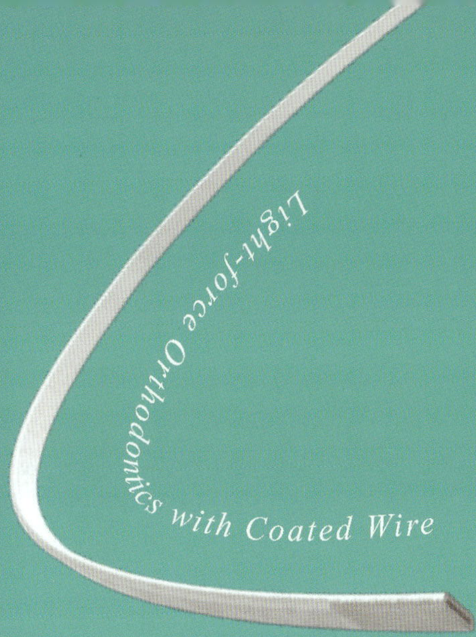

Chapter 1

약력교정의 중요성

Importance of Light-force Orthodontic Treatment

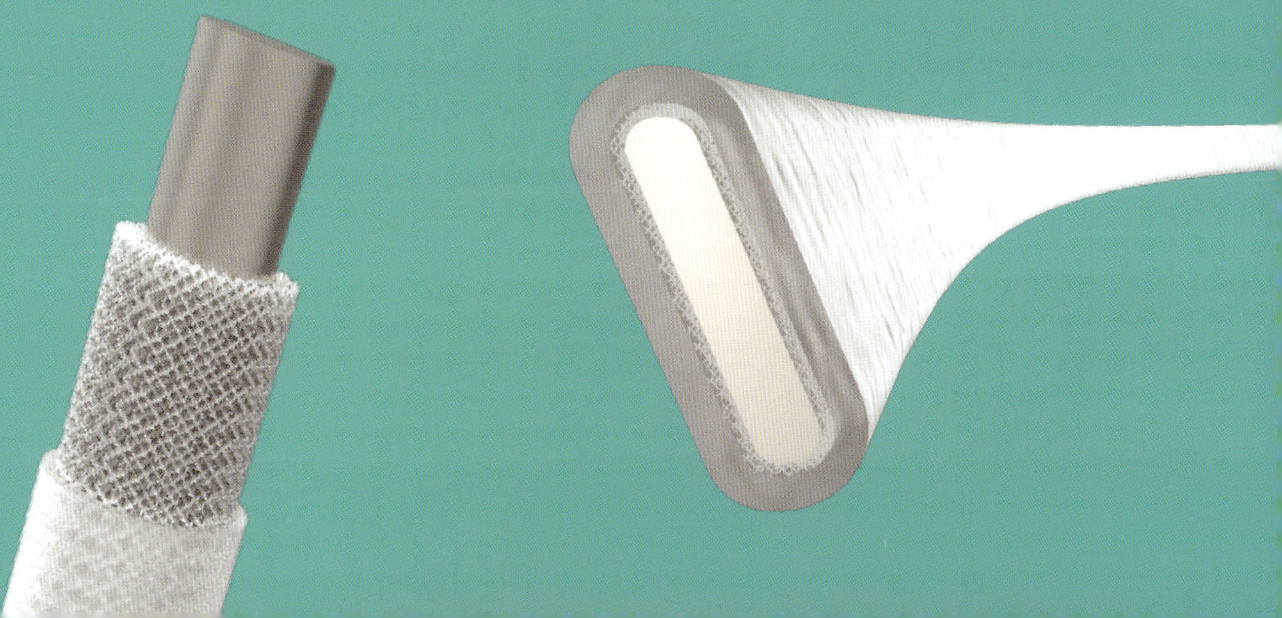

1. 약력교정의 필요성 *(Necessity of light-force orthodontic treatment)*

1) 적은 통증 *(Less pain)*

치과치료를 받는 환자들은 공통적으로 치과치료 중 발생하는 통증에 대해 공포심을 가진다. 정도의 차이는 있으나 소아, 청소년, 성인 모두 통증에 대한 공포심을 가지며 이로 인해 치과치료 자체를 거부하는 경우도 있다. 특히 교정치료로 인한 통증은 치료 초기에 환자의 삶의 질(quality of life) 저하에 유의미한 영향을 미친다는 연구 결과도 있다.[1] 대부분의 경우 교정치료로 인한 통증은 술자가 발생시키는 통증인 동시에 치료가 시작되면서 새로 발생하는 통증이므로 환자가 더욱 민감하게 반응할 수밖에 없다. 이러한 '예견된 통증' 때문에 교정치료가 필요한 상태임에도 불구하고 교정치료 자체를 거부하는 환자들도 있으며, 교정치료를 시작했더라도 교정장치 조정을 위해 치과에 내원하는 날을 공포스러워하는 환자들도 있다.

교정통을 조절하기 위한 방법으로 타이레놀과 같은 아세트아미노펜 성분의 진통 및 진정작용만 하는 진통제를 복용시키거나 저강도 레이저 치료(low-intensity laser therapy)를 사용하는 방법 등이 있으나,[2] 가장 중요한 것은 통증이 생기는 원인을 조절하여 통증이 발생하지 않도록 하는 것이다.

교정장치로 인한 통증의 원인에는 크게 2가지가 있다. 먼저 장치가 구강내 연조직을 자극하여 발생하는 통증과 불편감이다. 이는 장치의 부피를 감소시키거나 투명교정장치와 같은 가철식 장치를 사용함으로써 일부 해결할 수 있다. 불편감을 최소화한 장치인 투명교정장치(clear aligner)가 중요한 대안이 될 수 있으나 여전히 가철식 장치의 한계점을 지닌다. 치료효과를 전적으로 환자의 장치 착용에 의존하고 착용 시간도 상당히 길기 때문에 협조도를 완벽히 얻기 어려운 경우 치료효과가 감소하게 되며, 투명교정장치 자체가 갖는 한계로 인한 치료효과의 한계도 분명하다.

두 번째 통증은 교정장치의 과도한 힘으로 인한 통증이다. 과도한 힘을 사용하여 치아이동을 유도하게 되면 간접 흡수 과정에서 치아이동이 느려질 뿐만 아니라 통증이 발생하게 된다. 이를 교정통(orthodontic pain)이라고 한다. 교정통은 치수와 치주조직의 혈류 변화를 동반한 염증반응의 결과이며 P물질(substance P), 히스타민(histamine), 엔케팔린(enkephalin), 프로스타글란딘(PGEs), 류코트리엔(leukotriene), 사이토카인(cytokine) 등 다양한 화학물질의 방출을 동반한다. 이러한 물질들은 통각과민(hyperalgesia)을 발생시키며 교정통을 느끼게 한다.[3] 장치를 재활성한 후 2~3일간 통증을 심하게 느끼는 경우가 많으며 통증 민감도가 높은 환자의 경우에는 수면장애를 겪을 정도로 괴로워하기도 한다. 이를 조절하기 위해서는 강한 힘이 아닌 이상적인 '약한 힘', 즉 '교정적 치아이동을 위한 최적의 힘(optimum forces for orthodontic tooth movement)'을 사용하여 치아이동에 꼭 필요한 힘만 사용할 수 있는 노력을 기울여야 한다(표 1-1).[4] 치과의사들이 교정치료 시 주로 사용하는 치아이동

표 1-1. 교정적 치아이동을 위한 최적의 힘[4]

치아이동의 종류	힘(gm)
경사이동(tipping)	35–60
치체이동[bodily movement(translation)]	70–120
치근이동(root uprighting)	50–100
회전(rotation)	35–60
정출(extrusion)	35–60
압하(intrusion)	10–20

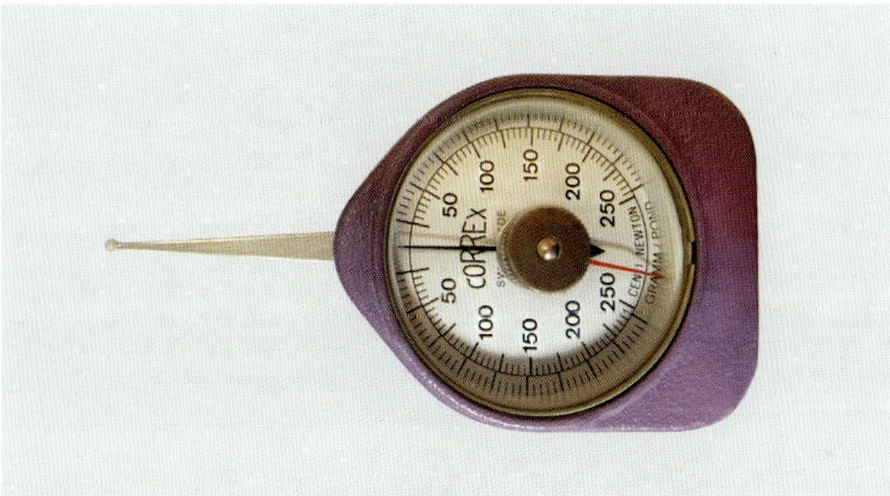

그림 1–1. 구강내 힘 측정기(intraoral force gauge).

의 종류인 경사이동(tipping), 회전(rotation), 정출(extrusion)에 필요한 힘은 단근치에서 35~70gm으로 상당히 약한 힘이며, 압하(intrusion)의 경우에는 10~20gm으로 손으로는 느끼기 어려울 정도로 약한 힘이다. 그러므로 치과의사들은 습관적으로 구강내 힘 측정기(intraoral force gauge)(그림 1–1)를 사용해 교정장치의 교정력을 측정하여 정확한 힘을 가하기 위해 노력하거나, 힘조절이 용이하고 약한 힘을 가할 수 있는 교정장치를 사용해야 한다.

약한 힘을 가하기 위해서는 교정장치의 최대 활성 시 발휘하는 힘의 크기가 작아야 하며, 하중–변형률(load–deflection rate)이 낮아서 활성시키더라도 힘의 크기가 작게 증가해야 한다. 이를 위해서는 하중–변형률 곡선상의 기울기가 가파른 스테인리스 스틸(stainless steel) 호선보다는 TMA 호선이나 NiTi 호선을 사용할 필요가 있다(그림 1–2). NiTi 호선은 변형량이 많더라도 하중 증가폭이 적으므로, 증가폭이 상대적으로 큰 TMA 호선이나 스테인리스 스틸 호선에 비하여 약한 힘을 발휘하는 데

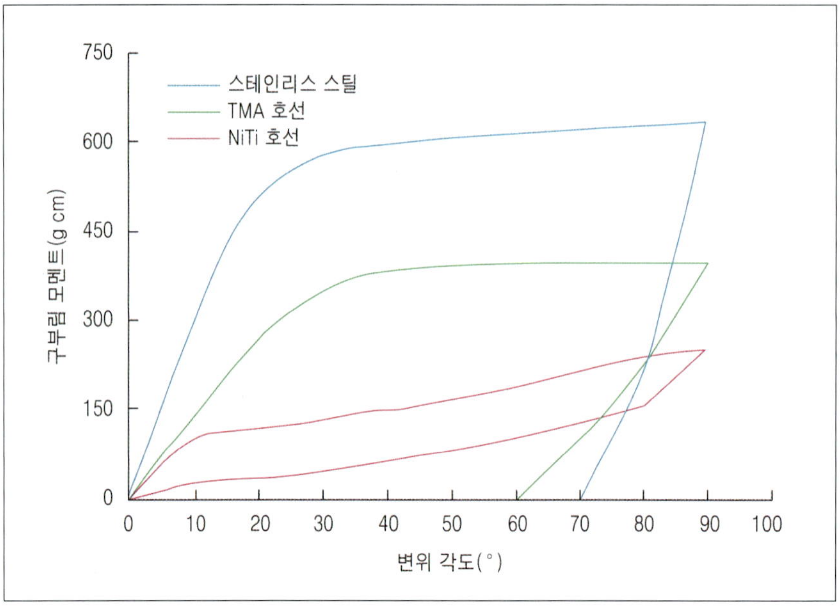

그림 1-2. 스테인리스 스틸, TMA, NiTi 호선의 하중-변형률 곡선. NiTi 호선은 변형량이 많더라도 하중의 증가폭이 적으므로, 증가폭이 상대적으로 큰 TMA 호선이나 스테인리스 스틸 호선에 비하여 약한 힘을 발휘하는 데 유리하다.[5]

유리하다. 또한 굵은 직경의 호선보다는 가는 직경(.008~.012")의 호선을 사용하는 것이 필요하다.[5]

탄성체의 경우 일반적인 파워체인보다는 약력을 발휘하는 파워체인[Pro Chain Extra Super Light (DENTSPLY Sankin)]을 사용하거나 약력 탄성 밴드[E-Band(E-wireligner Co.)], 약력 탄성 체인 [E-Chain(E-wireligner Co.)] 또는 초탄성 나이타이 폐쇄 코일 스프링[E-Coil spring(E-wireligner Co.)]을 사용하는 것이 약한 힘을 가하는 데 큰 도움을 줄 것이다. 약한 힘을 가하는 데 용이한 기구와 술식에 대해서는 제2, 3장에서 좀 더 자세히 알아보도록 하겠다.

2) 효율적인 치아이동 *(Efficient tooth movement)*

효율적인 치아이동을 위해서는 치아이동에 꼭 필요한 힘만 가해야 한다. 교정학을 공부할 때 가장 처음 접하게 되는 "최신치과교정학(Contemporary orthodontics, 6th ed)"에서는 치아이동을 위해서 교정적 치아이동을 위한 최적의 힘(optimum forces for orthodontic tooth movement)이 필요하다고 언급하고 있다. '최소의' 힘이 아닌 '최적의' 힘이라는 표현을 사용한 이유는 그 범위 내의 힘이 가해질 때 치주인대 내 혈관이 폐쇄되지 않으면서 세포 활성이 자극되어 최적의 치아이동이 이루어질 수 있기 때문이다. 그보다 큰 힘이 가해질 경우는 간접 골흡수(indirect bone resorption)가 일어나 통증이 발생할 뿐만 아니라 오히려 치아이동이 지연될 수 있으므로, 이상적인 힘(optimal force) 이상의 힘은 치아이동에 해로울 수 있다.

이상적인 힘 범위 내의 힘이 가해질 때는 치주인대 혈관이 부분적으로만 압박되어 직접 골흡수(direct bone resorption) 기전이 발생하면서 지연 없이 치아이동이 발생하게 된다(그림 1-3). 직접 및 간접 흡수 간 치아이동 과정의 차이를 좀 더 자세히 살펴보면 직접 골흡수에서는 치조경막 외부의

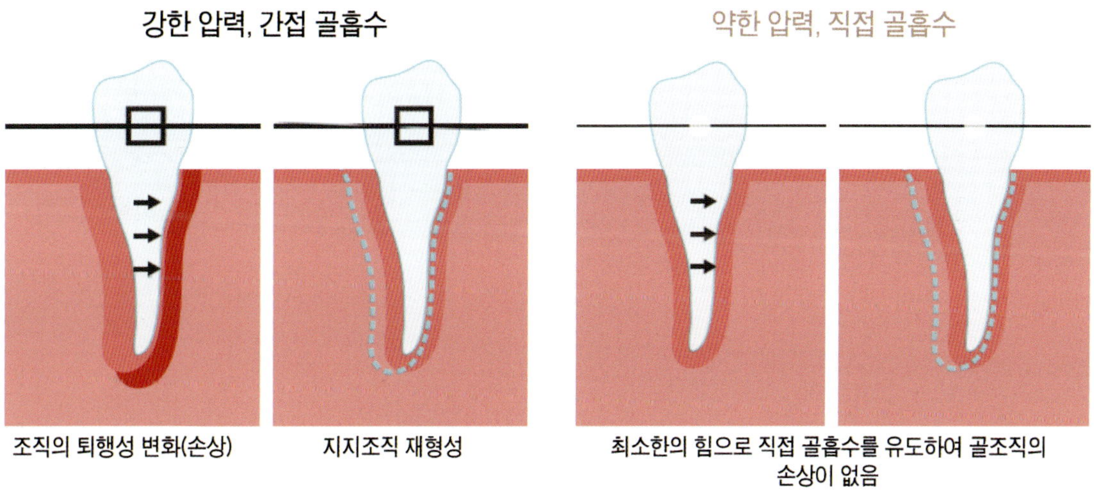

3~5초. 강한 힘이 지속되어 통증이 발생하고, 치주인대의 혈관이 좁아지기 시작함

몇 분 후. 치주인대 내에 혈관이 차단되어 피가 흐르지 않게 됨

몇 시간 후. 피가 통하지 않고 산소부족으로 인해 세포괴사가 발생함

3~5일 후. 아직 치아이동은 이루어지지 않고, 간접 골흡수가 시작되며 치조골이 녹기 시작함

7~14일 후. 교정치아와 멀리 떨어진 치아의 치조골이 녹으면서 생긴 공간으로 치아이동이 시작됨

3~5초. 치주인대의 혈관이 부분적으로 압박됨

몇 분 후. 혈류가 변하며 산소압이 변화되기 시작함

몇 시간 후. 대사 변화와 함께 세포 활성화, 효소 형상에 변화가 일어남

2일째부터. 조골세포와 파골세포의 골개조가 시작되어 치아이동이 이루어짐

그림 1-3. 강한 힘(heavy force)이 아닌 이상적인 힘(optimal force) 범위 내의 약한 힘(light force)을 가할 때 직접 골흡수(direct bone resorption) 과정을 통하여 좀 더 빠르고 효율적인 치아이동이 발생하게 된다. 따라서 약한 힘을 가하기 위하여 노력해야 한다.

지속적인 힘이 약하고 지속적인 치아이동을 일으킨다. 반면 간접 골흡수에서는 치아에 인접한 골이 흡수될 때까지 좀 더 긴 시간이 소요되므로 치아이동이 지연되며, 새로운 위치로 도약(jump)하는 방식으로 치아이동이 이루어진다(그림 1-4).[4] 따라서 치과의사들은 항상 치아이동에 꼭 필요한 힘만 사용할 수 있도록 노력을 기울여야 한다.

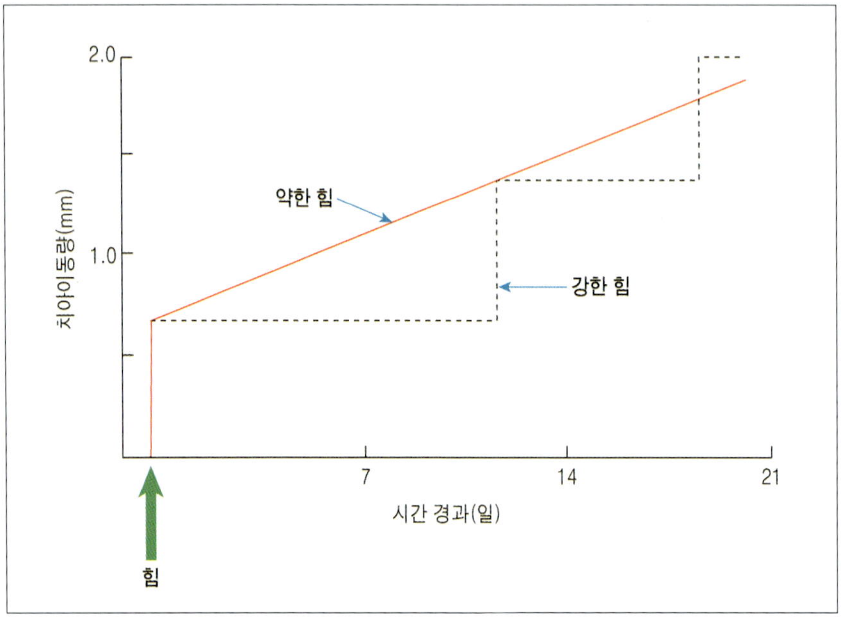

그림 1-4. 직접 및 간접 골흡수 간의 치아이동 과정의 도해. 약한 힘을 적용하였을 때 발생하는 직접 골흡수 과정에서는 치아이동의 지연이 없다. 강한 힘을 적용하였을 때 발생하는 간접 골흡수 과정에서는 치아이동이 지연되며, 치아에 인접한 골이 흡수되기 전까지는 치아이동이 발생하지 않는다.[4]

3) 치근흡수 예방 *(Prevention of orthodontically induced root resorption)*

교정치료를 받는 환자 중 일부는 치근흡수 현상이 발생한다. 가장 호발하는 부위는 상악 절치로 알려져 있으며[6,7] 전치부 이동량이 많은 소구치 발치교정 증례에서 많이 발생한다.[8,9] 상아질과 백악질이 부분적으로 상실되며, 정도가 심할 경우 치아의 기능을 상실하거나 예후에 악영향을 미칠 수 있다. 이와 같은 치근흡수를 '교정치료로 인해 발생하는 치근흡수[orthodontically induced root resorption(OIRR)]'라고 한다.

교정치료 중 치근흡수의 원인은 과도한 교정력, 치근의 과도한 이동, 피질골(cortical bone)과 치근의 접촉, 매복치에 의한 흡수, 치아 주변 종물, 전신질환 등 다양하다.[10] 과거에는 2차원 엑스레이 영상으로 치근흡수를 평가하였으므로 정확한 치근흡수량을 파악하기 어려웠으나, 최근에는 CBCT(cone-beam computed tomography)를 통하여 교정 후 치근흡수량의 정확한 평가가 가능해졌다(그림 1-5). 치근흡수 평가에 있어서 파노라마 영상의 경우 CBCT 영상에 비해 치근흡수를 과소평가하는 경향이 있으므로, 치근흡수량을 평가할 때에는 CBCT를 사용하는 것이 더욱 신뢰도가 높고 정확하다(그림 1-6).[11] 치료 후뿐만 아니라 치료 전에 CBCT를 촬영하여 치근흡수 여부를 미리 평가하는 것 또한 중요하며, 이미 짧은 치근이 관찰되는 환자는 치근흡수를 최소화할 수 있는 방향으로 치료계획을 수립하여야 한다(그림 1-7). 따라서 치과의사들은 치근흡수를 최소화하기 위해 노력할 필요가 있다.

먼저 치료계획 수립 시에 치근의 이동을 최소화하는 방향으로 계획을 세워야 한다. 특히 성인은 소아나 성장기 청소년에 비해 치근흡수율이 높으므로 중상년층 교정에서는 가능한 한 치근이동이나 치체이동보다는 치관의 경사이동이나 회전 위주의 치료계획을 수립하는 것이 안전하다.[12] 과도한 양의 치근이동을 포함한 교정치료를 진행한 경우 교정치료 후에 상당량의 치근흡수가 관찰되는 경우가 많다(그림 1-8). 따라서 중장년층 교정에서는 치체이동이나 치근이동을 동반하는 발치교정이나 비발치 전체 후방이동(total distalization)과 같은 공격적인 치료계획보다는 전치부 부분교정과 같은 보수적인 치료계획으로 접근할 때 더 안전한 결과를 얻을 수 있을 것이다.

또한 치근흡수를 최소화하기 위해서는 과도한 힘을 가하기보다는 '교정적 치아이동을 위한 최적의 힘' 범위 내의 약한 힘을 가하는 것이 안전하다. 약한 힘을 가할 때보다 강한 힘을 가할 때 치근흡수가 심해진다는 것은 기존 연구 결과를 통해 잘 알려져 있다.[13-16] 큰 교정력을 가하더라도 치아이동이 더 빠르게 나타나지는 않으며, 교정력이 클수록 오히려 초자양화 부위가 많아져 치근흡수가 증가하고 치아이동이 느려진다. 따라서 최적의 힘 범위 내에서 교정력을 가하는 것이 바람직하며, 교정장치를 재활성화하여 교정력을 새로 가한 후에는 최소 1개월 정도의 충분한 시간을 두고 기다려서 치근 표면의 손상된 백악질이 다시 재형성될 수 있는 시간을 가질 필요가 있다.

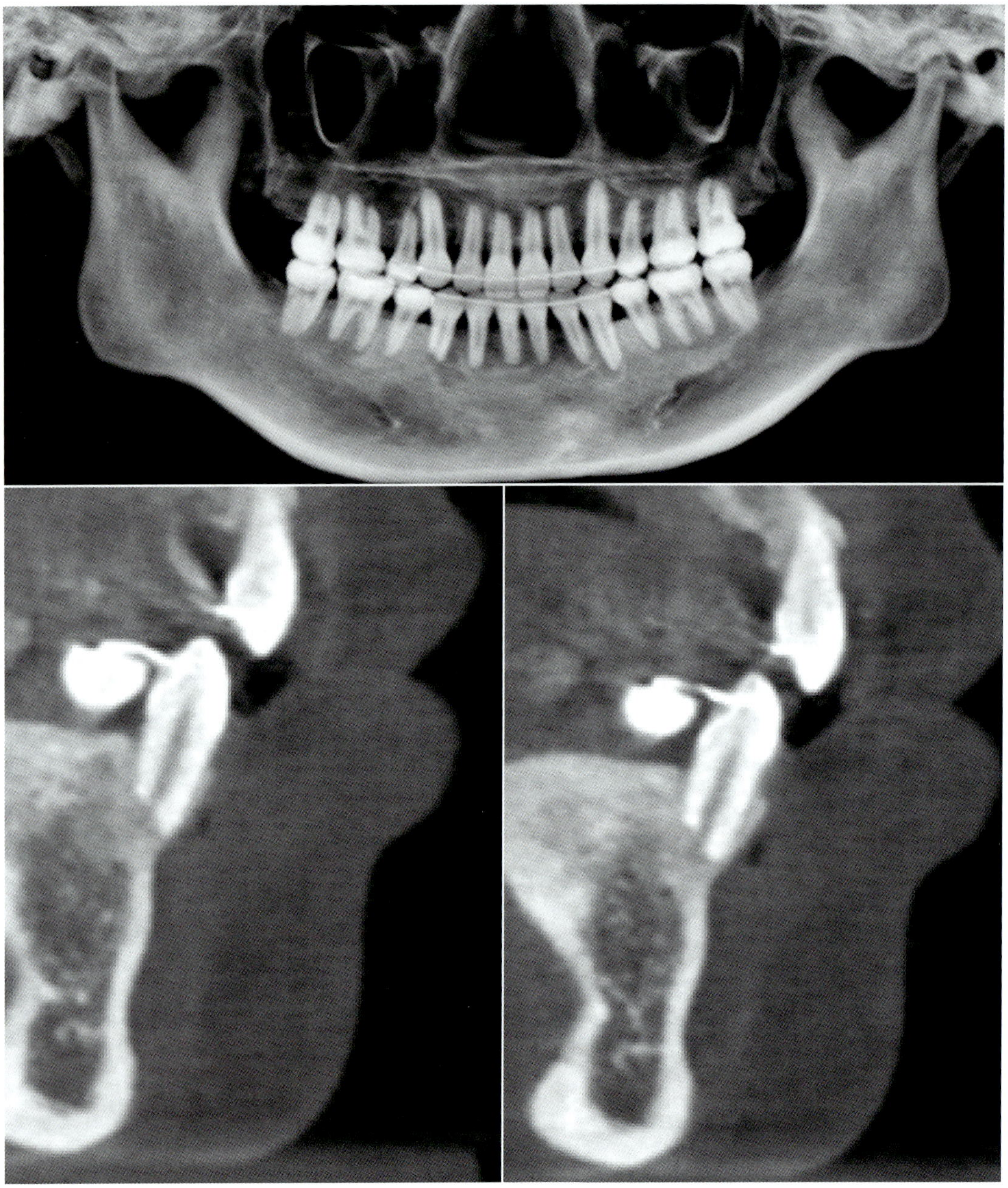

그림 1-5. 발치 교정치료 후 발생한 #43 치아의 치근흡수. 치조골의 피질골(cortical bone)에 접촉하여 치근흡수(root resorption)가 발생하였다.

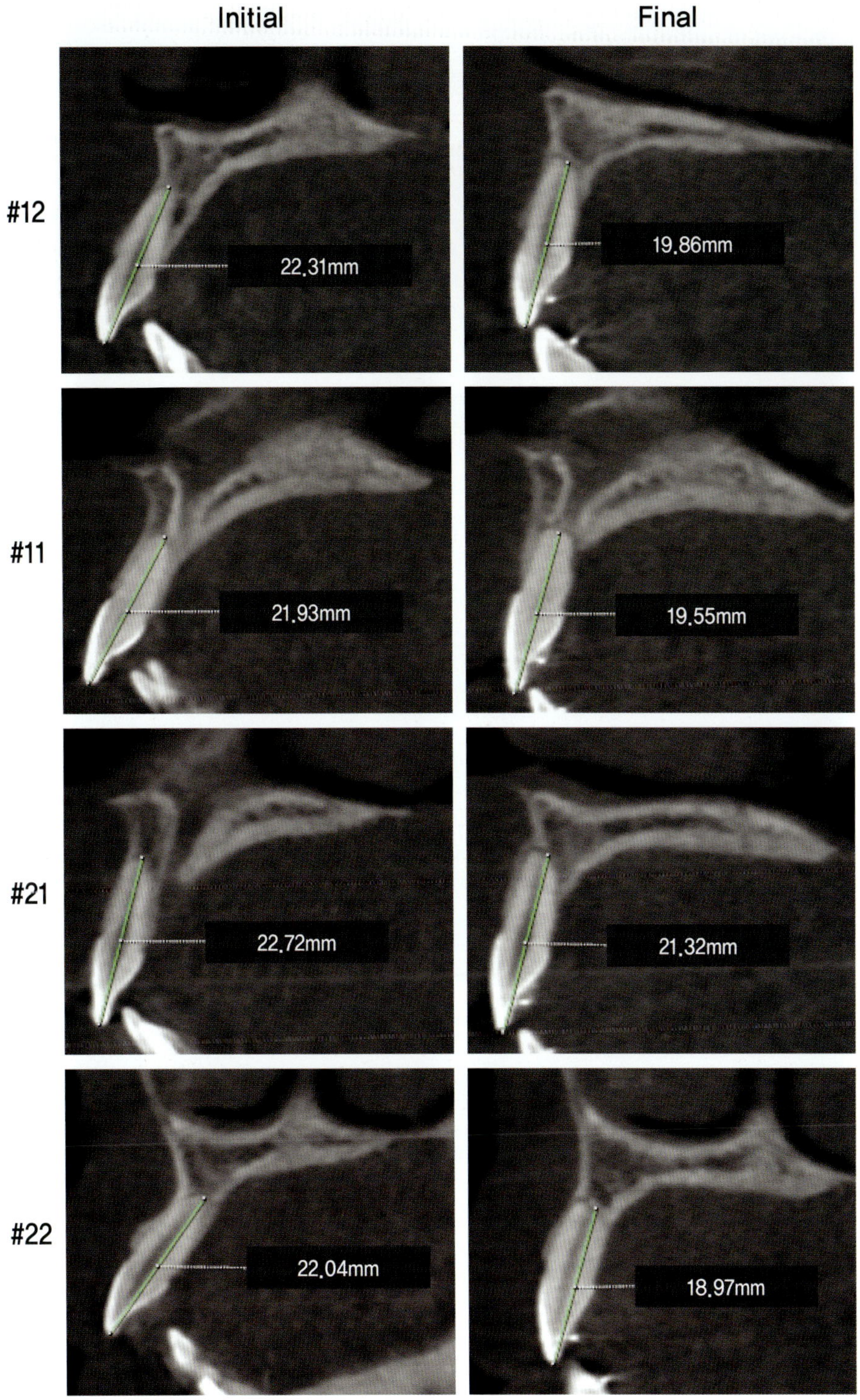

그림 1-6. 발치교정 환자에게서 발생한 치근흡수량 확인. 파노라마상에서 확인할 경우 치료 전·후의 치근 길이를 정확히 평가하기 어렵지만, CBCT(cone-beam computed tomography)를 사용할 때에는 정확한 정량적 평가가 가능하다.

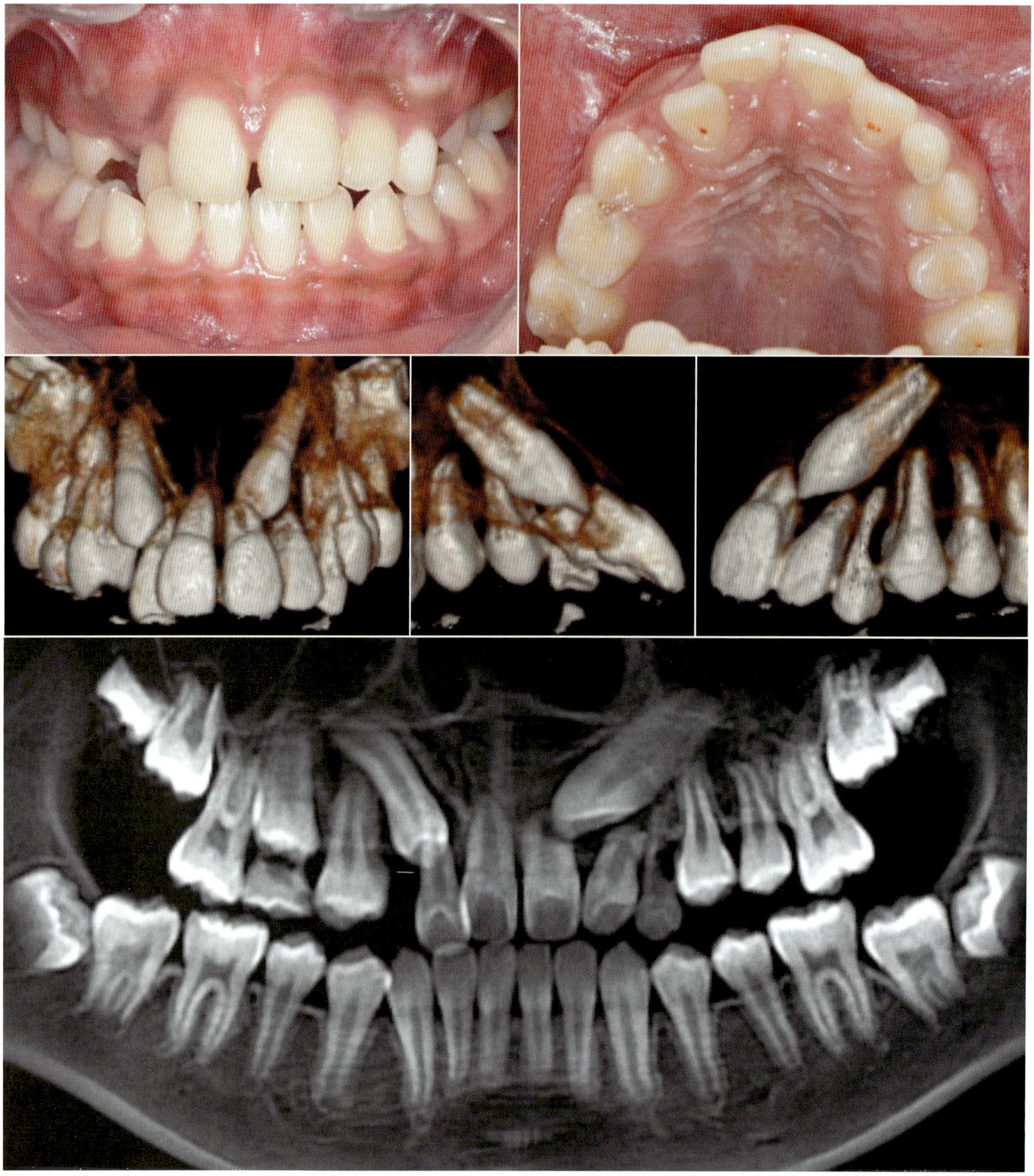

그림 1-7. 상악 양측 매복 견치(impacted canine)로 인한 상악 중절치 및 측절치 치근흡수 증례. 치료 시작 전부터 이미 상악 전치부의 치근흡수가 심하므로 견치 견인 후 상악 전치부의 이동을 최소화하는 치료계획을 수립하여 치료해야 한다.

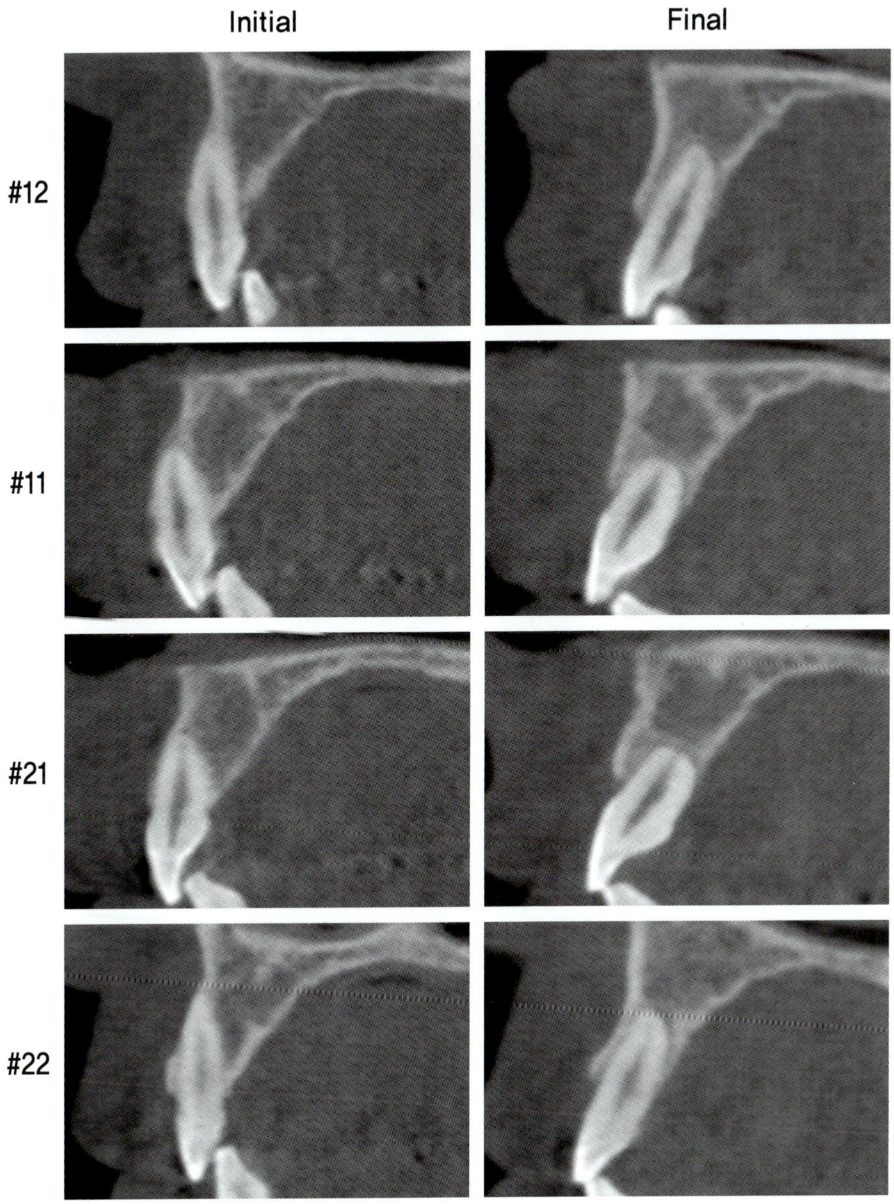

그림 1-8. 치성 II급 2류 부정교합 환자의 상악 전치부 치근이동을 동반한 교정치료 후 발생한 상악 전치부 치근흡수 증례. 많은 양의 치근이동을 포함한 교정치료 후 상악 중절치에서 많은 양의 치근흡수가 발생하였다.

4) 고정원 소실 방지 *(Prevention of anchorage loss)*

고정원(anchorage)이란 치아이동이 발생하는 것을 원하지 않거나 최소한의 치아이동이 발생하기를 원하는 치아를 의미한다. 때때로 고정원의 움직임이 허용되어야 하는 경우도 있으나 대다수의 경우 고정원 치아의 이동, 즉 고정원 소실을 최소화하기 위한 노력을 많이 하게 된다.

대개 치아 고정원 양은 치근 표면적에 비례한다. 악궁의 제2소구치와 제1대구치의 표면적은 중절치, 측절치, 견치의 표면적을 합한 양과 비슷하거나 조금 더 크다.[17] 따라서 제1소구치 발거 교정 증례에서는 일반적으로 전치부의 후방 견인량이 구치부의 전방 이동량보다 더 많다. 상·하악 소구치 발치 교정 환자에서 상악 구치의 원치 않는 고정원 소실이 발생하게 되는데, 그 결과 제II급 구치관계를 보이게 되거나 큰 수평피개가 발생하게 된다.

원치 않는 고정원 소실을 최소화하면서 고정원 양을 조절하기 위해서는 고정원에 포함되는 치아의 개수를 늘리거나 고정원에 TAD(temporary anchorage device)를 포함시키는 것이 가장 확실한 방법이다. 이처럼 추가적인 술식이나 치료의 범위를 넓히는 방법 이외에 가장 먼저 시도할 수 있는 방법으로 힘의 크기를 조절하는 방법이 있다.

일반적으로 TAD를 사용하지 않는 상태에서 고정원 치아의 이동을 최소화하기 위해서는 이상적인 힘 범위 내의 약한 힘을 가하는 것이 중요하다. 즉, 고정원 치아의 움직임을 유도하지는 않으면서 이동시키려는 치아의 움직임을 유도하는 세기의 힘을 가할 때 고정원 치아의 움직임을 최소화할 수 있다(그림 1-9).[4] 움직임을 유도하고자 하는 치아의 움직임의 종류와 치아 개수를 고려하여 최소한의 힘을 가한 후, 필요할 경우에 힘을 조금씩 늘려 가는 것이 원치 않는 고정원의 소실을 막는 좋은 방법이다.

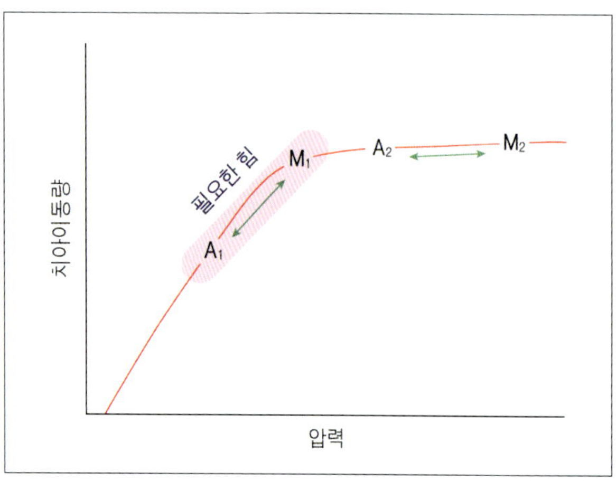

그림 1-9. A_1(고정원 치아)~M_1(움직이고자 하는 치아) 범위의 힘은 고정원 치아보다는 움직이고자 하는 치아의 움직임을 더 많이 유도하는 힘이므로 시술자가 원하는 크기의 힘이다. A_2~M_2 범위의 힘은 고정원 치아의 움직임이 좀 더 증가된 형태로, A_1~M_1에 비하여 고정원 소실이 많다.[4]

힘(force)의 세기에 대한 특별한 고려 없이 파워체인(power chain)과 같은 교정용 합성 탄성 체인(orthodontic synthetic elastomeric chain)을 결찰하다 보면 상당히 강한 힘으로 결찰되는 경우가 비일비재하다. 강한 힘을 사용하지 않기 위하여 임상적으로 가장 좋은 방법은 구강내 힘 측정기(intraoral force gauge)를 적극적으로 활용하여 장치에 가해지는 힘을 측정하는 것이다. 파워체인의 칸의 개수를 세거나 그 외 탄성체들(elastic thread, closed coil spring, E-Band, E-Chain)의 길이를 먼저 정확히 측정한 후 힘을 적용할 때야말로 비로소 고정원의 소실을 최소화하면서 최적의 치아이동을 이끌어 낼 수 있게 된다.

또한 교정용 합성 탄성 체인을 사용할 때 사용 전에 늘려 주는 방법(prestretching)은 탄성 체인이 발휘하는 초기 교정력을 감소시키는 데 도움을 주며,[18] 4~8주간 탄성체가 발휘하는 힘을 유지시켜 주는 데에도 중요한 역할을 한다.[19] 원래 길이에 비하여 100~200% 그리고 3회 늘리는 방법을 사용할 경우, 탄성 체인이 치아이동에 더 이상적인 힘을 발휘하도록 유도할 수 있다. 따라서 과도한 초기 교정력을 감소시키고 교정력을 효과적으로 유지시키기 위해서는 탄성 체인을 구강내에 결찰하기 전에 미리 수차례 늘려 주는 것이 바람직한 방법이다.

2. 약력교정의 목적 *(Purpose of light-force orthodontic treatment)*

1) 부정교합의 정의 *(Definition of malocclusion)*

교정치료의 목적은 치열 및 악간관계의 변화를 통해 치성 및 골격성 부정교합을 개선시킴으로써 저작과 발음 및 심미를 향상시키고, 치아우식증이나 치주질환 등의 구강질환 발병 가능성을 낮추는 데 있다. 전치부나 구치부의 총생(crowding), 간극, 개방교합, 심피개교합, 전치부 교차교합, 구치부 교차교합, 가위교합 등을 개선시킴으로써 환자의 전반적인 삶의 질을 향상시킬 수 있다.

부정교합은 앵글 분류(Angle's classification)를 기준으로 Ⅰ급, Ⅱ급, Ⅲ급 부정교합으로 분류할 수 있으며, 정상교합(normal occlusion)이 되도록 치열을 개선시키는 것을 치료 목표로 삼는다. 치열 개선을 통하여 심미뿐만 아니라 저작과 관련된 기능적인 부분을 개선시킬 수 있기 때문에 전치부 이동뿐만 아니라 구치부 이동을 동반한 포괄적인 교정치료를 할 수 있다. 특히 부정교합은 저하된 저작기능(masticatory performance) 및 저하된 교합 접촉면적(occlusal contact area)과 연관되어 있으므로, 교정치료를 통해 저작기능이 개선될 것으로 기대해 볼 수 있다.[20–22] 부정교합 환자들이 교정치료를 받아 정상교합으로 회복되는 과정에서 향상된 저작 및 연하 기능을 갖게 된다는 연구 결과도 보고된 바 있다.[23]

그러나 정상교합과 부정교합의 명확한 경계를 설정하는 것은 어렵다. 치열 교합이 '이상적'이지 않더라도 해부학적 구조의 균형, 기능의 효율성 및 심미적 조화를 이룰 수 있으면 이는 정상교합으로 볼 수 있다.[24]

또한 치과의사들이 치료의 목표로 삼는 교합이 항상 기능적으로 만족스러운 결과를 나타내는 것은 아니다. 일반적으로 치과의사들은 양측 Ⅰ급 구치관계나 완전한 Ⅱ급 구치관계(full Class Ⅱ molar relationship)로 마무리하기 위해 노력하는 경우가 많으며, 중등도의 Ⅱ급 구치관계(mild to moderate Class Ⅱ molar relationship)는 선호하지 않는 경향이 많다. 그러나 중등도의 Ⅱ급 구치관계로 마무리한 경우에 비하여 완전한 Ⅱ급 구치관계가 오히려 교합 접촉면적과 올바른 교합접촉을 형성하는 데 있어서는 더 불리하다(그림 1-10, 1-11, 표 1-2).[25] 따라서 환자에게 저작기능과 안모에 대한 불편감이나 구강질환과 관련된 장애요소가 없는 경우에는 포괄적인 치료를 계획하기보다는 필요한 부분에 국한하여 치료계획을 수립하는 것이 좋다.

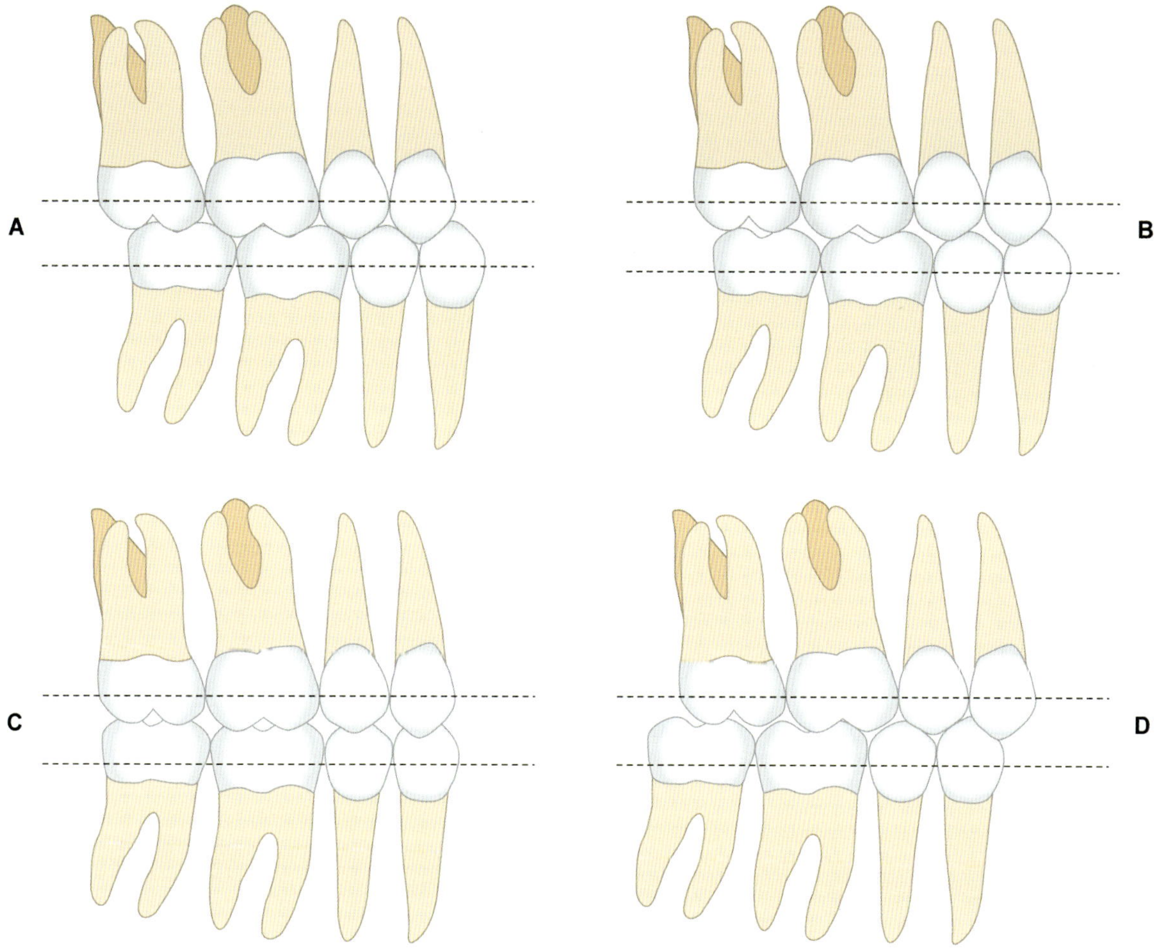

그림 1-10. I급 구치관계와 II급 구치관계의 분류. A, 1급 구치관계(Class I). B, 경미한 2급 구치관계(mild Class II). C, 중등도 2급 구치관계(moderate Class II). D, 심한 2급 구치관계(severe Class II).[25]

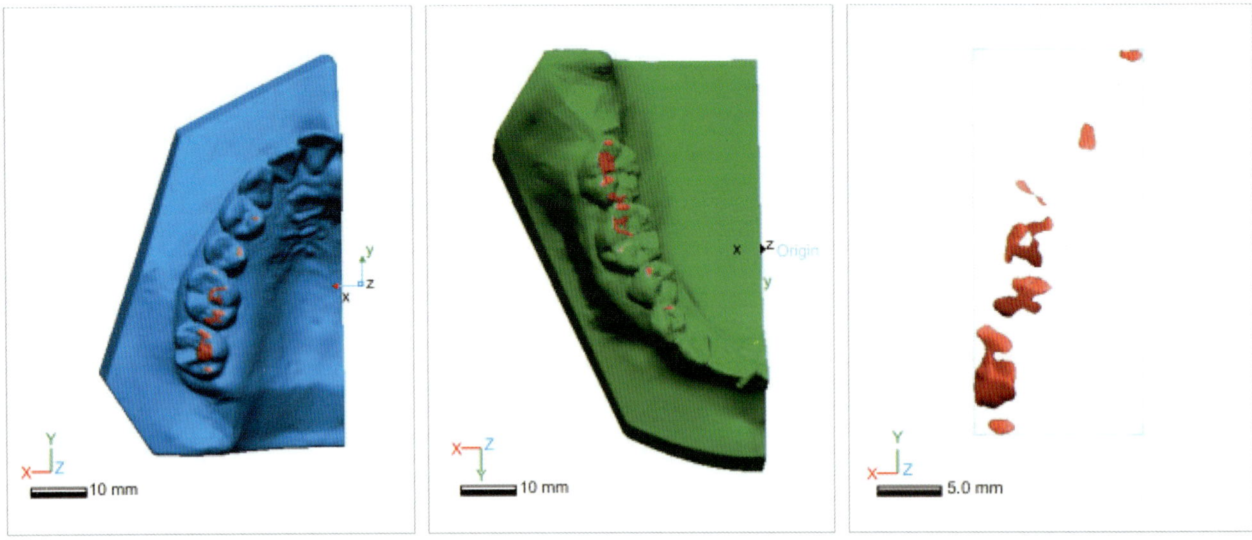

그림 1-11. CAD(Computer-aided design) 소프트웨어를 활용한 구강 스캔 모델의 교합면적 측정. 상·하악 양측 구치부의 교합면적을 측정하였다.[25]

표 1-2. Ⅰ급 구치관계(Cl Ⅰ) 환자와 Ⅱ급 구치관계(Cl Ⅱ-m, Cl Ⅱ-s)에서 교합 접촉면적을 측정한 결과. Severe Class Ⅱ(Cl Ⅱ-s)군에 비해 mild-moderate Class Ⅱ(Cl Ⅱ-m)군의 교합 접촉면적이 더 크다. 즉, 치과의사들이 치료 목표로 삼는 교합이 항상 기능적으로 만족스러운 결과를 나타내는 것은 아니다.

Contact area(mm^2)		Mean	SD	95% CI	
				Lower limit	Upper limit
Buccal	Cl Ⅰ	79.77	11.62	56.92	102.62
	Cl Ⅱ-m	62.58	11.09	40.77	84.38
	Cl Ⅱ-s	36.99	13.95	9.56	64.42

2) 중장년층 환자의 교정치료 *(Orthodontic treatment for middle-aged patients)*

중장년층, 노년층 환자들의 경우 치료 범위와 치료 목표에 대한 신중한 고려가 필요하다. 치료의 범위를 넓게 설정하기보다는 치료의 범위를 축소하여 필요한 부분에 한하여 치료를 진행하는 것이 위험-이익 평가(risk-benefit assessment)의 관점에서 더욱 합리적인 선택이다.

연령 자체가 교정치료의 금기증은 아니지만 연령이 증가할수록 교정력에 대한 조직반응의 속도가 감소하여 치아이동 속도에 영향을 미칠 수 있다.[26] 또한 치아이동 시 주변 치조골의 생리적 반응과 치조골 생성 또한 성장기 환자에 비해 확연히 감소되어 있어서, 치아는 이동하더라도 치아 주변 치조골이 충분히 생성되지 못하는 현상이 발생하기도 한다.

중장년층이나 노년층 환자들의 경우 수직 및 수평 골소실을 동반한 전반적인 치주염(periodontitis) 또는 국소적 치주염을 동반하고 있는 경우가 많으며, 치료 전에 치열 외 요소들에 대한 충분한 고려 없이 치료를 진행할 경우 합병증을 겪게 되는 경우가 있다(그림 1-12). 전반적인 치조골 높이가 낮아져 있는 상태이기 때문에 치아의 저항중심(center of rotation) 위치가 치근측으로 이동해 있는 상태이며, 치아의 경사이동을 제외한 치체이동(translation)이나 압하, 치근이동(root movement)을 시도할 때에 더욱 큰 모멘트(moment)가 필요하여 치아이동이 쉽지 않다. 무리한 치근이동이나 치체이동 또는 압하로 인해 치근흡수가 발생하게 되면 치관-치근비(crown-root ratio)가 더욱 악화되어 추후 치아의 예후에 악영향을 미치게 된다. 마지막으로 치주질환이 있는 환자에서는 치주질환을 충분히 조절한 후 교정치료를 시도해야 하며, 치주질환이 있는 경우에 특히 압하와 같은 치아이동은 치아의 예후를 악화시키는 결과를 낳기도 한다는 것을 반드시 인지하고 있어야 한다.

또한 중장년층이나 노년층 환자들의 경우에는 이미 구치부의 교합이 긴밀하게 형성되어 있는 경우가 많다. 반복적인 저작(mastication)과 교합(occlusion)으로 인해 구치부 교합면에 마모면(attrition facet)이 형성되어 상당히 넓은 교합 접촉면적(occlusal contact area)을 형성하고 있는 것을 임상적으로 확인할 수 있다(그림 1-13). 또한 구치부에 다수의 보철물을 가진 경우도 많다. 결손치가 있는 경우 임플란트 보철이나 브리지를 포함하고 있으며, 결손치가 없더라도 다수의 크라운을 포함하고 있는 경우가 대부분이다. 보철물로 이루어진 교합은 대부분 정교하고 긴밀하게 형성되어 있다. 안정적이고 긴밀한 교합이 형성되어 있는 구치부의 이동을 유도하였을 때 치아이동 전에 비하여 완성도 높은 교합접촉을 얻기는 상당히 어려우며, 환자의 저작기능(masticatory function)이 감소하고 저작 시 불편함을 호소할 가능성이 상당히 높다(그림 1-14).

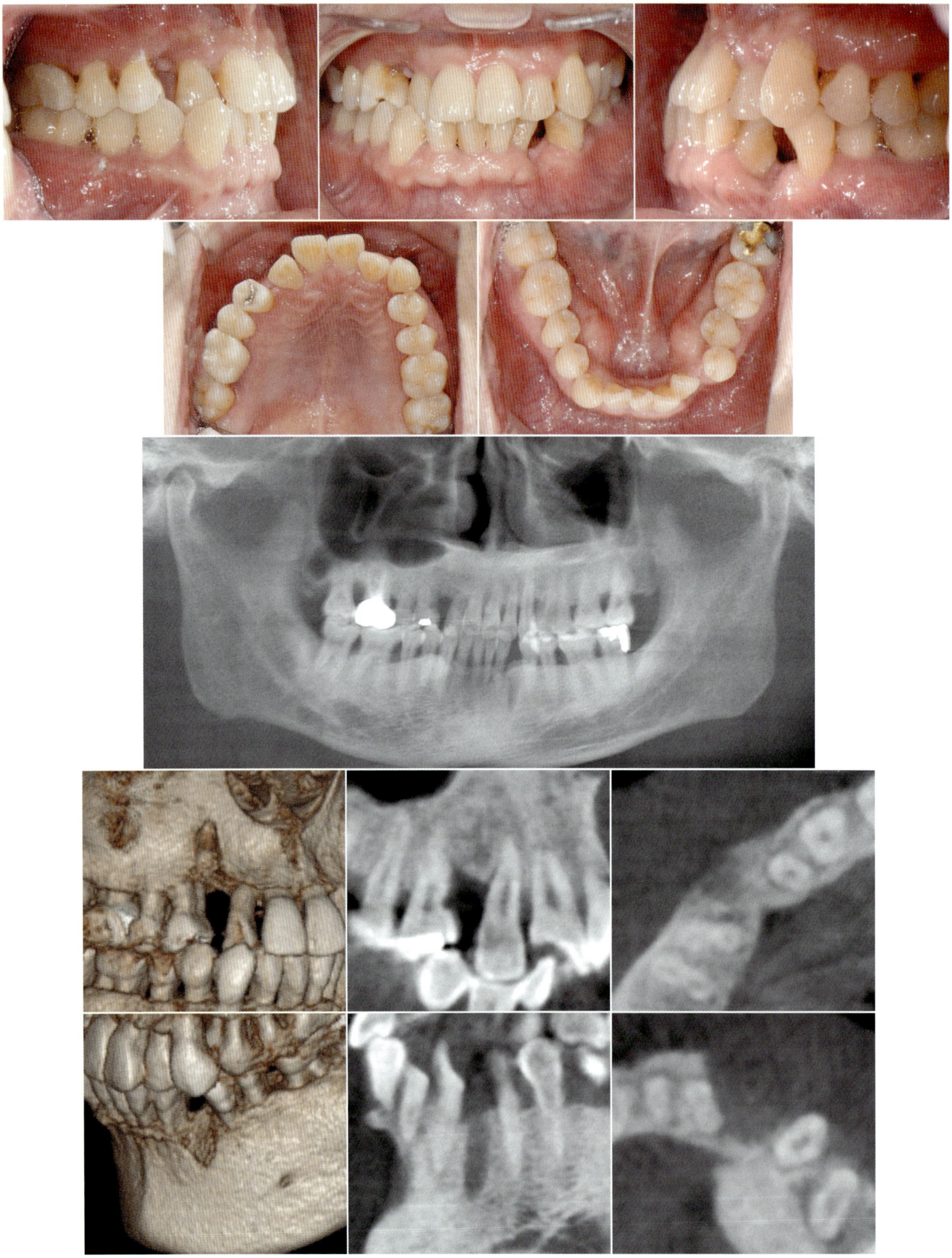

그림 1-12. 중년 남성 교정 환자의 초진자료. 전반적인 치조골소실과 #14, 34 부위의 국소적으로 심화된 치조골소실을 관찰할 수 있다. 치료계획 수립 시 전반적 및 국소적 치조골 높이를 충분히 고려하여야 합병증을 최소화할 수 있다.

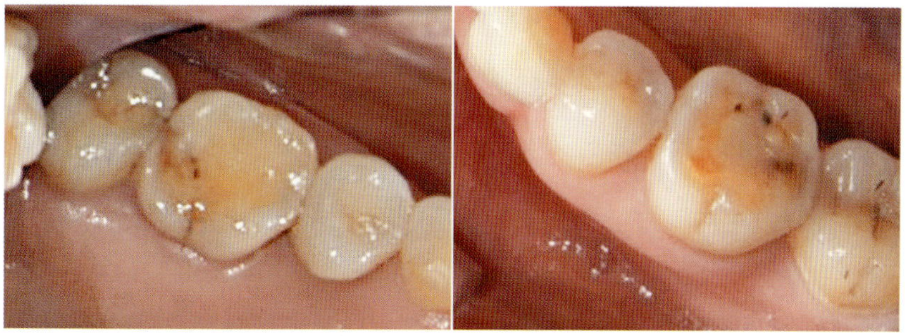

그림 1-13. 중년 환자에게서 쉽게 관찰할 수 있는 구치부 교합면 마모(attrition) 형태. 마모된 치아는 마모되지 않은 치아에 비하여 더 넓은 교합 접촉면적을 형성하고 있다.

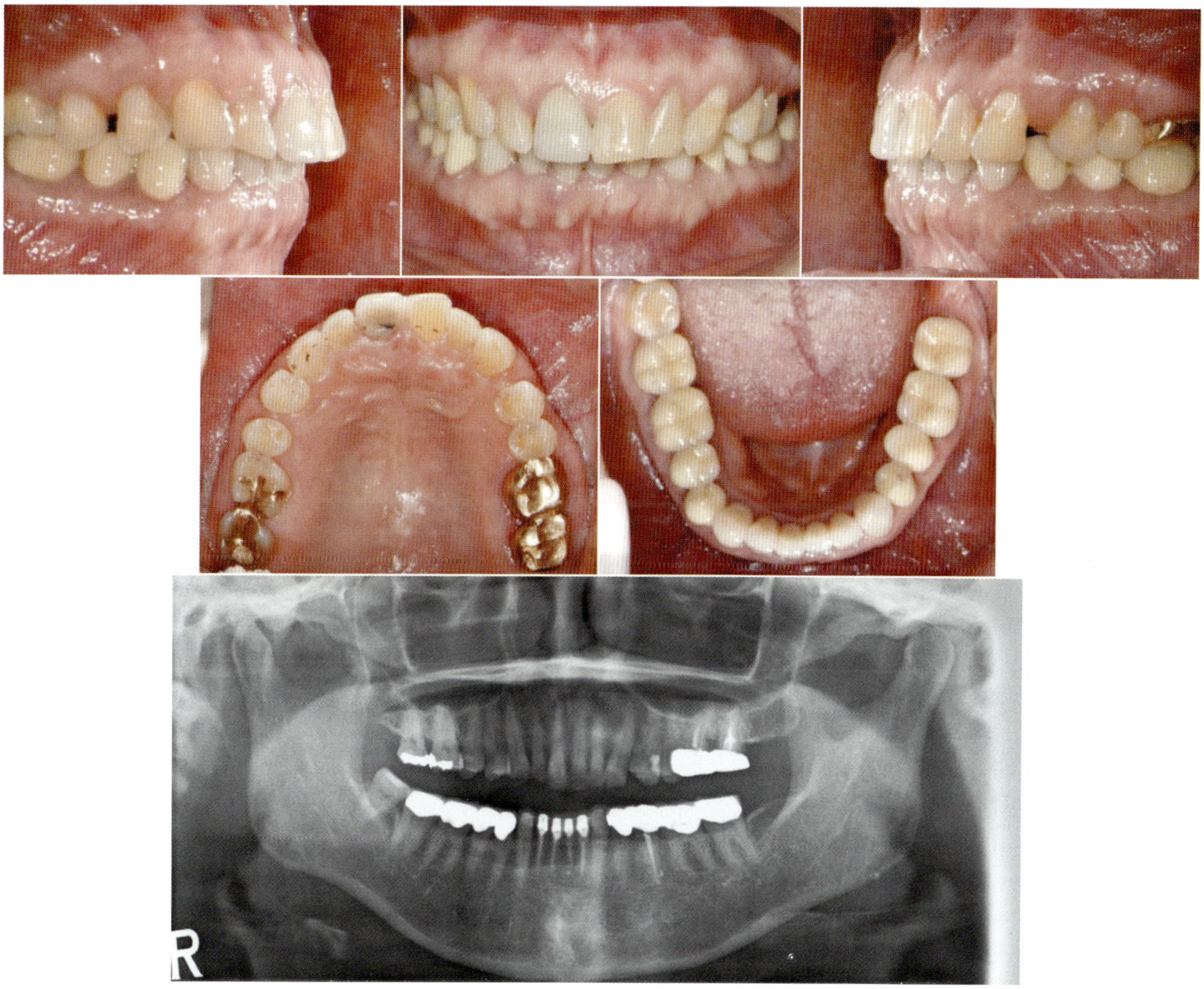

그림 1-14. 중년 여성 교정 환자의 초진자료. 구치부에 다수의 보철물과 긴밀한 교합이 관찰된다. 교합을 보존하기 위하여 구치부에는 특별한 장치 부착 없이 전치부 부분교정으로 치료를 진행하기로 하였다.

따라서 중장년층 및 노년층 환자들에서는 불편감과 부작용을 최소화하며 효과를 극대화하는 안전한 교정치료를 위하여 치료의 범위를 최소화하여 교정치료를 할 필요가 있다. 또한 교정력의 세기는 최대한 낮추고 치열 이외의 병적인 요소들에 대한 충분한 고려가 필요하다. 예를 들어, 양측 중등도 II급 구치관계를 가진 중장년층 환자의 수평피개를 감소시키기 위하여 상악 전체 후방견인(total distalization)을 동반한 교정치료를 하기보다는, 상악 전치부만 교정적으로 이동시키면서 치간삭제를 통해 수평피개를 감소시키는 것이 구치부 교합을 보존하는 데에 더욱 도움이 될 것이다. 그리고 최소한의 힘을 가하는 교정장치를 사용하여 치료를 진행하는 것이 더욱 효율적이고 안전할 것이다(그림 1-15~1-17).

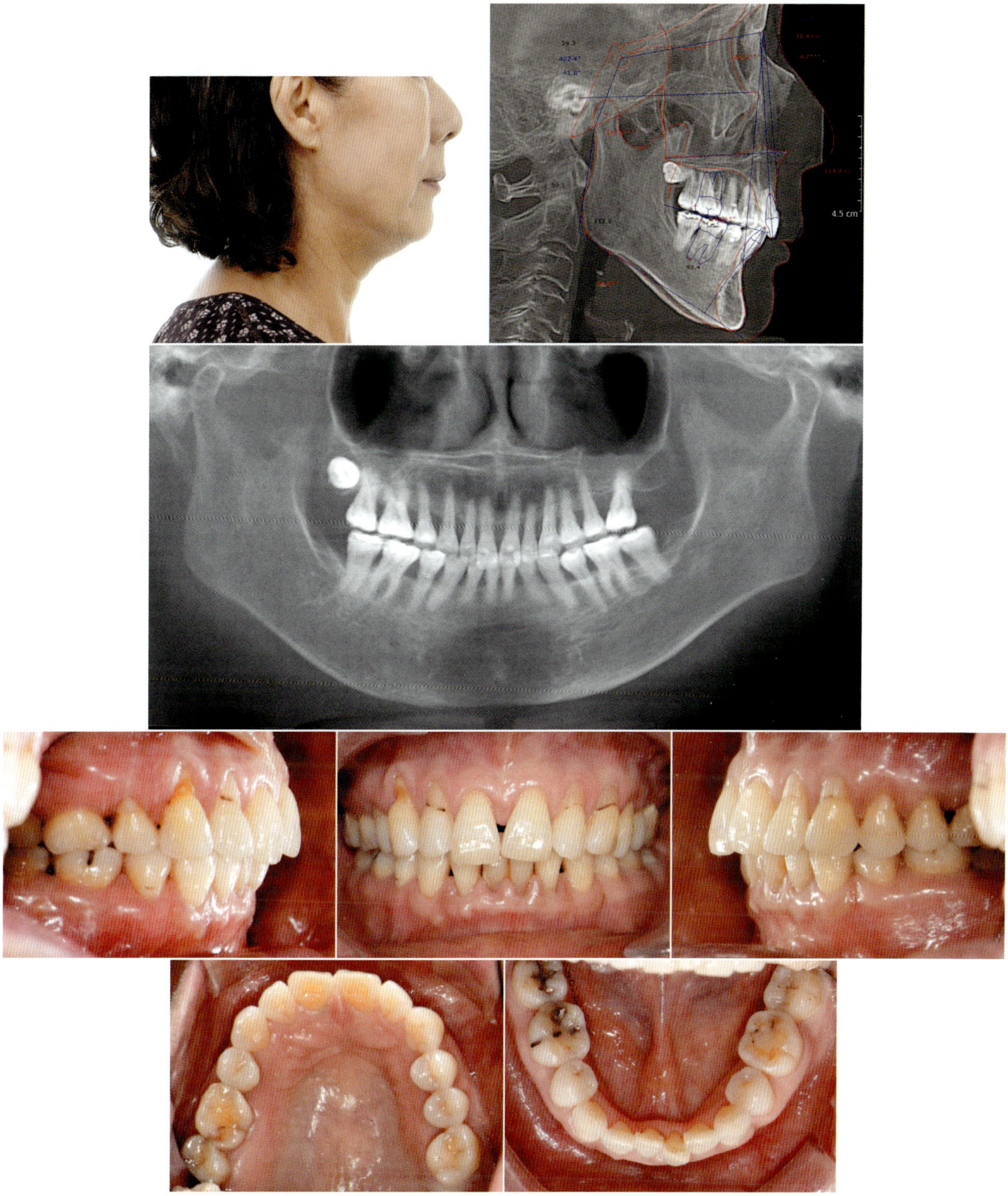

그림 1-15. 중년 여성의 교정 초진자료. 양측 II급 견치 관계 및 우측 II급 구치관계, 좌측 III급 구치관계를 가진 중년 여성. 총생 재발(crowding relapse)을 주소로 내원하였다. 총생, 전반적인 치주염(generalized periodontitis), 구치부 교합면 마모가 관찰된다.

진단용 셋업

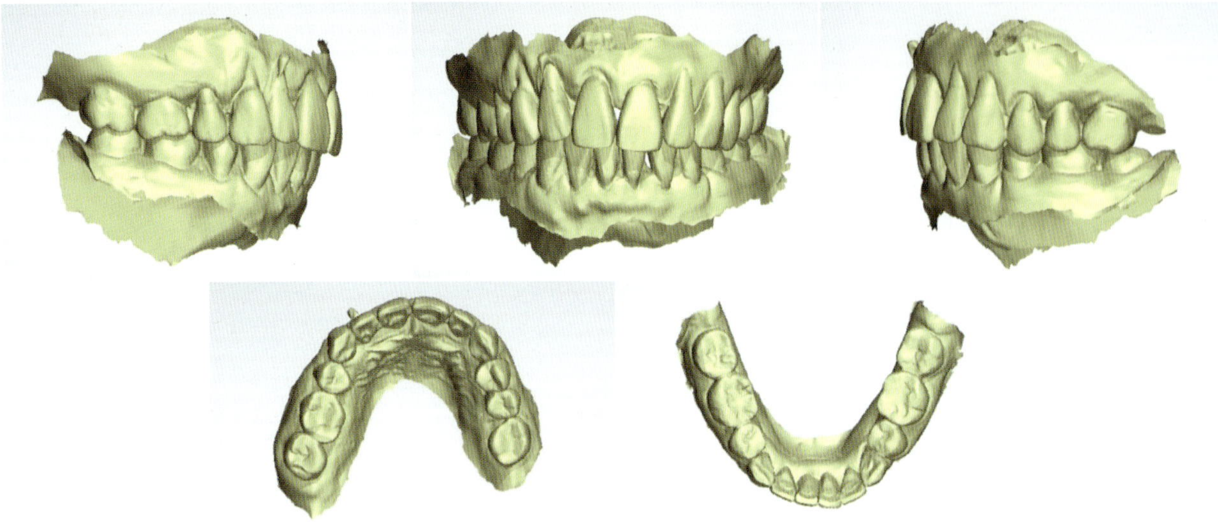

중첩 - 초진 모델 대 진단용 셋업

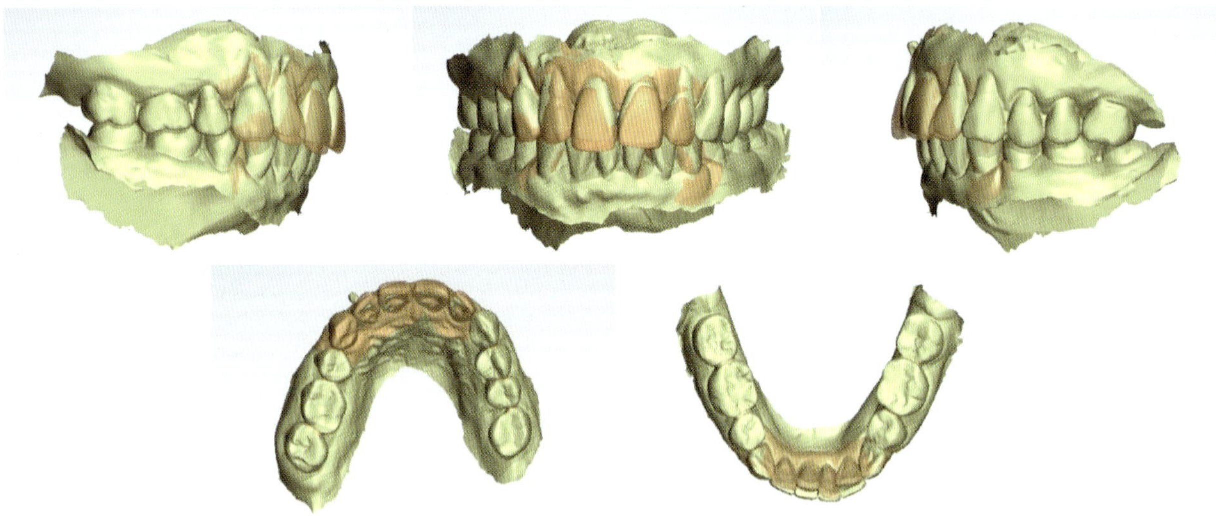

그림 1-16. 진단용 셋업(diagnostic set-up). 이상적으로 교합을 형성하기 위해서는 상악 전체 후방견인을 통한 수평피개 감소가 필요하지만, 환자의 나이와 구치부 마모 형태 및 치주 상태를 고려하여 상·하악 전치부로 치료 범위를 제한하여 진단용 셋업을 진행하였다.

치료 경과

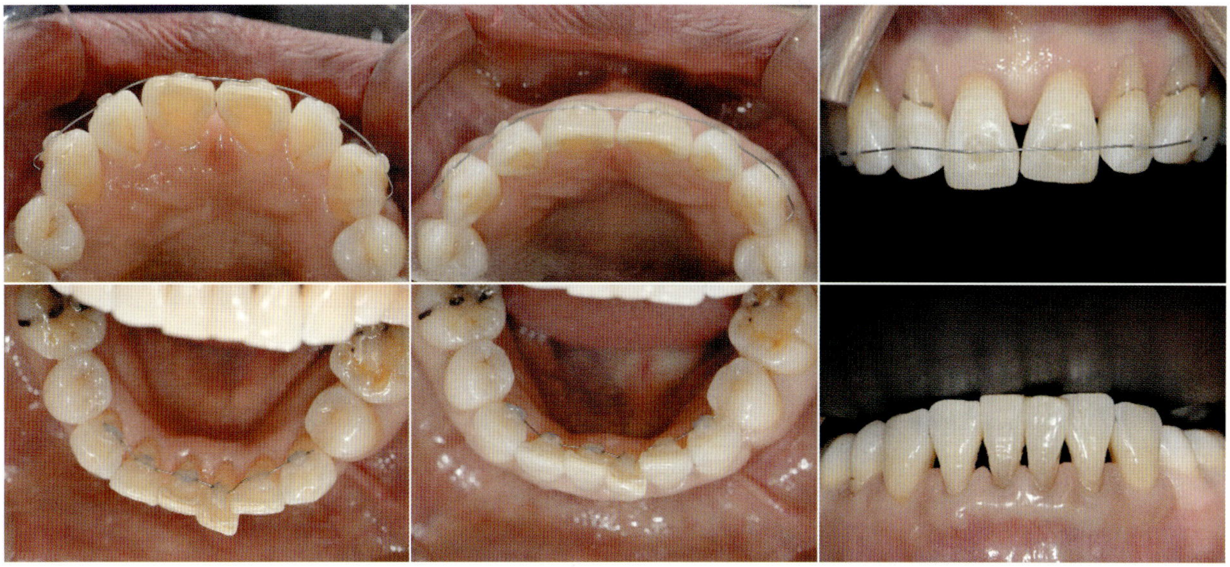

치료 종료 후

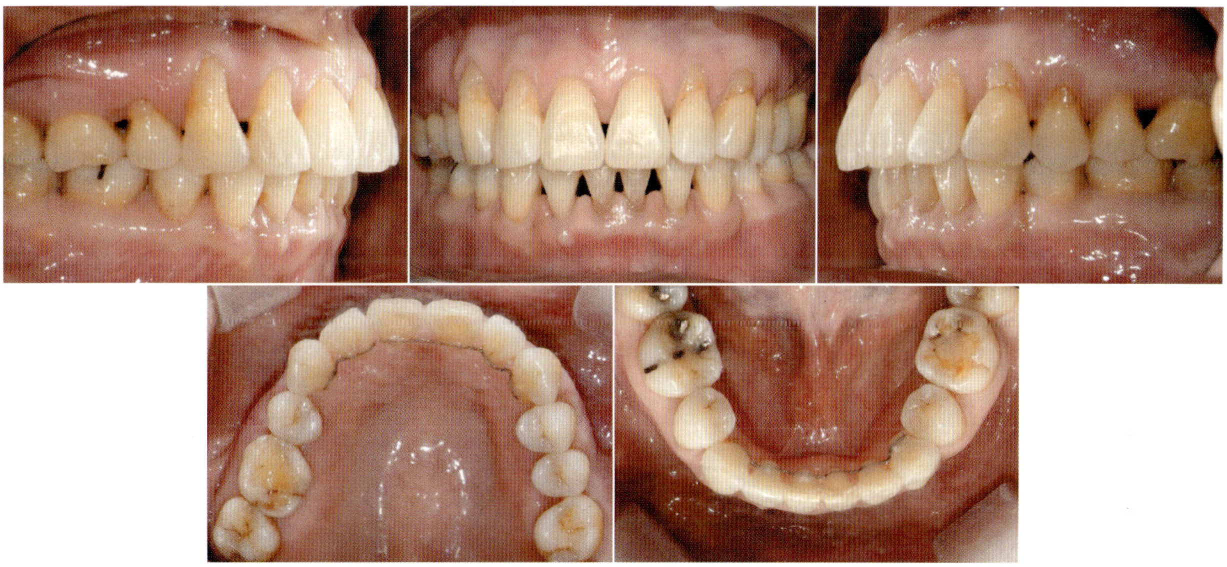

그림 1-17. 치료 경과(treatment progress) 및 치료 종료(debonding) 후 구내 사진 자료. 구치부 장치 부착 없이 전치부 장치 부착 및 치아이동을 통하여 총생을 해소한 후 치료를 종료하였다.

❖ 참고문헌

1. Banerjee S, Banerjee R, Shenoy U, Agarkar S, Bhattacharya S. Effect of orthodontic pain on quality of life of patients undergoing orthodontic treatment. Indian J Dent Res. 2018 Jan-Feb;29(1):4-9. doi: 10.4103/ijdr.IJDR_113_16. PMID: 29442079.
2. Doshi-Mehta G, Bhad-Patil WA. Efficacy of low-intensity laser therapy in reducing treatment time and orthodontic pain: A clinical investigation. American Journal of Orthodontics and Dentofacial Orthopedics. 2012;141(3):289-97.
3. Krishnan V. Orthodontic pain: from causes to management—a review. European Journal of Orthodontics. 2007 April;29(2):170-9.
4. Proffit WR, Fields HW, Larson BE, Sarver DM. Contemporary Orthodontics 6th ed, Elsevier, 2018.
5. Farzin-Nia F, Yoneyama T. 11 - Orthodontic devices using Ti-Ni shape memory alloys, Editor(s): Takayuki Yoneyama, Shuichi Miyazaki, In Woodhead Publishing Series in Biomaterials, Shape Memory Alloys for Biomedical Applications, Woodhead Publishing, 2009, pp. 257-96.
6. Phillips JR. Apical root resorption under orthodontic therapy. Angle Orthod. 1955;25:1-22.
7. Hemley S. The incidence of root resorption of vital permanent teeth. J Dent Res. 1941;20:133-41.
8. Sameshima GT, Sinclair PM. Predicting and preventing root resorption: Part II. Treatment factors. Am J Orthod Dentofacial Orthop. 2001;119:511-5.
9. Linge BO, Linge L. Apical root resorption in upper anterior teeth. Eur J Orthod. 1983;5:173-83.
10. Pizzo G, Licata ME, Guiglia R, Giuliana G. Root resorption and orthodontic treatment. Review of the literature. Minerva Stomatol. 2007 Jan-Feb;56(1-2):31-44. English, Italian. PMID: 17287705.
11. Dudic A, Giannopoulou C, Leuzinger M, Kiliaridis S. Detection of apical root resorption after orthodontic treatment by using panoramic radiography and cone-beam computed tomography of super-high resolution. Am J Orthod Dentofacial Orthop. 2009 Apr;135(4):434-7.
12. Tian YL, Wang K, Wang J, Liu F, Piao ML. Root resorption after orthodontic treatment: a study of age factor and prevalence in anterior teeth. Shanghai Kou Qiang Yi Xue. 2013 Apr;22(2):224-7. Chinese.
13. Harris DA, Jones AS, Darendeliler MA. Physical properties of root cementum: part 8. Volumetric analysis of root resorption craters after application of controlled intrusive light and heavy orthodontic forces: a microcomputed tomography scan study. Am J Orthod Dentofacial Orthop. 2006;130:639-47.
14. Barbagallo LJ, Jones AS, Petocz P, Darendeliler MA. Physical properties of root cementum: part 10. Comparison of the effects of invisible removable thermoplastic appliances with light and heavy orthodontic forces on premolar cementum. Amicrocomputed-tomography study. Am J Orthod Dentofacial Orthop. 2008;133:218-27.
15. Chan E, Darendeliler MA. Physical properties of root cementum: part 7. Extent of root resorption under areas of compression and tension. Am J Orthod Dentofacial Orthop. 2006;129:504-10.
16. Chan EKM, Darendeliler MA. Exploring the third dimension in root resorption. Orthod Craniofacial Res. 2004;7:64-70.
17. Freeman DC. Root Surface Area Related to Anchorage in the Begg Technique, University of Tennessee Medical Units, Memphis, 1965.
18. Chang HF. Effects of instantaneous prestretching on force degradation characteristics of orthodontic plastic modules. Proc Natl Sci Counc Repub China B. 1987;11:45-53.
19. Chang JH, Hwang CJ, Kim KH, Cha JY, Kim KM, Yu HS. Effects of prestretch on stress relaxation and permanent deformation of orthodontic synthetic elastomeric chains. Korean J Orthod. 2018;48:384-94.
20. Magalhães IB, Pereira LJ, Marques LS, Gameiro GH. The influence of malocclusion on masticatory performance. A systematic review. Angle Orthod. 2010 Sep;80(5):981-7. doi: 10.2319/011910-33.1. PMID: 20578873.
21. English JD, Buschang PH, Throckmorton GS. Does malocclusion affect masticatory performance? Angle Orthod. 2002 Feb;72(1):21-7. doi: 10.1043/0003-3219(2002)072〈0021:DMAMP〉2.0.CO;2. PMID: 11843269.
22. Owens S, Buschang PH, Throckmorton GS, Palmer L, English J. Masticatory performance and areas of occlusal contact and near contact in subjects with normal occlusion and malocclusion. Am J Orthod Dentofacial Orthop. 2002

Jun;121(6):602–9. doi: 10.1067/mod.2002.122829. PMID: 12080313.

23. Gameiro GH, Magalhães IB, Szymanski MM, Andrade AS. Is the main goal of mastication achieved after orthodontic treatment? A prospective longitudinal study. Dental Press J Orthod. 2017;22(3):72–8. doi:10.1590/2177-6709.22.3.072-078.oar
24. 전국치과대학교정학교수협의회. 치과교정학 제2판. 2006.
25. Jang SY, Kim M, Chun YS. Differences in molar relationships and occlusal contact areas evaluated from the buccal and lingual aspects using 3-dimensional digital models. Korean J Orthod. 2012 Aug;42(4):182–9. doi: 10.4041/kjod.2012.42.4.182. Epub 2012 Aug 28. PMID: 23112949; PMCID: PMC3481985.
26. Girón FH, Fernández ST. Orthodontic treatment in an elderly patient. Revista Mexicana de Ortodoncia. 2014 July–September;2(3):192–9.

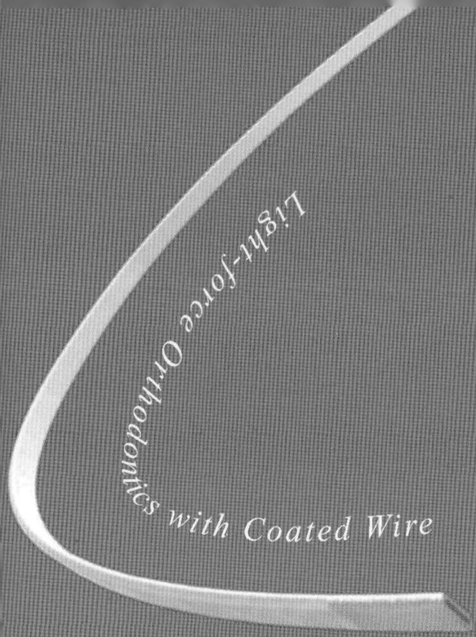

Chapter 2

약력교정기구

Light-force Orthodontic Appliances

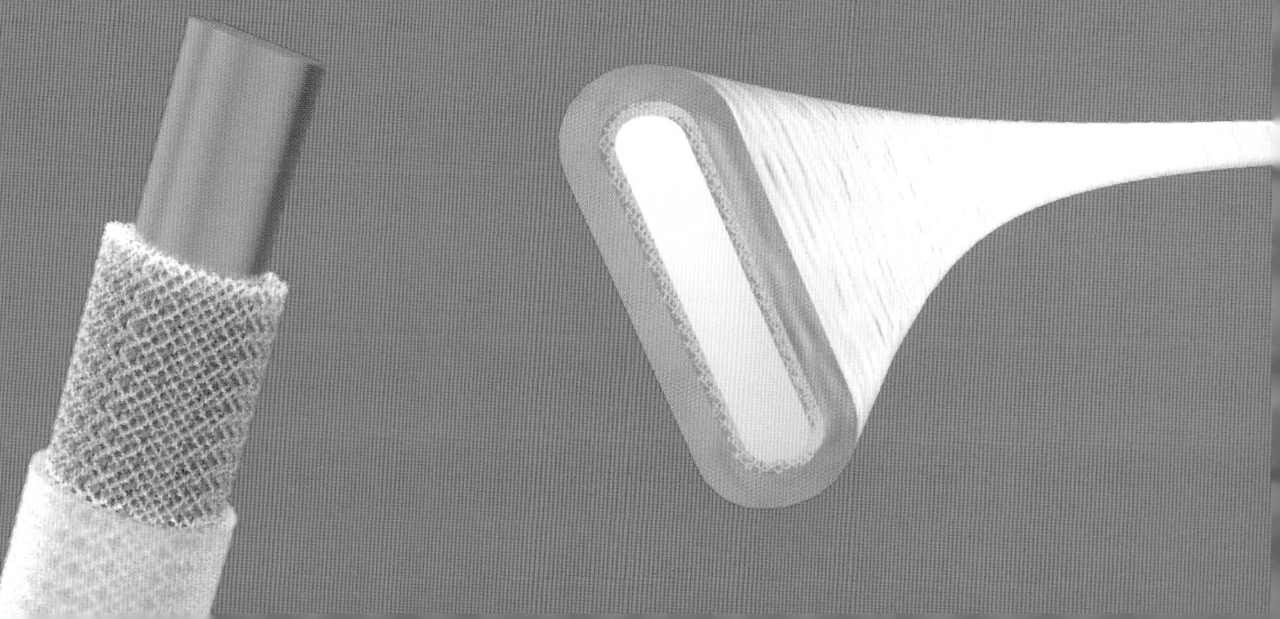

1. 약력교정장치의 역사 *(History of light-force appliances)*

1) 나이타이 호선 *(NiTi wire)*

약력교정장치는 약력(light force)을 발휘하는 장치이다. 교정치료 시 약력을 효과적으로 발휘하기 위해서는 교정 호선의 강성(stiffness)이 낮고 하중-변형률(load-deflection rate)이 낮으며 탄성과 복원력이 적절하여야 한다. 대표적으로 수퍼케이블 호선[Supercable(coaxial superelastic NiTi)]과 NiTi 호선(single-stranded NiTi), Copper NiTi 호선이 있다. 3가지 와이어 모두 적절히 사용 가능한 교정 호선이지만 형태와 조성에 있어서 약간 차이가 있다.

수퍼케이블 호선은 일곱 가닥 원형 동축 초탄성 NiTi 호선(seven-stranded round coaxial superelastic NiTi wire)이며 일반 NiTi 호선에 비하여 36~70% 정도의 힘을 발휘하는 특성이 있다.[1-3] 일반 NiTi 호선에 비해 하악 총생 해소에 있어서 더욱 치료 효율성이 높다는 보고가 있다.[4] 그러나 수퍼케이블 호선은 NiTi 호선에 비해 표면의 형태가 매끈하지 않아 활주에 대해 불리한 특성을 지닌다. 따라서 수퍼케이블 호선을 사용하기보다는 좀 더 가는 직경의 NiTi 호선을 사용하는 것이 더 효과적이라고 할 수 있다. 실제로 교합 분석기(Ewha Dynamic Occlusal Analyzer)를 사용하여 동일한 총생의 양에 대한 .012″의 수퍼케이블 호선과 .010″의 NiTi 호선의 응력(strain)을 비교하였을 때, 두 와이어의 결과값이 비슷한 것을 관찰할 수 있었다(그림 2-1~2-3).

Copper NiTi 호선은 NiTi 호선이 가지는 특성들을 가지면서도 구리가 첨가되어서 좀 더 균일한 힘(homogeneous force)을 가하는 특성이 있다.[5] 또한 상온(martensitic phase)에서는 비교적 부드럽고 탄성이 있는(soft and flexible) 반면, 구강내에 삽입하게 되면(austenitic phase) 좀 더 경도(hardness)가 증가하고 원래의 형태로 돌아가고자 하는 특성이 있다.[6,7]

일반적으로 수퍼케이블 호선과 Copper NiTi 호선보다는 NiTi 호선을 많이 사용한다. 호선의 단면이 플레이트(plate) 형태나 각(rectangular) 형태인 경우 Copper NiTi 호선을 사용하기도 한다. 또한 약력을 위해서는 가능한 한 가는 호선을 사용하는 것이 적절하다.

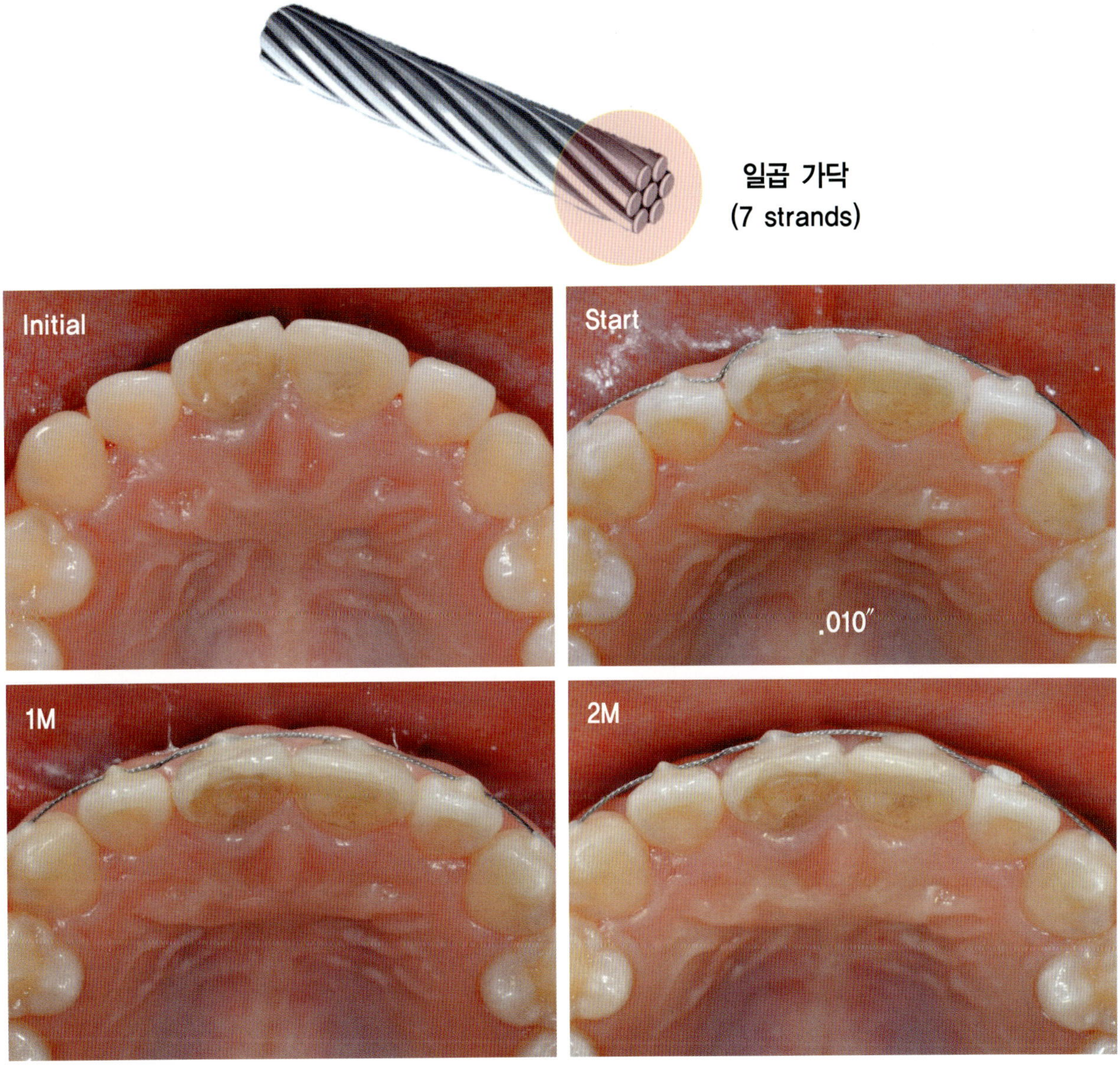

그림 2-1. 수퍼케이블 호선(Supercable)의 전치부 치아 부착 사진. 일곱 가닥 원형 동축 초탄성 NiTi 호선(seven-stranded round coaxial superelastic NiTi wire) 형태로, 브라켓에 결찰하여 사용할 수도 있지만 이와 같이 치면에 직접 부착하여 사용할 수 있다. 약하고 지속적인 힘(light continuous force)을 발휘하기 때문에 총생 해소에 있어서 효율적인 호선이다.

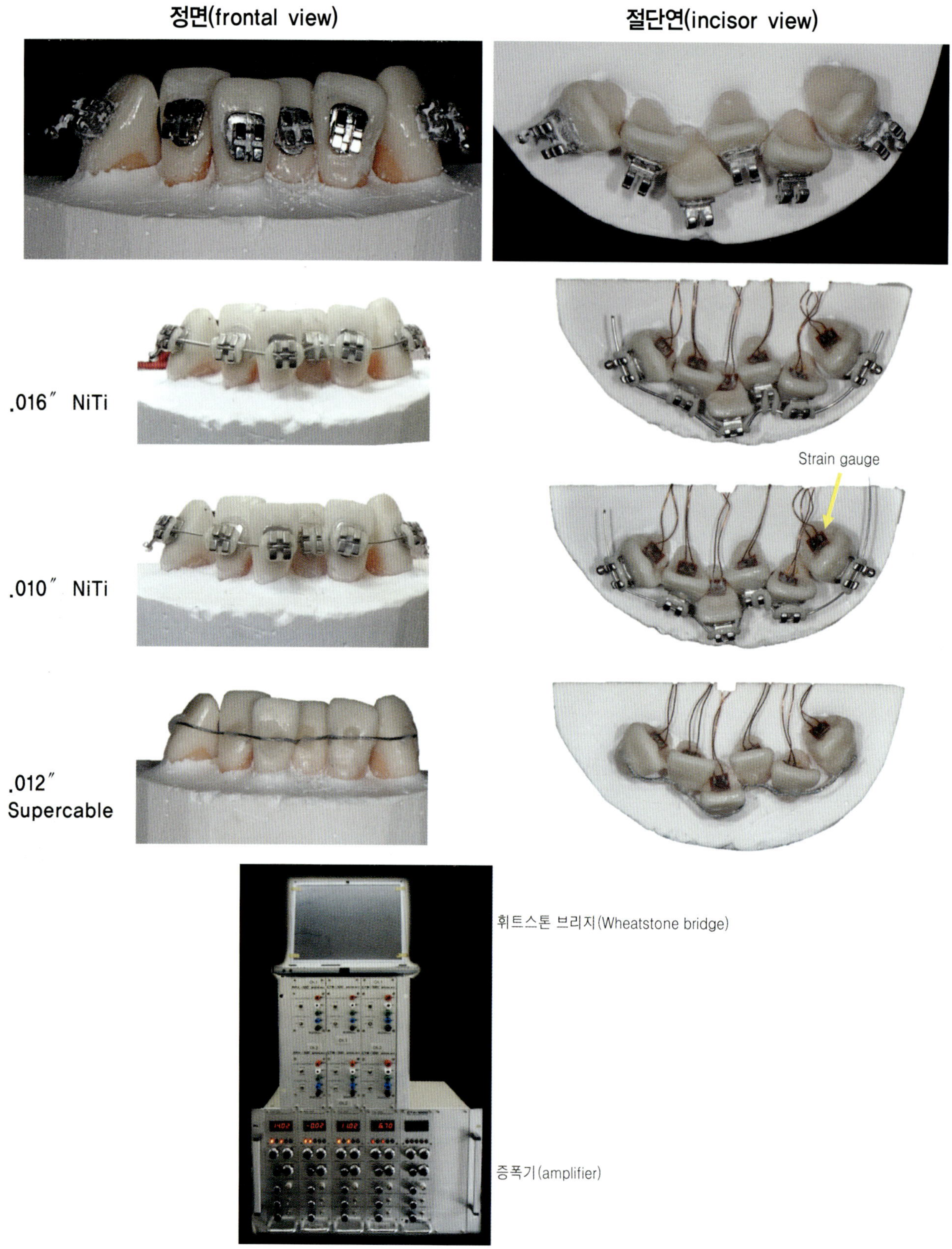

그림 2-2. 교합 분석기(Ewha Dynamic Occlusal Analyzer)를 활용한 .016″ NiTi, .010″ NiTi, .012″ 수퍼케이블 호선(Supercable)의 응력 측정. 동일한 총생량에 대한 호선별 응력을 측정하였다.

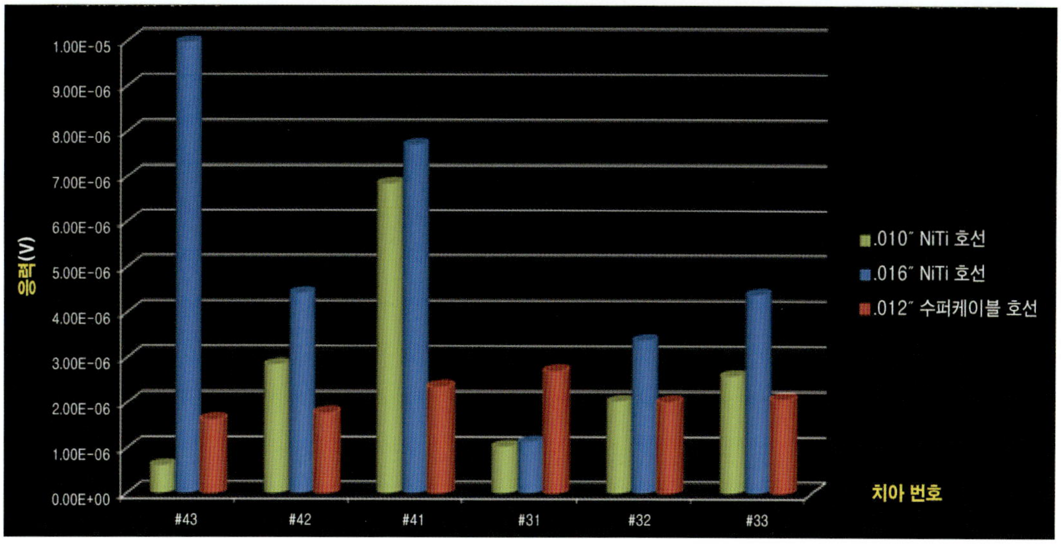

그림 2-3. 교합 분석기(Ewha Dynamic Occlusal Analyzer)를 활용한 .016″ NiTi, .010″ NiTi, .012″ 수퍼케이블 호선(Supercable)의 응력 측정 결과. .016″ NiTi 호선에 비하여 .010″ NiTi, .012″ 수퍼케이블 호선의 응력이 현저히 낮다.

2) 브라켓리스 교정 *(Bracketless orthodontics)*

가는 NiTi 호선을 사용하는 것이 약력을 발휘하는 데 가장 효율적이고 안전한 방법이다. 가는 NiTi 호선은 .008~.012″ NiTi인데, 기존의 브라켓 장치는 가는 NiTi 호선을 사용하는 데 적합하지 않다. 그 이유는 유격(clearance)이 지나치게 크기 때문이다. 일반적으로 브라켓(bracket)은 내부 슬롯이 .018″이거나 .022″의 단면을 가지고 있다. 효과적인 교정력이 발휘되기 위해서는 슬롯과 호선 간의 유격이 .002~.004″이어야 하므로 브라켓은 가는 NiTi 호선을 사용하기에는 적합한 장치가 아니다(그림 2-4).

따라서 약력교정을 위해서는 브라켓의 대안이 필요하다. 브라켓의 대안으로 사용될 수 있는 장치에는 심플-튜브(simple-tube) 장치가 있다.[8] 심플-튜브 장치는 브라켓의 윙과 베이스 등의 형태가 없이 단순한 튜브 형태의 장치이다. 브라켓에 비해서 프로파일(profile)이 작고 단순하기 때문에 브라켓을 붙일 수 없는 증례나 부분교정 증례에서 사용하기에 용이하다. ETS(Ewha Tubing System, HT Co., Ltd, Yongin, Korea), MTA(Minitube Appliance, HUBIT, Uiwang, Korea), Micro Stop(Jaintek, Korea), Easyst(Easy slit tube), E-WIRE(E-wireligner, Korea)가 대표적인 예이며, 장치마다 구성요소나 와이어 삽입방법, 슬롯 직경 등에 차이가 있다.

ETS(Ewha Tubing System)는 심플-튜브의 초창기 장치이다. 프로파일이 작고 형태는 단순하며 심미적이고 슬롯 내부 직경이 .018×.025″이다. .012~.016″ NiTi 호선을 사용하며 .002~.006″ 유격을 확보하여 교정치료를 진행한다. 주로 전치부 부분교정이나 구치부 부분교정 또는 설측 부분교정에

응용하여 사용할 수 있는 장치이다. 그러나 장치의 슬롯 직경이 크기 때문에 약력으로 교정치료를 하기에는 충분치 않은 장치이며, 튜브에 호선을 삽입할 때 각 장치의 슬롯 구멍에 호선을 모두 꿰어야 하는 번거로움이 있다(그림 2-5).

Easyst(Easy slit tube)는 ETS와 형태는 유사하나 호선을 꿰지 않고 치아 개별로 삽입하기 편리하도록 슬릿을 만든 장치이다. 심플-튜브 장치이면서도 철사의 삽입과 철거가 편리한 장점을 가지고 있었으나 슬롯 부위의 잦은 파절과 형태 변형으로 인해 현재는 많이 사용되지 않는다.

이후에 다양한 심플-튜브 장치들이 개발되었고 슬롯 직경이 좀 더 작고 심미적인 장치들이 개발되었다. MTA, Micro Stop 등이 그 예이다. 이 장치들은 좀 더 작은 .016~.018″ 내외의 원형 슬롯을 가지며 .012~.016″ NiTi 와이어를 사용할 수 있다. .002~.004″의 유격을 확보하여 교정이 가능하다. 비교적 가는 철사를 사용할 수 있기 때문에 약력교정에 적합한 장치이다. 초기에는 튜브를 치아에 먼저 부착한 후 튜브에 철사를 꿰어 넣어야 하는 번거로움이 있었으나, 현재는 미리 호선에 튜브를 삽입해 둔 상태에서 튜브를 바로 부착하는 방식을 이용하여 꿰지 않고 비교적 간편하게 장치를 부착할 수 있게 되었다. 그러나 호선에 꿰어진 튜브를 부착하는 과정에서 튜브와 호선 사이에 레진이 들어가지 않도록 주의해야 하는 단점이 있다(그림 2-6).

앞에서 언급한 심플-튜브의 한계점을 극복하고자 제작된 장치가 E-WIRE이다. 종류에 따라 코팅와이어(Coated E-WIRE), 맞춤형 와이어(Customized E-WIRE)로 구분되지만 기본적으로 전체적인 구성은 동일하다. .010~.012″의 레진 슬롯(resin slot)을 가지며 .008~.010″ 나이타이 호선을 사용한다. 따라서 가는 호선으로 약력교정이 가능할 뿐 아니라 .002~.004″의 최적의 유격을 가지게 된다. 특히 코팅와이어의 경우 호선을 치면에 직접 부착함과 동시에 유격이 형성되는 방식이므로, 기존의 심플-튜브의 단점인 호선을 꿰어야 하는 것과 튜브 내부에 레진이 들어가지 않도록 주의해야 하는 단점을 모두 극복한 장치라 할 수 있다. E-WIRE에 대해서는 '2. 코팅된 약력호선'에서 좀 더 자세히 알아보고자 한다(그림 2-7).

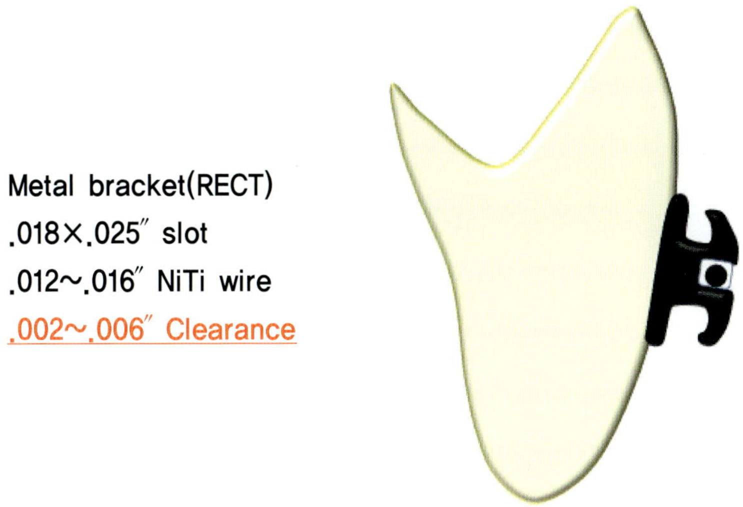

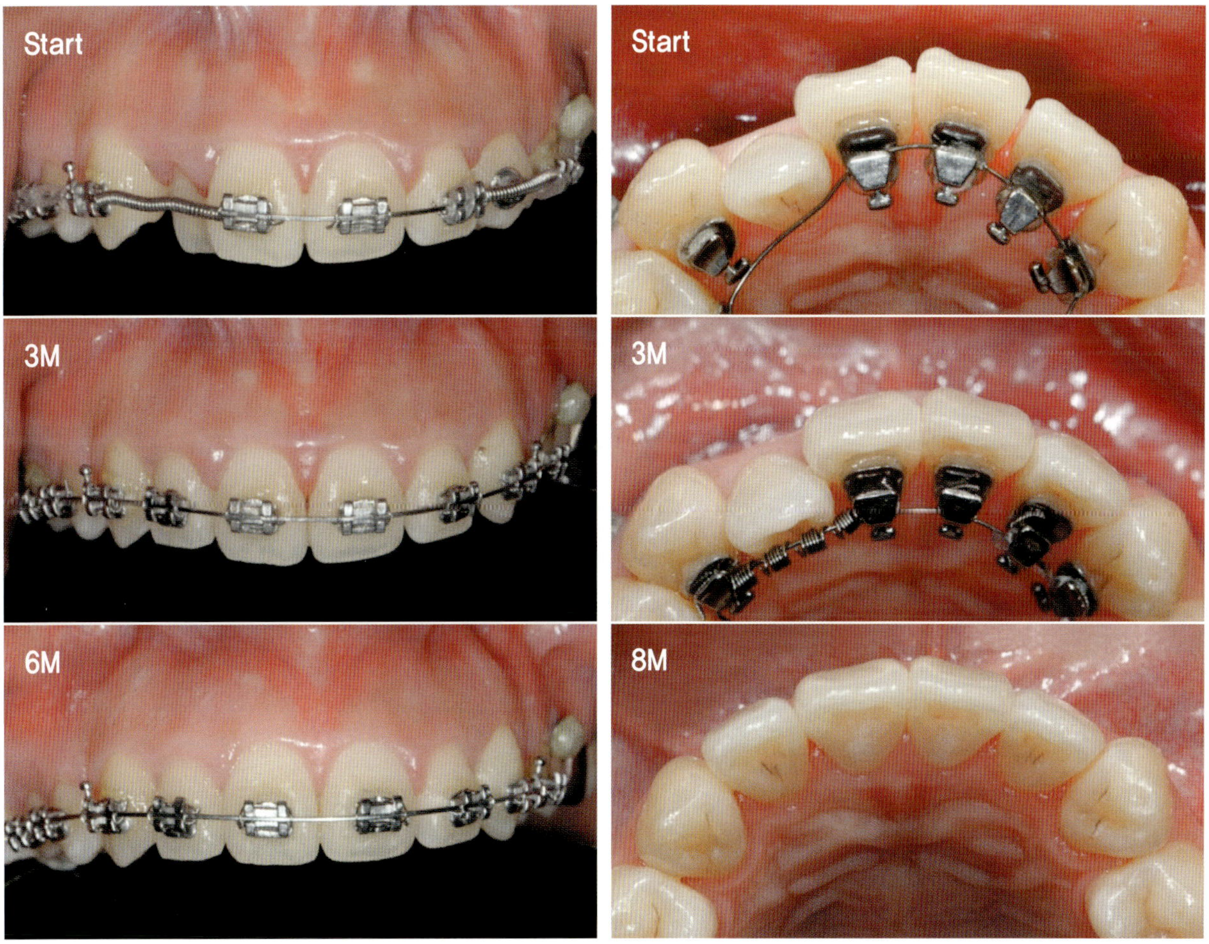

그림 2-4. 브라켓 장치의 슬롯 크기와 유격. .018″ 또는 .022″ 슬롯을 가지며, 가는 철사를 삽입할 경우에 유격이 크므로 가는 철사를 이용한 교정에는 적합하지 않은 장치이다. 장치에 따라 협측 또는 설측으로 부착이 가능하다.

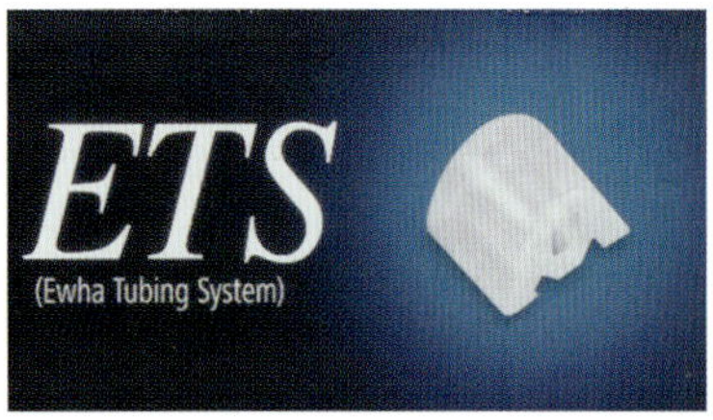

Resin tube(RECT)
.018×.025″ slot
.012~.016″ NiTi wire
.002~.006″ Clearance

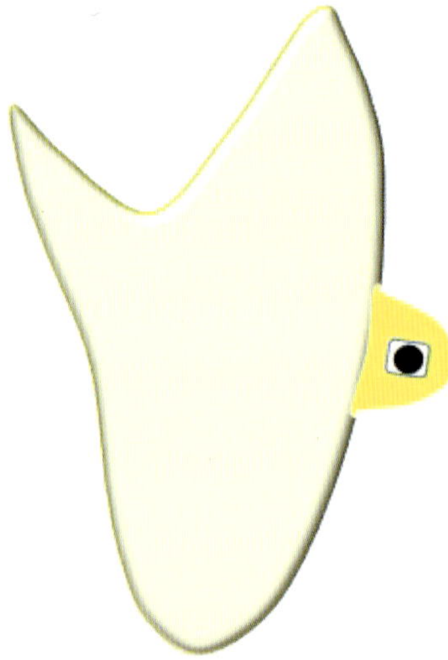

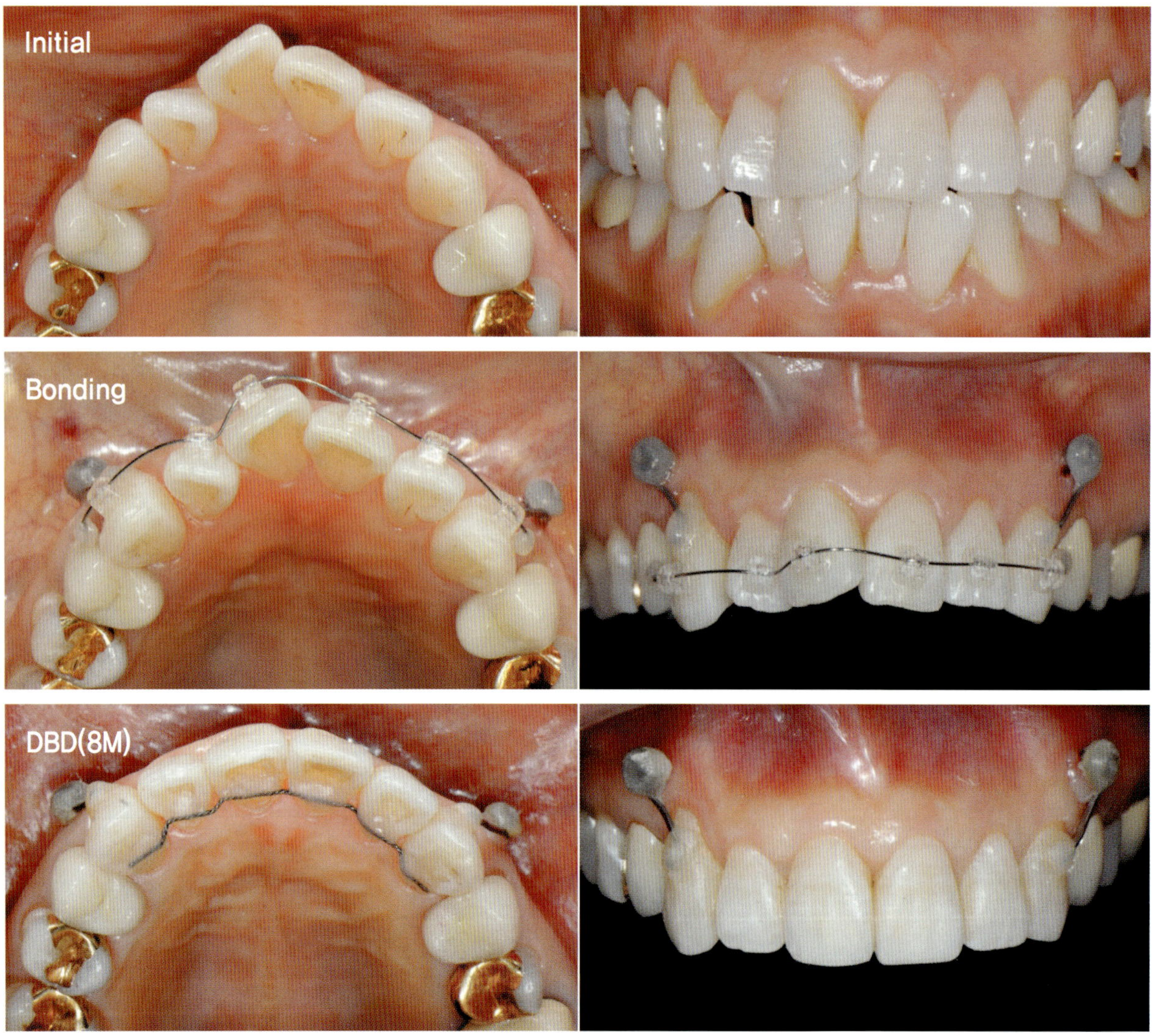

그림 2-5. ETS(Ewha Tubing System)의 슬롯 크기와 유격. 브라켓에 비해 작은 프로파일(profile)을 가지는 장점이 있어 총생이 심한 증례에서도 쉽게 사용할 수 있다. 그러나 슬롯의 직경이 크기 때문에 가는 철사가 충분한 교정력을 발휘하는 데에는 여전히 한계점이 있다. *(계속)*

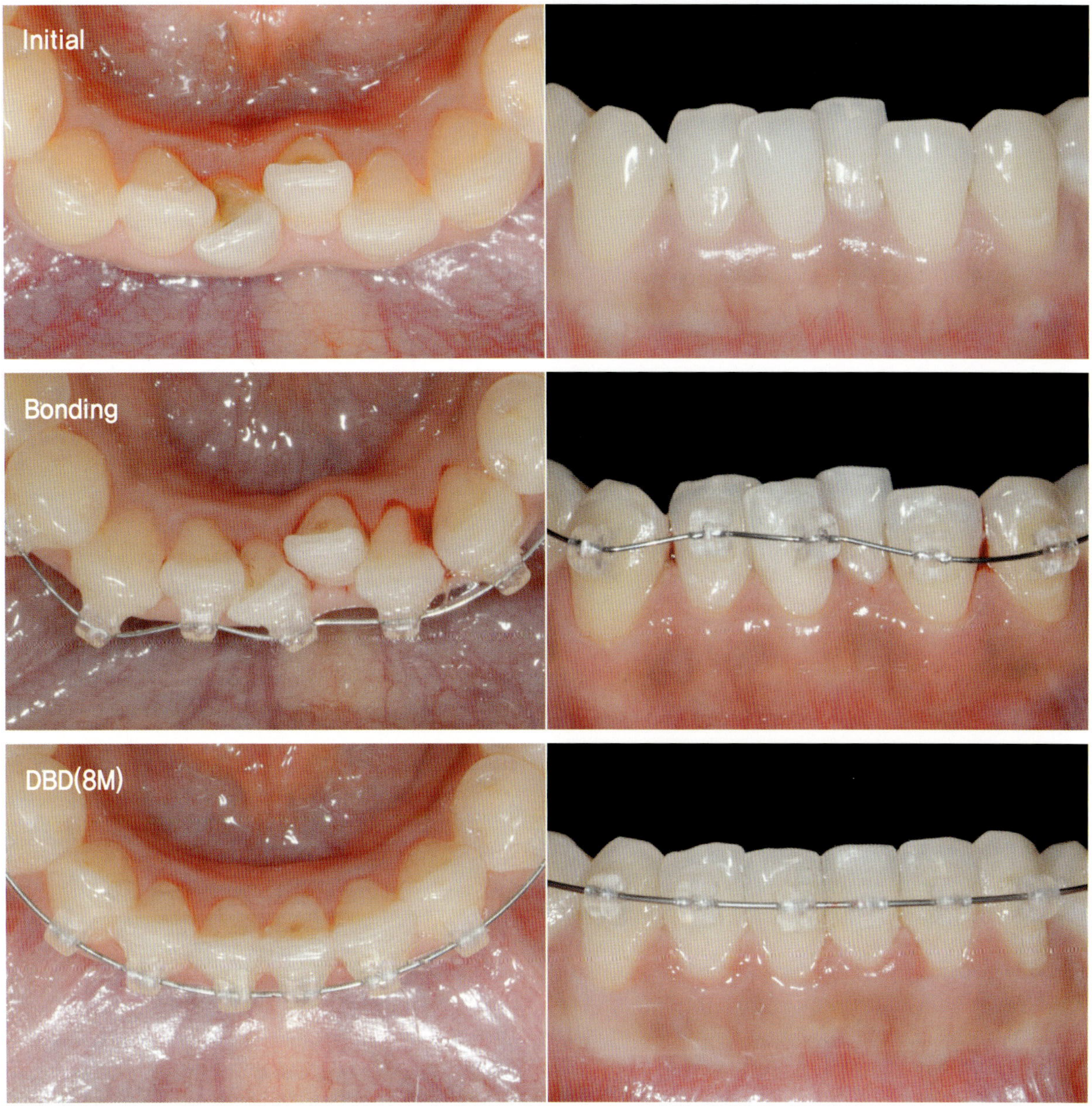

그림 2-5. *(계속)* ETS의 슬롯 크기와 유격.

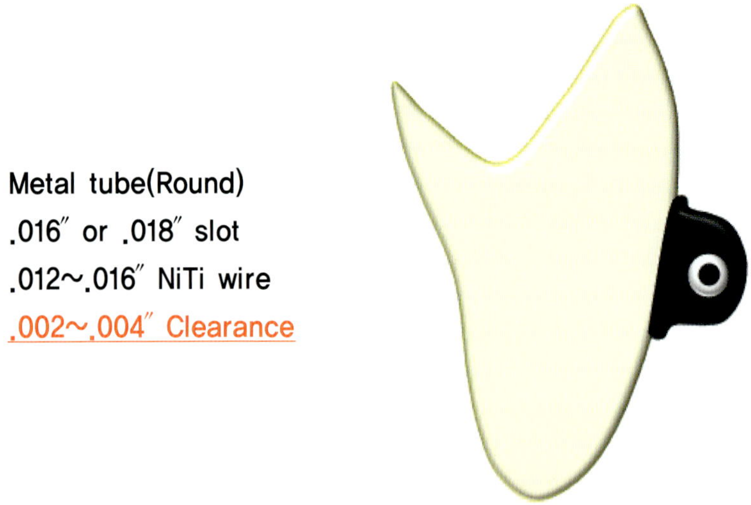

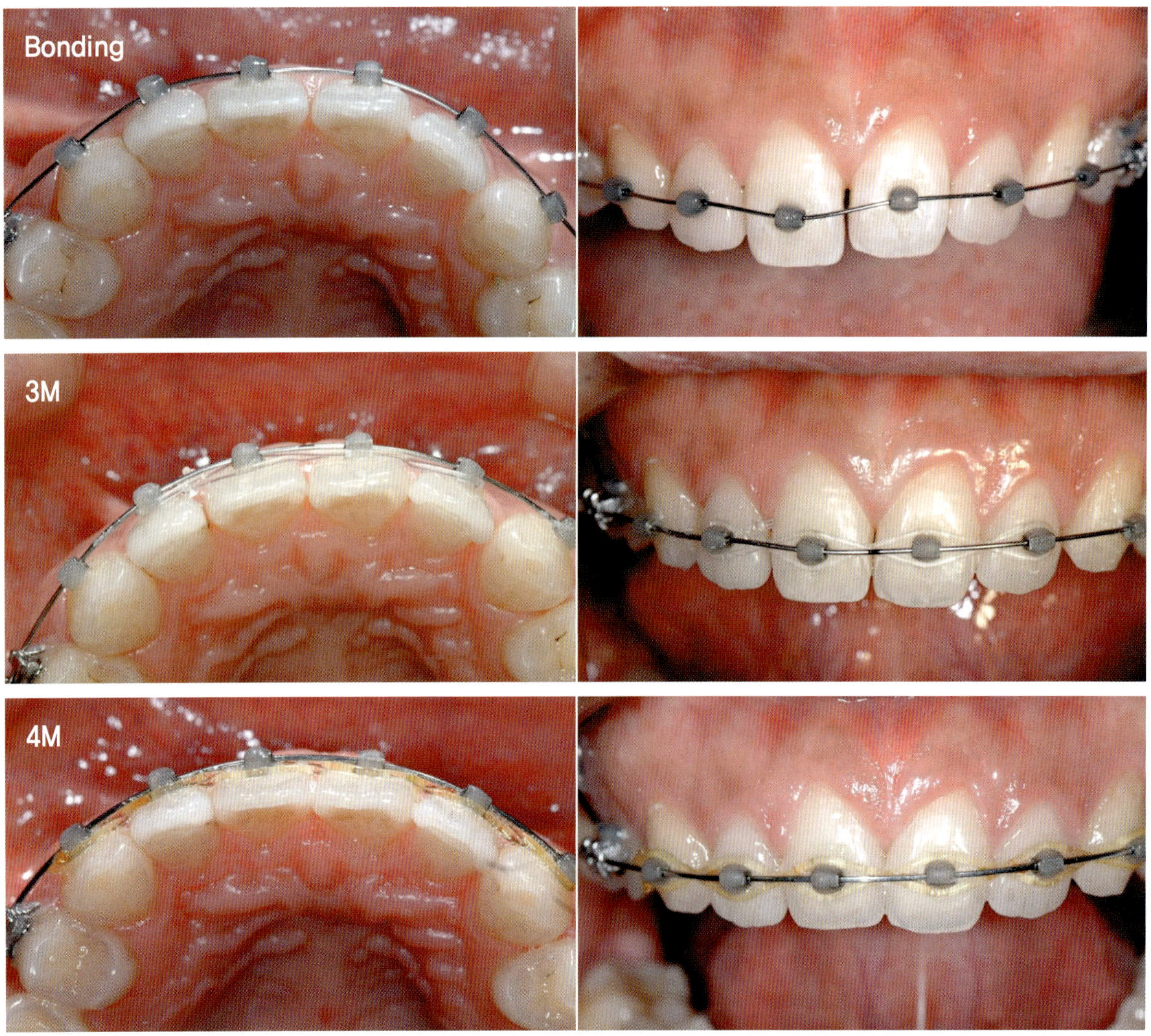

그림 2-6. 그 외의 다양한 심플-튜브[MTA(Minitube Appliance), Micro Stop 등]. 와이어에 튜브가 끼워진 상태로 부착 가능하여 튜브에 철사를 별도로 꿰지 않아도 된다는 장점이 있다. 그러나 부착 과정에서 철사와 슬롯 사이에 레진이 들어가지 않도록 주의해야 한다는 단점이 있다.

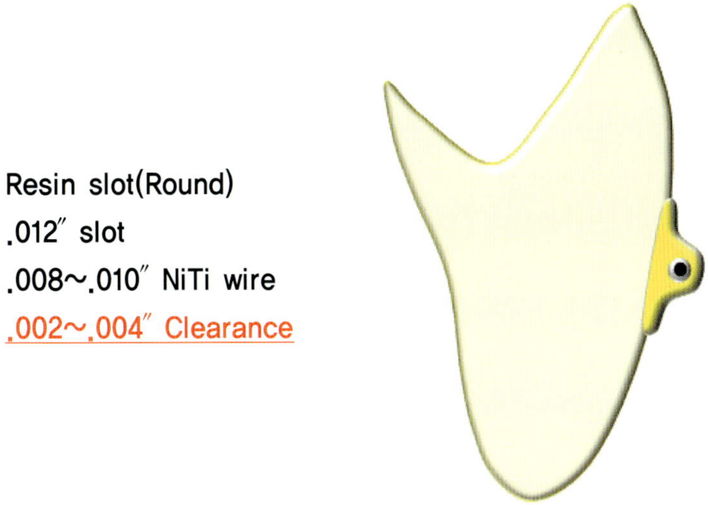

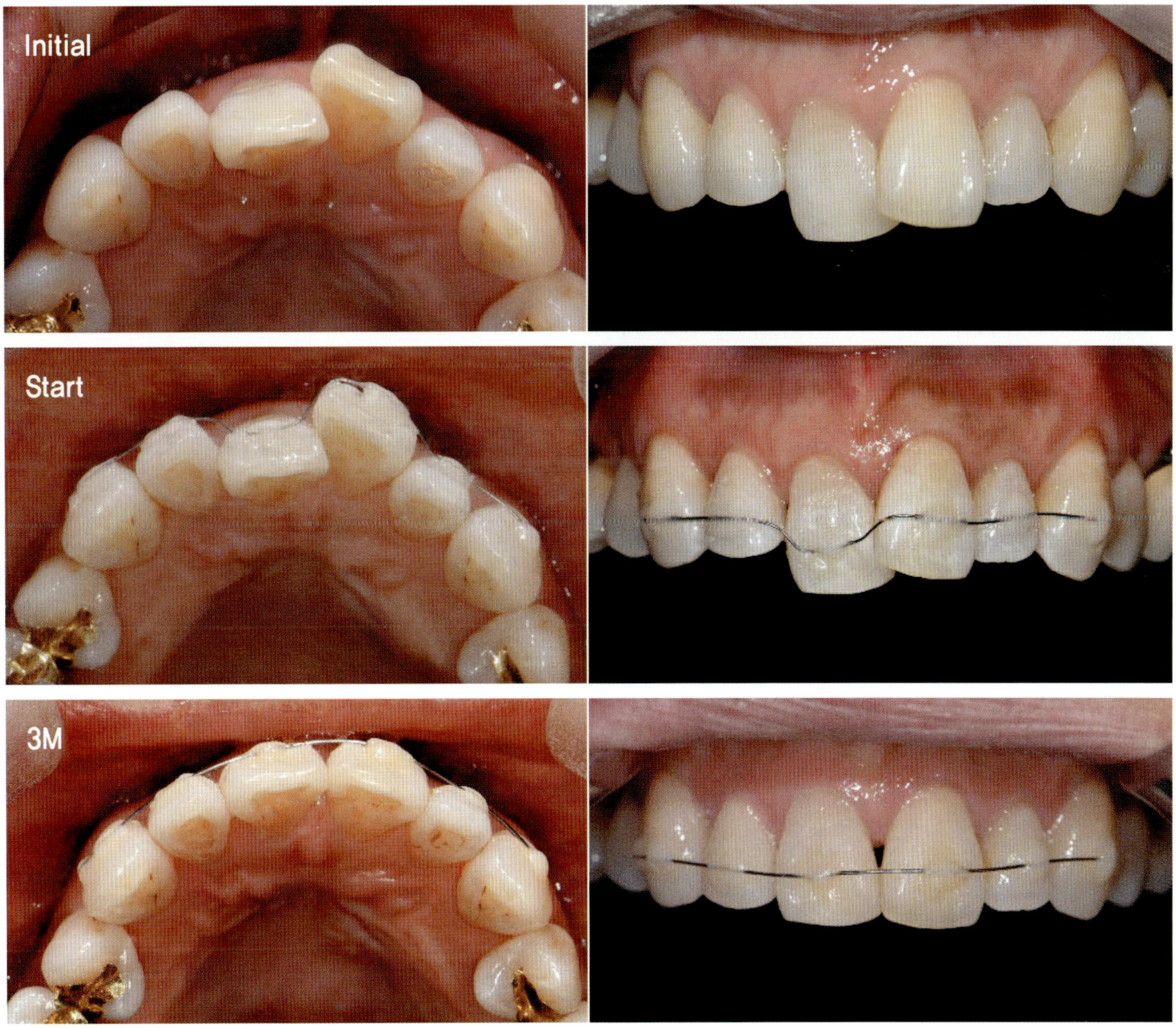

그림 2-7. 코팅와이어(Coated E-WIRE)의 슬롯 크기와 유격. .010~.012″의 레진 슬롯(resin slot)을 가지며, .008~.010″ NiTi 호선을 사용한다. .002~.004″의 최적의 유격을 가진다. 호선을 치면에 직접 부착함과 동시에 유격이 형성되는 방식이므로, 기존의 심플-튜브의 단점인 철사를 꿰어야 하는 것과 튜브 내부에 레진이 들어가지 않도록 주의해야 하는 단점을 모두 극복한 장치이다.

3) 나이타이 호선의 설측 접근법 *(Lingual approach with NiTi wire)*

고정성 교정장치로 교정치료 한 환자들의 대부분은 설측 고정성 유지장치를 부착하게 된다. 증례에 따라서 6개 또는 8개의 치아 설측에 유지장치를 부착한다. 반영구적으로 고정성 유지장치를 부착하는 경우도 있고, 술자에 따라 일정기간이 지난 후에 유지장치를 제거하는 경우도 있다. 일반적으로는 다중가닥 호선(multi-stranded wire)을 치아 설측 치면에 직접 부착하는 방식으로 유지장치를 사용한다.[9]

임상적으로 많이 사용하는 고정성 유지장치는 트리플렉스 호선(triplex wire)이며 이것의 주된 구성 성분은 스테인리스 스틸(stainless steel)이다. 스테인리스 스틸은 소성변형이 발생할 수 있는 특징이 있으므로 유지장치 탈락 시뿐만 아니라 탈락하지 않은 상태에서도 외력에 의해 소성변형이 생겼을 때 철사의 변형이 발생하게 되는데, 이는 치료 종료 후 치아 배열의 유지에 악영향을 미치며 재발을 일으키게 된다(그림 2-8).

2001년에 Eric J.W. Liou 등에 의해 NiTi 호선을 유지장치이자 교정장치로 사용한 연구가 발표되었다.[10] 즉, NiTi 호선은 수동적(passive)인 상태에서 유지장치로 사용이 가능할 뿐만 아니라 재발된 총생을 치료할 수 있다는 연구 결과였다. 이로 인해 NiTi 호선을 사용하여 설측 유지장치가 교정장치로도 사용될 수 있다는 것이 밝혀지게 되었으며, 이러한 개념을 바탕으로 NiTi 호선으로 제작된 설측 E-WIRE가 개발되었다. 이것은 설측에 가는 NiTi 호선을 유격이 생기도록 부착하여 안정적인 치열개선 효과를 유도하고, 유지장치로 사용할 때에도 부피가 최소화되도록 제작되었다. 즉, 설측 E-WIRE는 유지장치이자 교정장치의 기능이 가능하도록 제작된 것이다(그림 2-9).

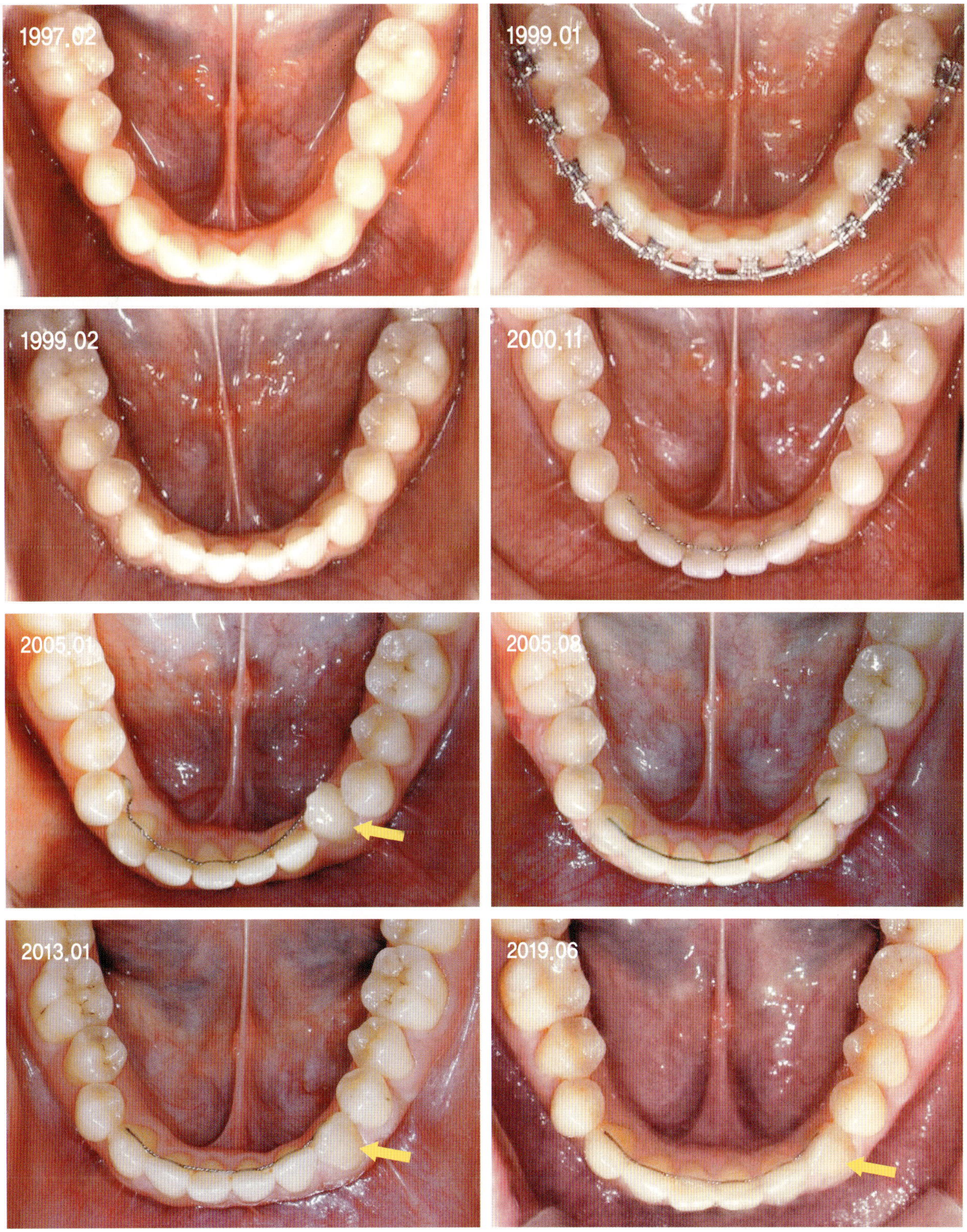

그림 2-8. 고정성 유지장치(triplex wire)의 변형으로 재발이 발생한 사례. 1997년 2월부터 1999년 3월까지 교정치료 후 유지 기간 관찰 중 2005년 1월에 #33 치관 설측 경사가 발생한 것을 볼 수 있다. 이후 재치료를 통해 개선시켰으나 여전히 #33 설측 치관경사가 약간 남아 있는 것을 볼 수 있다.

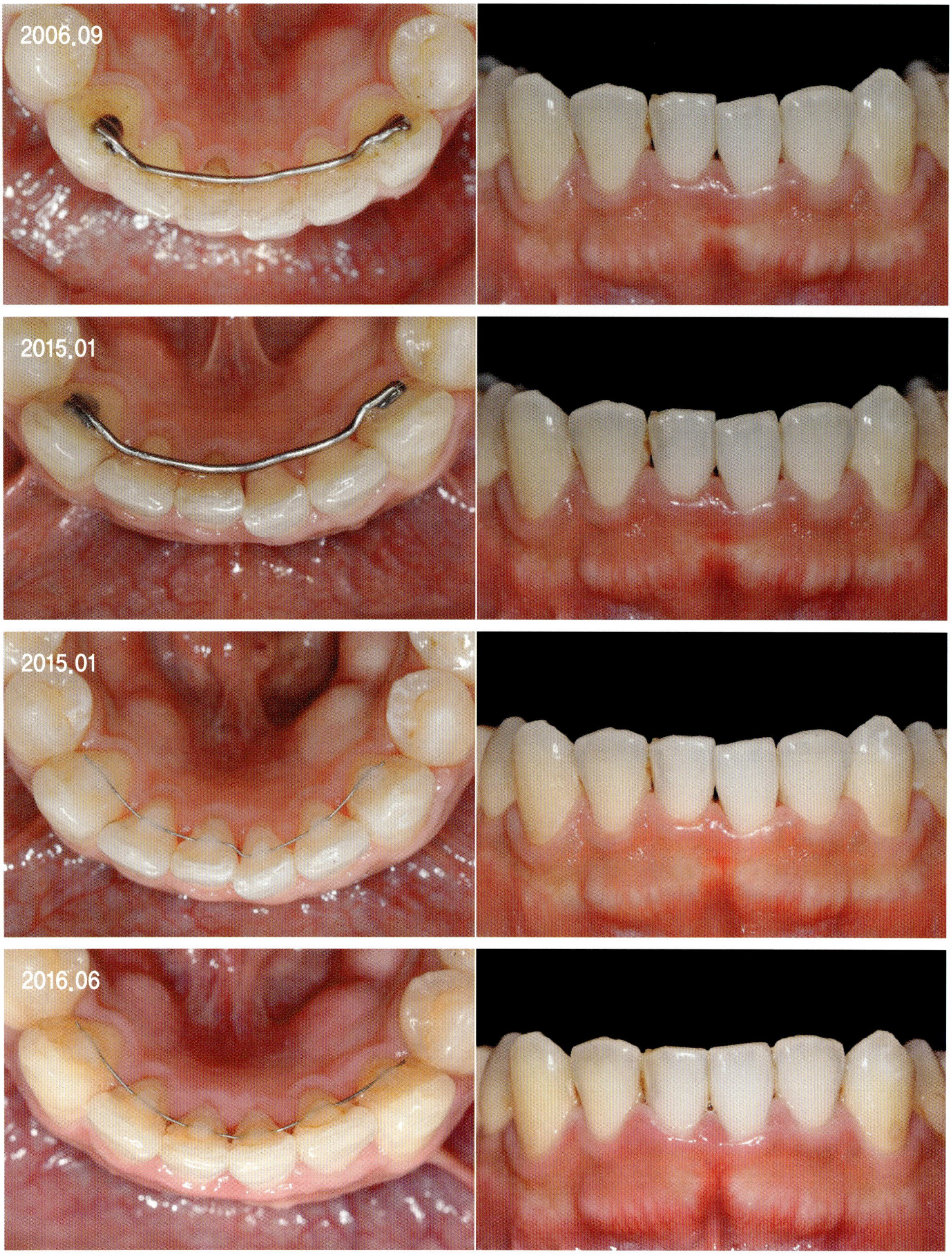

그림 2-9. 설측 E-WIRE를 사용하여 치료한 증례. 가는 NiTi 호선에 유격이 형성되어 있어 총생 재발 시 교정 효과와 함께 교정 완료 후 유지장치의 기능도 할 수 있다.

2. 코팅된 약력호선 *(Light-force wire with coating material)*

1) 코팅와이어의 특성 *(Characteristics of coated wire)*

코팅와이어[coated wire(Coated E-WIRE)]는 약력교정에 적합한 특징을 가진 대표적인 교정장치이다. 약력을 가하는 특성뿐만 아니라 여러 가지 다양한 특성을 가지며 효율적인 치아이동 효과를 발휘한다. 코팅와이어의 주요 특징은 (1) 치면 부착의 용이성(easy bonding with coating material on wire), (2) .008″ NiTi 호선의 약하고 지속적인 힘(light continuous force with .008″ NiTi wire), (3) 탄성적 바인딩의 최소화(minimizing elastic binding), (4) 낮은 부착 실패율(less bonding failure with reduced interface)로, 각각에 대해 상세히 알아보고자 한다.

(1) 치면 부착의 용이성 *(Easy bonding with coating material on wire)*

약한 힘을 가하기 위해서는 그에 맞는 교정용 기구를 사용해야 한다. 기존의 브라켓 교정장치들은 .018″ 슬롯이나 .022″ 슬롯을 가지고 있어서 유격이 크다. 즉, 브라켓은 좀 더 굵은 철사를 조작하기에 용이하도록 설계되어 있다. 따라서 기존의 브라켓 시스템에서 벗어난 교정치료를 시도해야만 보다 '약력'에 가까운 교정치료를 하기에 용이하다.

앞에서 언급했듯이 브라켓을 사용하지 않고 교정치료를 진행하고자 하는 시도는 계속해서 이어져 오고 있었다. 임상적으로 쉽게 적용 가능한 여러 가지 형태의 심플-튜브 장치들이 시중에 많이 소개되고 있다. 그러나 심플-튜브는 기존의 브라켓과는 달리 바늘귀에 실을 꿰듯 와이어를 하나하나 꿰어야 한다는 단점이 있다. 특히 총생이 심한 증례의 경우 와이어를 무리하게 튜브에 꿰는 과정에서 와이어의 소성변형이나 튜브 탈락 현상이 종종 발생한다. 또한 이미 꿰어져 있는 튜브 장치를 사용하는 경우에는 부착 과정 중 튜브와 철사 사이에 접착용 레진이 들어갈 경우 유격이 확보되지 못한다는 단점이 있다.

이러한 단점을 해결하고 기존 튜브 장치의 효과를 극대화하고자 개발된 제품이 코팅와이어(Coated E-WIRE)이다. 'Coated'는 와이어에 수용성 물질이 코팅되어 있다는 의미이다. 수용성 코팅 물질은 폴리감마글루탐산(poly-gamma-glutamic acid)으로, 무독성이며 예로부터 식품으로 사용되던 청국장, 된장, 낫토의 실처럼 끈적이는 점액질 속에 함유되어 있는 성분이다. 이것은 매우 적은 양으로 코팅이 가능하며 물과 빠르게 반응하여 유격을 형성한다는 장점이 있다(그림 2-10).

다층 섬유 코팅 공정기술을 통해 2중으로 코팅된 폴리감마글루탐산은 다루기 용이하므로 임상적 활용에 있어서 안전하고 편리하다. 폴리감마글루탐산이 코팅된 호선을 치아 표면에 레진으로 고정시킨 후 물을 분사하면 코팅층이 제거된다. 이때 호선과 레진 사이에 유격이 발생하여 호선의 활주가 발생하고 치아교정이 이루어진다. 즉, 코팅와이어는 기존의 튜브형 교정장치처럼 교정장치의 부피를 축소함과 동시에 철사를 꿰는 작업을 최소화하여 시술 시의 편리함을 극대화한 장치이다(그림 2-11).

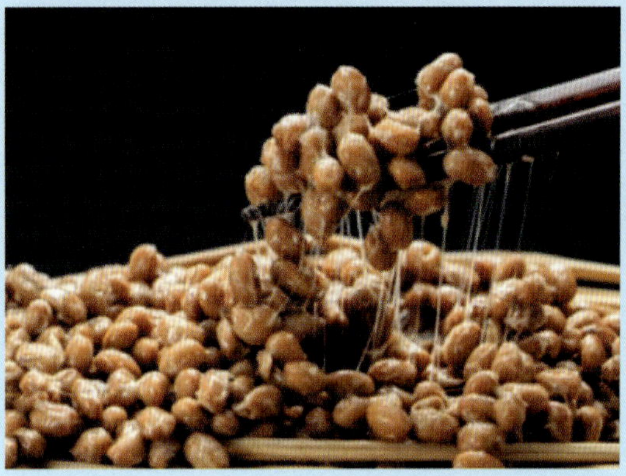

폴리감마글루탐산의 효과

- 음이온 중합체(anionic polymer)
- 항염증 효과(anti-inflammatory effect)
- 항암 작용(anti-cancer effect)
- 보습 효과(moisturizing effect)
- 면역 개선(immunity improvement)

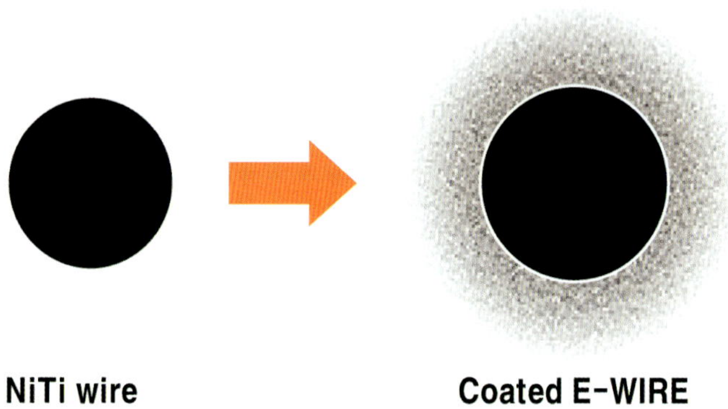

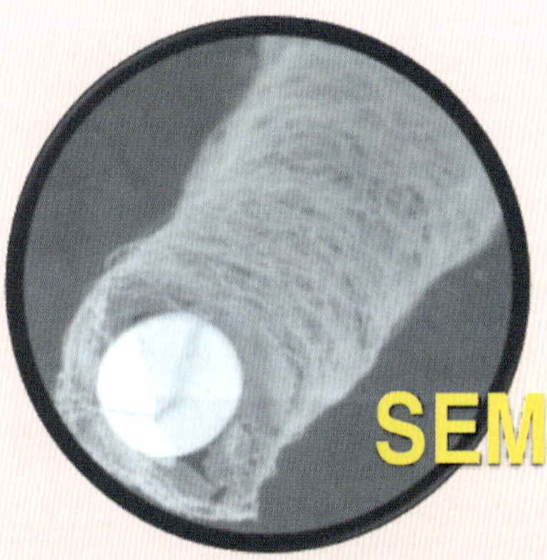

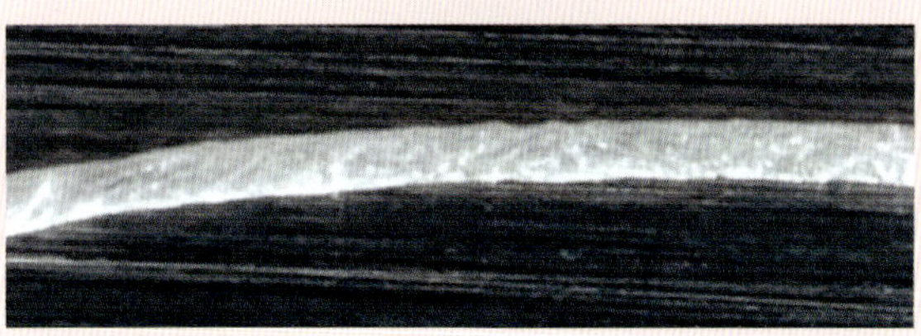

폴리감마글루탐산의 특징

- 수용성(water soluble coating material)
- 무독성(non toxic)
- 다루기 쉬움(easy to manage)
- 유격 생성(produce the clearance)

그림 2-10. 폴리감마글루탐산(poly-gamma-glutamic acid)의 효과와 임상적 특징.

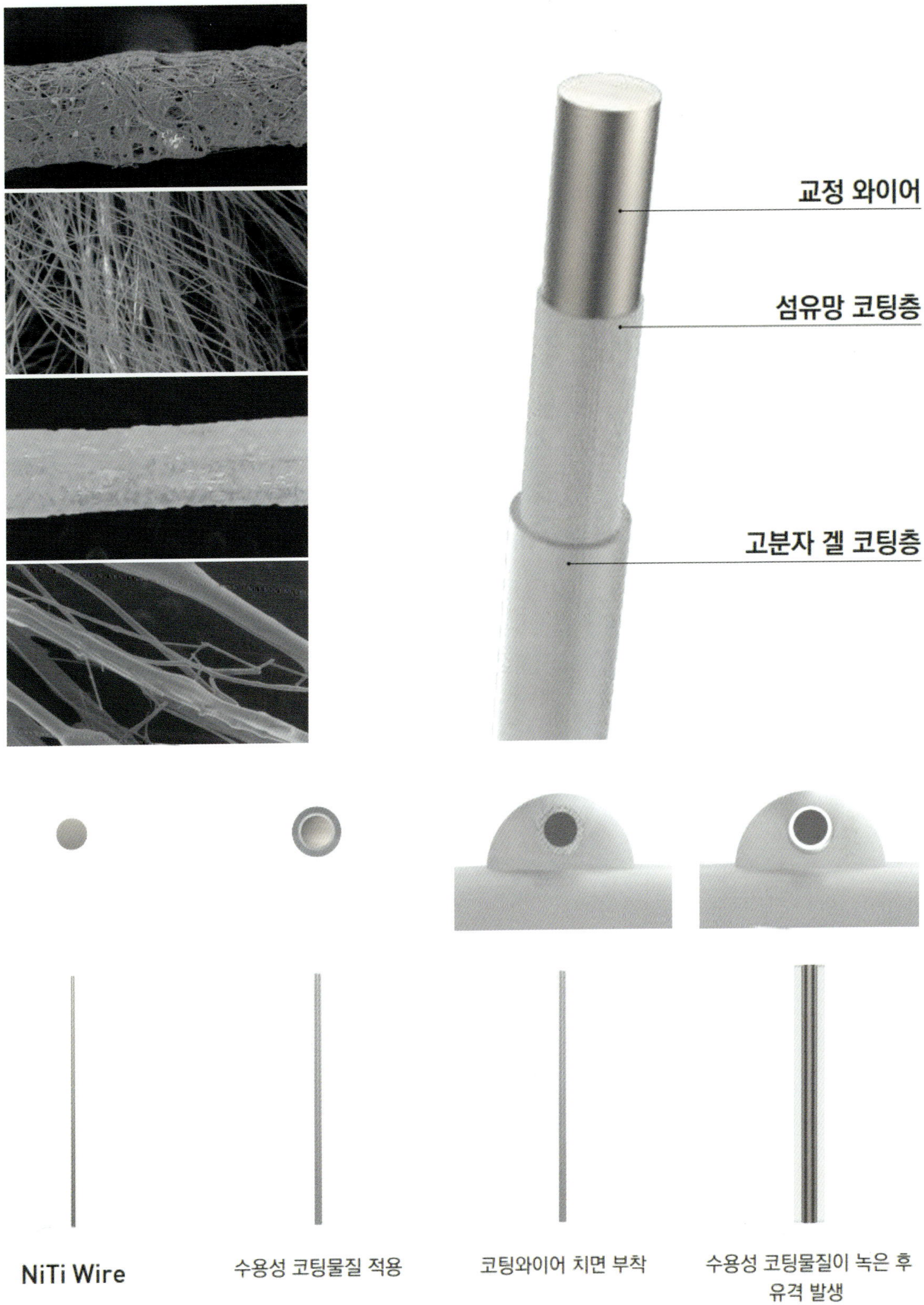

그림 2-11. 폴리감마글루탐산(poly-gamma-glutamic acid)이 코팅된 NiTi 호선. 호선을 치아 표면에 레진으로 고정시킨 후 물을 분사하면 코팅층이 제거된다. 이때 호선과 레진 사이에 유격이 발생하여 와이어의 활주가 가능해지고 교정이 이루어진다.

코팅와이어는 전체적으로 상당히 단순화된 구조이며, 슬롯으로만 구성되어 있다. 즉, 브라켓 내에서 핵심 부위인 슬롯은 그대로 사용하되, 슬롯 외 부속물들을 최소화시켜서 환자의 불편감을 줄이고 교정의 효과를 최대화하고자 하였다(그림 2-12). 이러한 슬롯은 브라켓 교정의 관점과는 많은 차이가 있다. 브라켓의 .018″ 슬롯은 유격이 크기 때문에 약하고 지속적인 힘을 사용하기가 어렵고 효율적인 치아이동을 이끌어 낼 수 없다. 코팅와이어는 슬롯 내 유격을 최소화하여 치아이동에 가장 효율적이면서도 근원심 활주를 허용할 수 있는 .002~.004″ 유격을 사용하는 장치이다(그림 2-13).

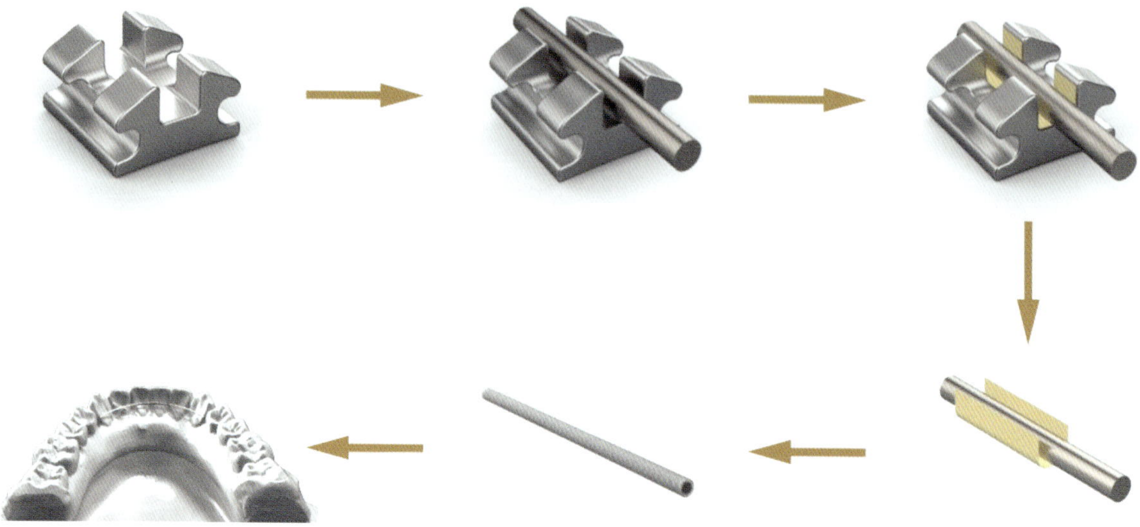

그림 2-12. 코팅와이어[coated wire(Coated E-WIRE)]의 전체적인 구성. 슬롯 이외의 구성물은 모두 제외되고 형태가 매우 단순화되어 장치의 전체적인 부피가 최소화되어 있다.

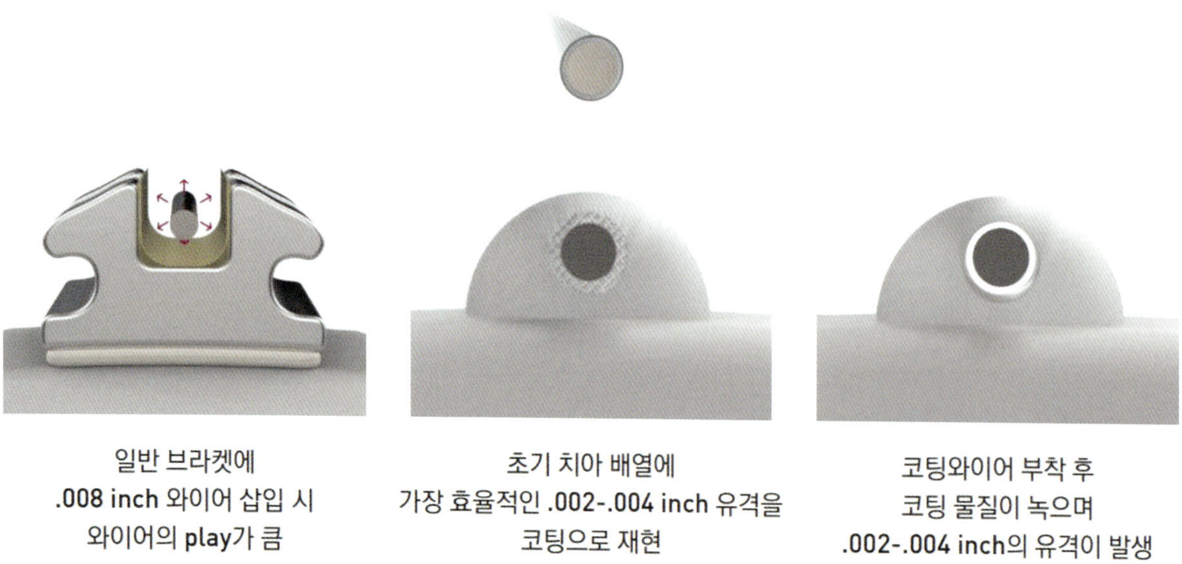

그림 2-13. 브라켓에 .008″의 와이어를 삽입할 경우 유격이 너무 크기 때문에 와이어가 제대로 기능하기 어렵다. 코팅와이어는 가는 와이어를 사용하면서도 .002~.004″의 유격을 유지할 수 있기 때문에 가는 와이어의 최대 효과를 기대할 수 있다.

실제로 수용성 물질이 코팅된 와이어 표면에 수분을 분사하면 일차적으로 코팅 물질이 투명하게 변화한다. 투명하게 변화된 코팅 물질은 점착성을 띠는 겔 상태로 변화하게 된다. 겔 상태에서 졸 상태의 흐름성 있는 상태로 변화하기 위해서는 좀 더 시간이 필요하다. 투명하게 변화한 코팅 물질은 점차 수분에 용해되면서 졸 상태가 되고, 흐름성 있는 상태가 되어 와이어에서 씻겨 나가게 된다(그림 2-14).

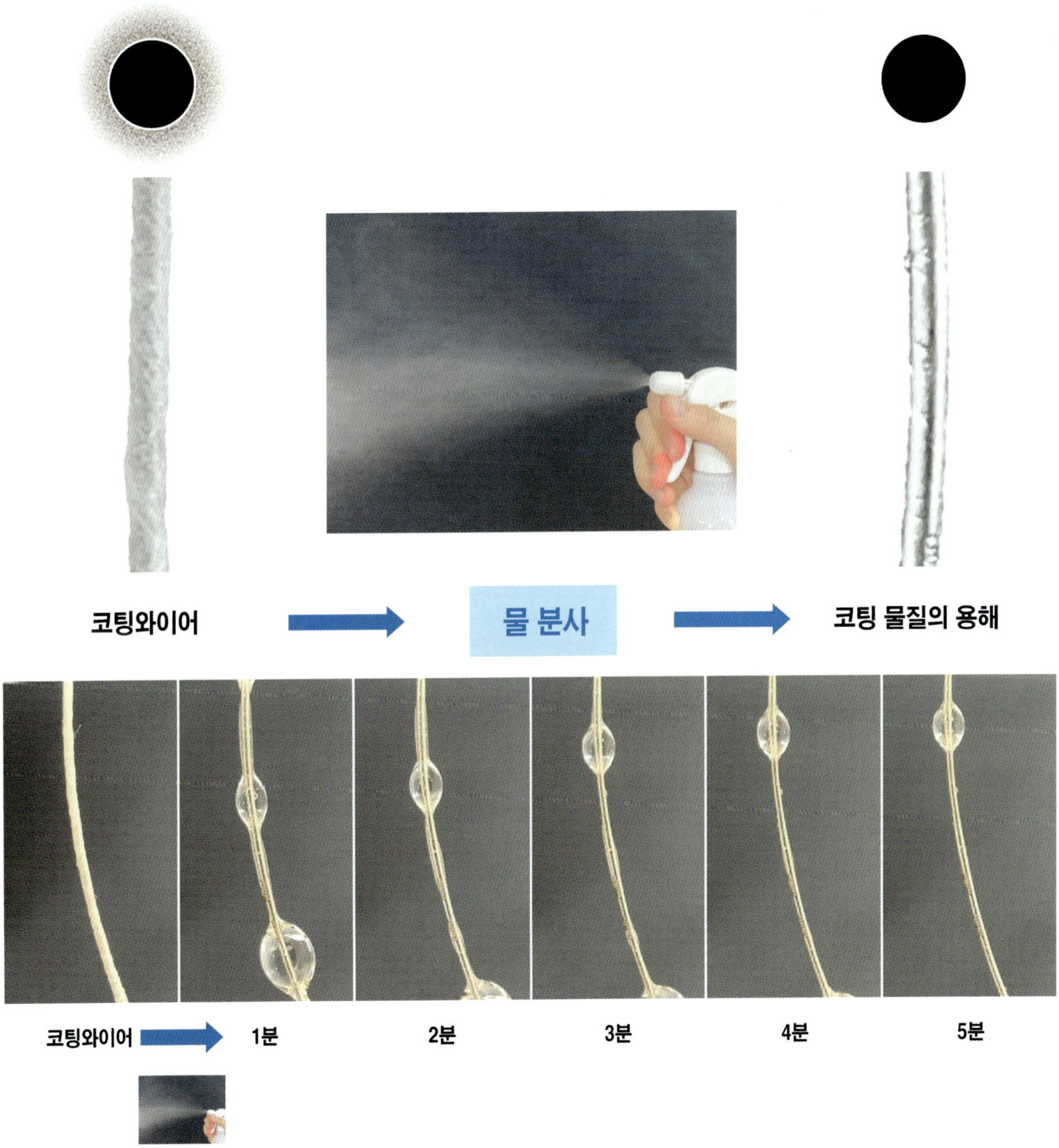

그림 2-14. 코팅와이어(coated wire)에 수분 스프레이(water spray) 적용 후 와이어 표면의 변화. 와이어에 물을 분사하면 코팅 물질의 흰색 표면이 투명하게 변화되며, 시간이 경과함에 따라 매끈한 와이어 표면이 노출된다.

(2) .008″ NiTi 호선의 약하고 지속적인 힘 *(Light continuous force with .008″ NiTi wire)*

치아이동에 가장 유리한 교정력은 약하고 지속적인 힘(light continuous force)이다. .008″ NiTi 호선이 치아이동에 이상적인 약하고 지속적인 힘을 가할 수 있는 장치이다.

지속적인 힘(continuous force)이 간헐적인 힘(interrupted force)이나 단속적인 힘(intermittent force)에 비하여 치아이동을 일으키는 데 유리하다는 사실은 잘 알려져 있다. 지속적인 힘을 가하는 장치는 간헐적인 힘을 가하는 탄성 물질이나 단속적인 힘을 가하는 가철식 교정장치에 비해 최소한의 부작용으로 효율적인 치아이동을 유도할 수 있다(그림 2-15).

지속적인 힘을 가하는 대표적인 호선이 NiTi 호선이다. NiTi 호선은 브라켓 교정에서도 많이 사용되는 호선으로, 형상기억 및 초탄성 성질을 가진다. 특히 편평한 하중-변형률 곡선(flat load-deflection curve)을 나타내기 때문에 다른 와이어에 비하여 지속적인 힘을 가하는 데 유리한 호선이다(그림 2-16). 일반적으로 NiTi 호선은 브라켓 슬롯에 삽입하기만 하면 기존 와이어의 악궁 형태대로 회복되는 성질 때문에 치아 배열이 수월하게 이루어진다. 코팅와이어도 NiTi 호선으로 제작되므로 특별히 와이어를 구부리지 않더라도 와이어를 치면에 부착하는 것만으로 치아이동을 유도할 수 있다.

브라켓 교정장치에 적합한 와이어 직경은 보통 .012~.014″ 이상이다. 더 작은 직경의 와이어는 유격이 너무 크기 때문에 와이어가 제 기능을 발휘하기 어렵다. 그러나 최적의 치아이동을 유도하기 위해서는 굵은 와이어를 사용하기보다는 가는 와이어를 사용하는 것이 유리하다. .008~.014″ NiTi 호선의 응력-변형률 곡선(stress-strain curve)을 보면 50~100gm 이내의 약한 힘을 발휘하고 있으며 와이어의 회복력이 우수하다. 특히 .008″ NiTi 호선의 응력-변형률 곡선을 보면 와이어의 형태 변형이 발생하더라도 50gm 이내로 힘이 유지되는 것을 볼 수 있다. 이를 통해 효율적인 치아이동을 유도할 수 있으며 통증 및 치근흡수 등의 부작용을 최소화할 수 있다(그림 2-17).

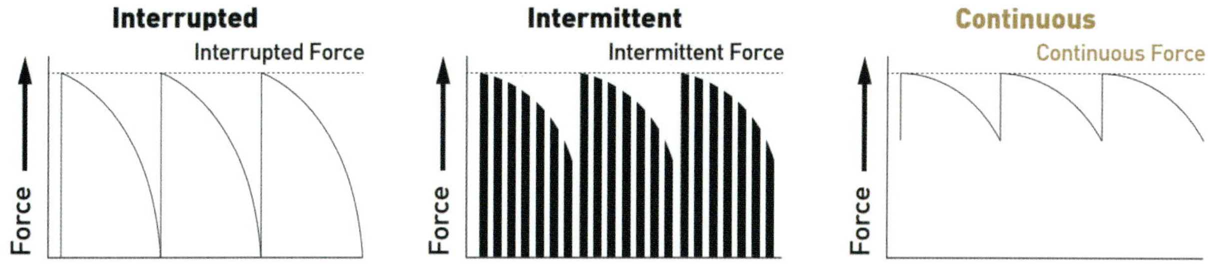

간헐적인 힘
작동 사이에 힘이 0까지 감소합니다.
EX. **power chain**

단속적인 힘
교정 장치를 제거하면 힘의 양이 단속적으로 0까지 감소합니다.
EX. **clear aligner**

지속적인 힘
일정 범위 내에서 교정력이 유지됩니다.
EX. **E-WIRE**

그림 2-15. 지속적인 힘과 간헐적인 힘, 단속적인 힘 간 비교. 지속적인 힘을 일으키는 교정장치가 치아이동에 더 유리하다.[11]

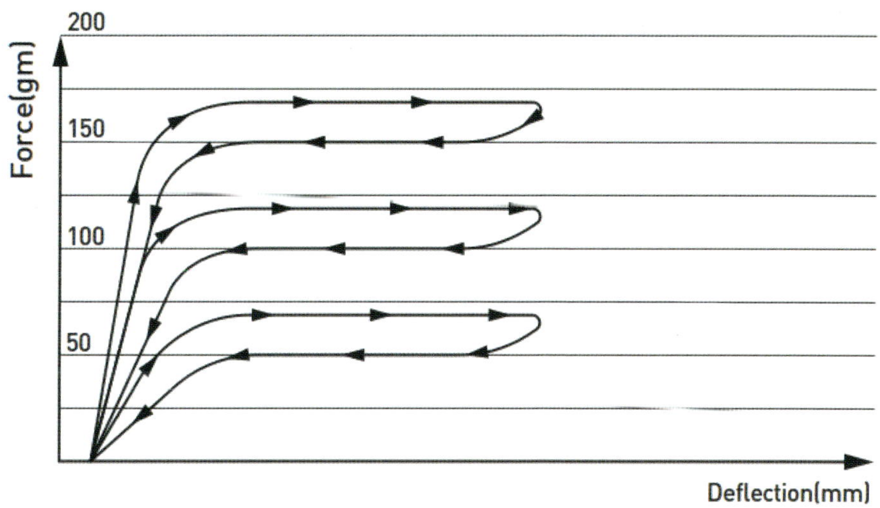

그림 2-16. NiTi 호선의 하중-변형률 곡선(load-deflection curve). 비교적 편평한 곡선(flat curve)을 나타내기 때문에 다른 와이어에 비하여 지속적인 힘(continuous force)을 가하는 데 유리한 와이어이다.[11]

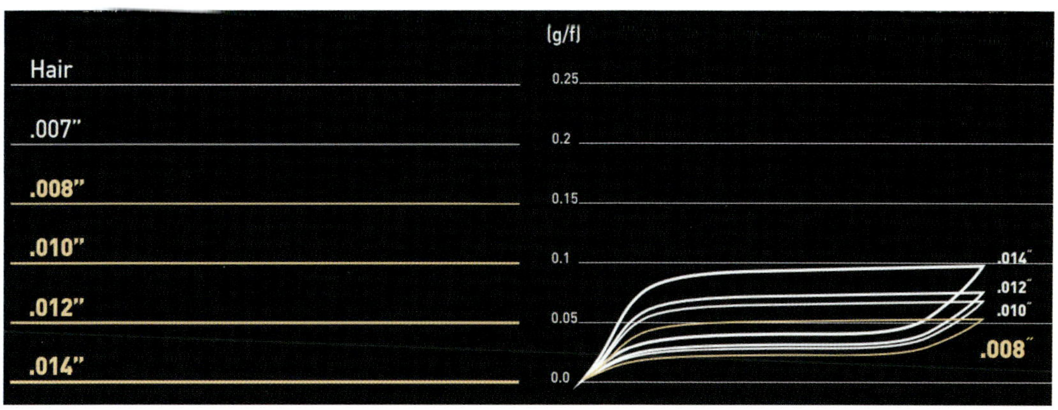

그림 2-17. .008~.014″ NiTi 호선의 응력-변형률 곡선(stress-strain curve). 모두 50~100gm 이내의 약한 힘(light force)을 발휘하고 있으며 와이어의 회복력이 우수하다. 특히 .008″ NiTi 호선의 경우 50gm 이내에서 약력이 유지된다.

(3) 탄성적 바인딩의 최소화 *(Minimizing elastic binding)*

브라켓 교정에서 가는 철사를 삽입하였을 때 활주가 원활하게 일어나지 않아서 총생이 잘 개선되지 않는 경우가 있다. 이는 큰 접촉각으로 인해 탄성적 바인딩이 발생하기 때문이다. 치열의 총생과 회전의 개선을 위해서는 교정용 장치의 슬롯과 호선 간 접촉각을 최소화하는 것이 좋다. 접촉각이 클수록 탄성적 바인딩이 커져서 활주의 저항이 발생하게 되고 치열의 개선이 원활하게 이루어지지 못하기 때문인데, 접촉각을 최소화하기 위해서는 슬롯의 근원심 폭경을 길게 하거나 유격을 최소화하는 것이 중요하다. 이렇게 하면 탄성적 바인딩이 최소화되어 활주가 원활하게 발생하고 총생 개선이 잘 이루어지게 된다.

코팅와이어는 브라켓에 비해 슬롯 내에서 낮은 접촉각을 유지한다. 이로써 탄성적 바인딩을 최소화하고 활주 저항을 줄여 총생 개선의 효율성을 높인다(그림 2-18).

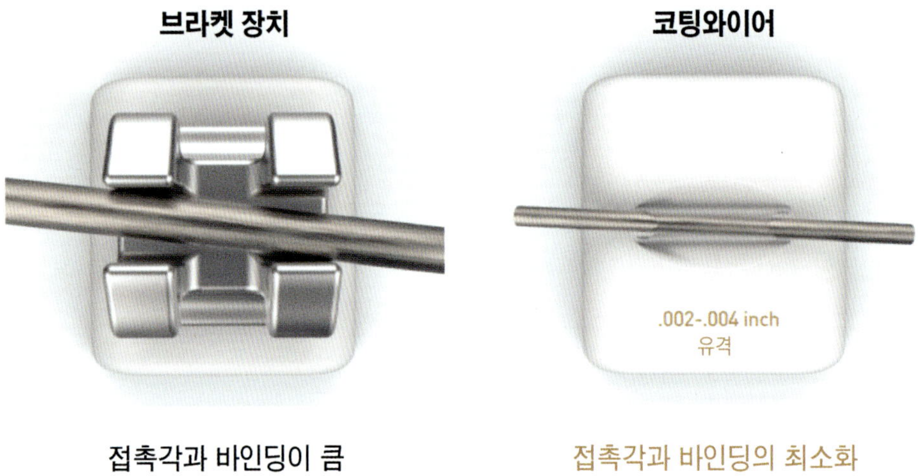

그림 2-18. 전통적인 브라켓 장치에 비하여 코팅와이어(coated wire)는 유격(clearance)이 작으므로 접촉각(contact angle)이 낮아지고 탄성적 바인딩(elastic binding)이 최소화된 장치이다. 따라서 활주 저항성이 낮아지게 되어 총생 개선에 더욱 유리한 장치이다.

(4) 낮은 부착 실패율 *(Less bonding failure with reduced interface)*

접착 실패 및 장치 탈락은 교정치료를 지연시키고 환자의 불편감을 증가시키는 주요 요인이다. 특히 장치의 잦은 탈락은 환자와의 신뢰를 저하시키는 요소이므로 장치 탈락 빈도를 줄이는 것은 매우 중요하다.

일반적인 브라켓 교정에서는 접착 계면이 2개이다. 브라켓 베이스와 접착제 그리고 접착제와 치면 사이에 접착 계면이 형성되어 있다. 간접 부착법과 직접 부착법에 있어서 접착 실패의 큰 차이는 없으며,[12] 2개의 접착 계면 중 브라켓-접착제 계면에서 접착 실패가 많이 발생한다.[13]

코팅와이어는 장치 구조상 고정성 유지장치와 유사하며 접착 계면이 1개이므로 접착 실패 발생률이 현저히 낮다. 따라서 호선이 충분히 제 기능을 다할 때까지 장치가 치면에 부착된 상태로 유지시킬 수 있다(그림 2-19).

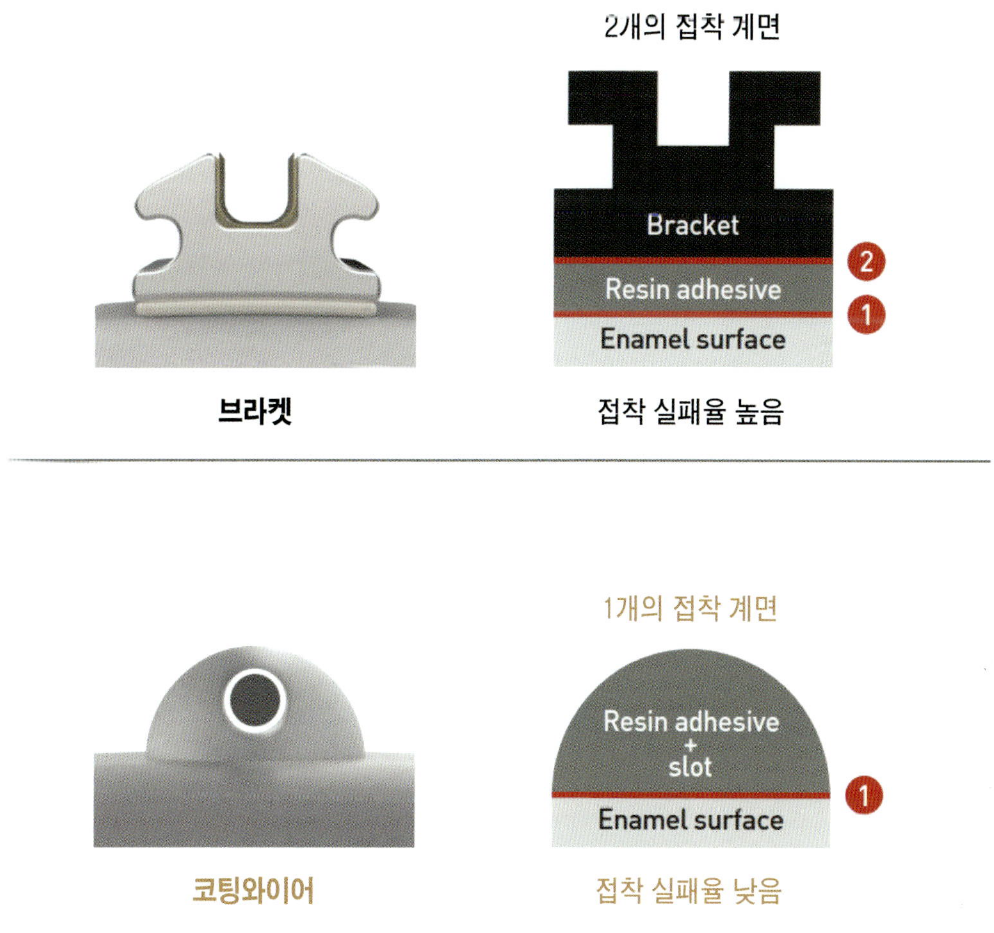

그림 2-19. 브라켓 장치와 코팅와이어(Coated E-WIRE) 장치의 접착 계면 비교. 브라켓 장치에서는 접착 계면이 2개이며 주로 브라켓과 접착제 계면 사이에서 접착 실패가 발생한다. 코팅와이어 장치에서는 접착제와 슬롯이 일체형으로 구성되어 있으며 접착 실패율이 낮다.

2) 코팅와이어의 분류 *(Classification of coated wire)*

기존 브라켓 시스템의 와이어 단면 형태는 원형(round shape), 사각형(rectangular shape)으로 구분된다. 약력을 발휘하는 코팅와이어는 와이어 단면 형태에 따라 원형(round), 플레이트(plate), 벨로드럼(velodrome)으로 구분되며, 와이어 형태에 따라 상·하악 악궁 형태(upper/lower arch form), 원형 형태(roll form), 직선 형태(straight form)로 구분된다(그림 2-20).

전체 형태에 따라 분류해 보면 원형 와이어는 상·하악 악궁 형태(upper/lower arch form), 원형 형태(roll form)의 2종류가 있으며, 플레이트 와이어는 원형 형태(roll form), 직선 형태(straight form)의 2종류, 벨로드럼 와이어는 원형 형태(roll form) 1종류가 있다.

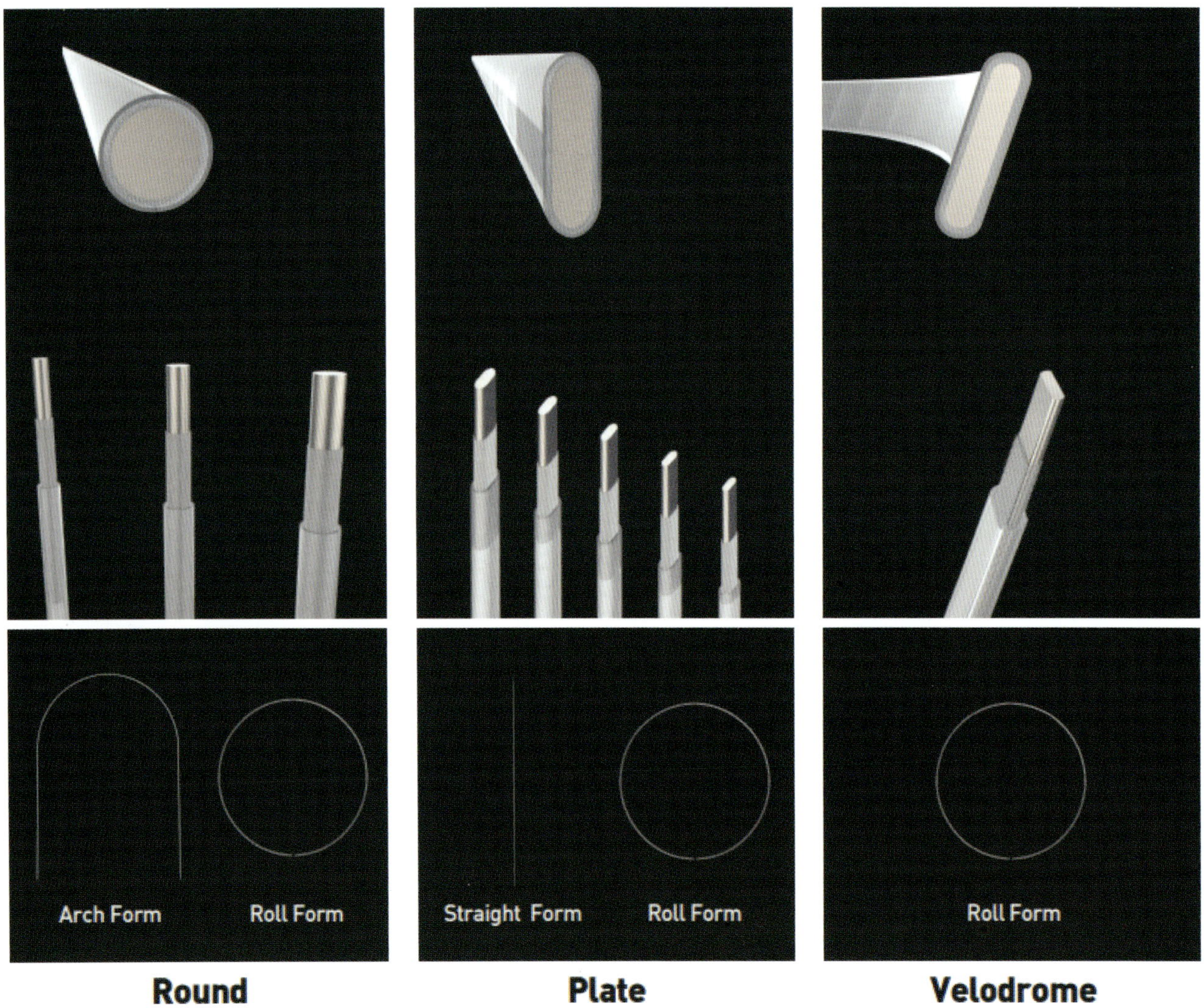

그림 2-20. 코팅와이어[coated wire(Coated E-WIRE)]의 단면 형태에 따른 분류. 와이어 단면 형태에 따라 원형(round), 플레이트(plate), 벨로드럼(velodrome)으로 구분되며, 전체 형태에 따라 상·하악 악궁 형태(upper/lower arch form), 원형 형태(roll form), 직선 형태(straight form)로 구분된다.

3) 원형 코팅와이어 *(Round coated wire)*

(1) 특성

원형 코팅와이어[round coated wire(Round Coated E-WIRE)]는 기존의 NiTi 호선에 수용성 물질이 코팅된 형태이며, 와이어의 전체 형태에 따라서 상·하악 악궁 형태(upper/lower arch form)와 원형 형태(roll form)로 구분된다. 수용성 물질로 코팅된 와이어를 치면에 부착할 경우 .002~.004″ 유격이 형성되며, 와이어 직경은 .008~.014″까지 다양하게 사용이 가능하다. .008~.010″ 직경을 주로 사용하며, 브라켓 교정에 병용하여 사용하거나 구치부에 사용하는 경우 .012~.014″ 와이어를 사용하게 된다(그림 2-21~2-23).

주로 중등도~심한 총생(moderate~severe crowding) 증례의 초기배열에 사용하거나 공극(spacing) 증례의 유도 호선(guiding wire)으로 활용하고, 경미한 총생(mild crowding) 또는 간단한 재발(relapse) 증례에도 사용할 수 있다. 또한 브라켓 교정에서 간섭으로 인해 브라켓 부착이 어려운 경우나 총생 해소를 보다 원활하게 하고자 하는 경우에 사용한다.

중등도~심한 총생 증례에서는 2단계 접근법(2-stage approach)으로 치료할 때 사용하기가 용이하다. 첫 번째 단계(1st stage)에서는 원형 코팅와이어를 부착하여 총생의 80~90%를 개선시키고, 두 번째 단계(2nd stage)에서는 맞춤형 설측 와이어(customized wire)를 부착하거나 벨로드럼 코팅와이어(velodrome coated wire)를 부착하여 마무리하는 방식이다.

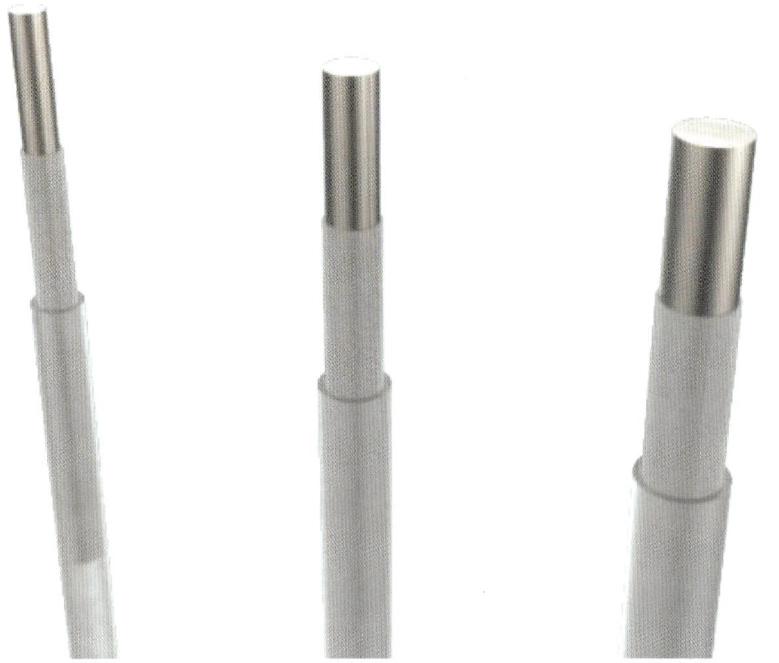

특성

- 단면이 원형이며 치면에 부착 후 코팅 물질이 물에 녹아 유격이 형성됨
- 악궁 형태는 기존의 호선과 유사하며, 와이어 코팅을 통해 효율적인 치아 움직임을 유도함
- 심미적이고 통증이 적으며 이물감을 최소화한 제품
- 다양한 부정교합의 초기배열에 효과적
- .008~.014˝ 굵기의 와이어

적응증

- 중등도~심한 총생(moderate~severe crowing) 증례에서 초기배열
- 공극(spacing) 증례에서 유도 호선(guiding wire)으로 활용
- 경미한 총생(mild crowding) 또는 간단한 재발(relapse) 증례

그림 2-21. 원형 코팅와이어(Round Coated E-WIRE)의 특성과 적응증.

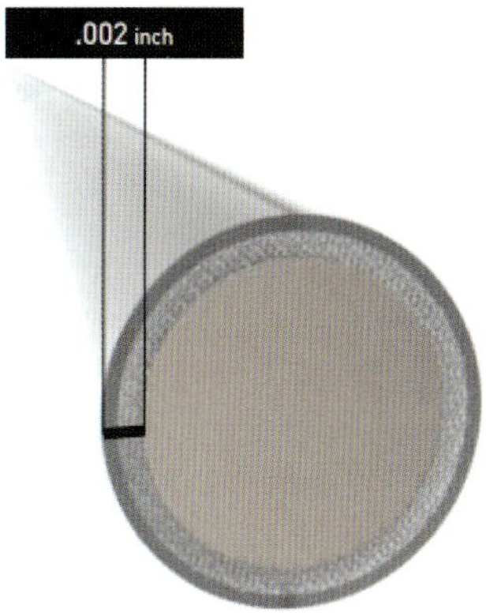

Round E-WIRE Arch Form_코팅 전 [wire before coating]

구분	모델명	직경(Ø)±0.002	D1	L1
Upper Archwire	**RA-008U**	.008 inch	60.0 mm	70.0 mm
	RA-010U	.010 inch	60.0 mm	70.0 mm
	RA-012U	.012 inch	60.0 mm	70.0 mm
	RA-014U	.014 inch	60.0 mm	70.0 mm
Lower Archwire	**RA-008L**	.008 inch	56.5 mm	63.0 mm
	RA-010L	.010 inch	56.5 mm	63.0 mm
	RA-012L	.012 inch	56.5 mm	63.0 mm
	RA-014L	.014 inch	56.5 mm	63.0 mm

Round Coated E-WIRE Arch Form_코팅 후 [wire after coating]
코팅두께 (coating thickness) : .004 ± .002 inch

구분	모델명	직경(Ø)	D1	L1
Upper Archwire	**RA-008U**	.012 inch	60.0 mm	70.0 mm
	RA-010U	.014 inch	60.0 mm	70.0 mm
	RA-012U	.016 inch	60.0 mm	70.0 mm
	RA-014U	.018 inch	60.0 mm	70.0 mm
Lower Archwire	**RA-008L**	.012 inch	56.5 mm	63.0 mm
	RA-010L	.014 inch	56.5 mm	63.0 mm
	RA-012L	.016 inch	56.5 mm	63.0 mm
	RA-014L	.018 inch	56.5 mm	63.0 mm

Round Coated E-WIRE Arch Form (RA upper series)

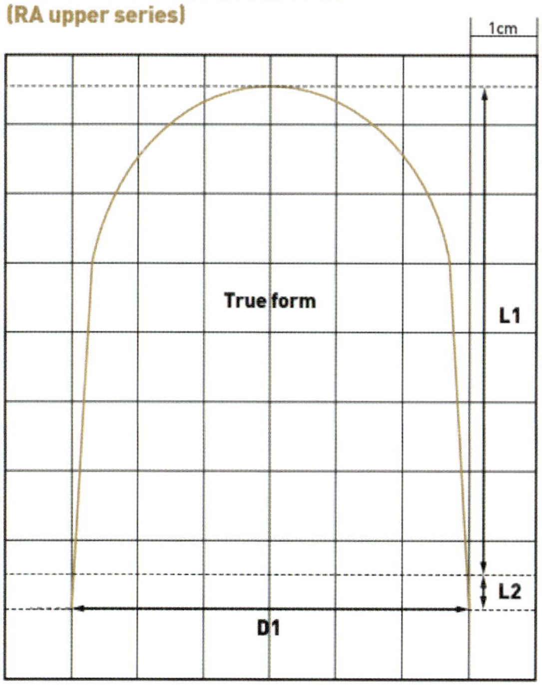

Round Coated E-WIRE Arch Form (RA lower series)

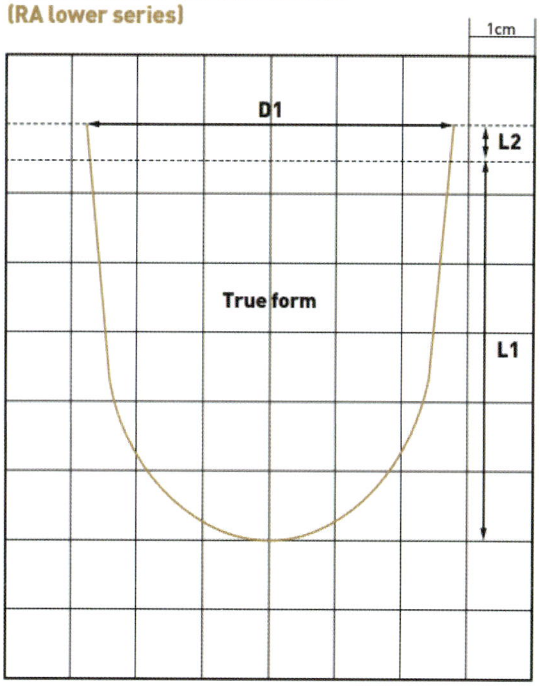

* L2 부분은 코팅이 되어있지 않습니다.

그림 2-22. 악궁 형태의 원형 코팅와이어(Round Coated E-WIRE arch form)의 규격(prescription). .008~.014" NiTi 호선으로 제작되어 있으며, 악궁 형태에 따라 상·하악으로 구분되어 있다.

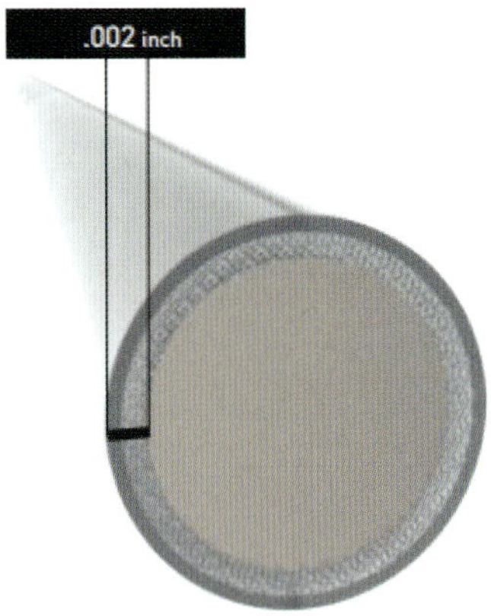

Round E-WIRE Roll Form_코팅 전 [wire before coating]

모델명	직경(Ø)±.002	D1
EWRR-008	.008 inch	30.0 mm
RR-008	.008 inch	35.0 mm

Round Coated E-WIRE Roll Form_코팅 후 [wire after coating]
코팅두께 (coating thickness) : .004 ± .002 inch

모델명	직경(Ø)	D1
EWRR-008	.012 inch	30.0 mm
RR-008	.012 inch	35.0 mm

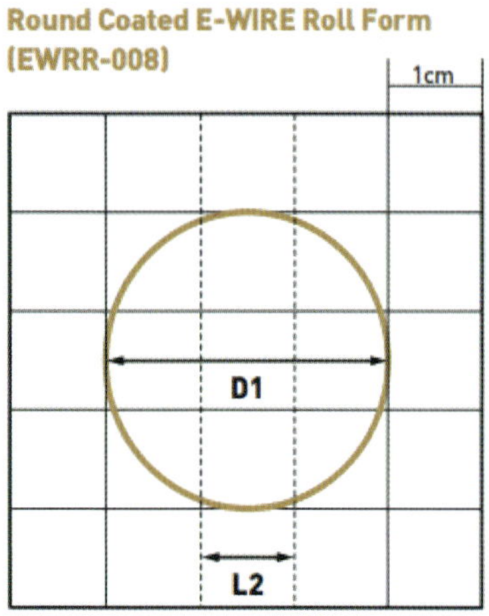

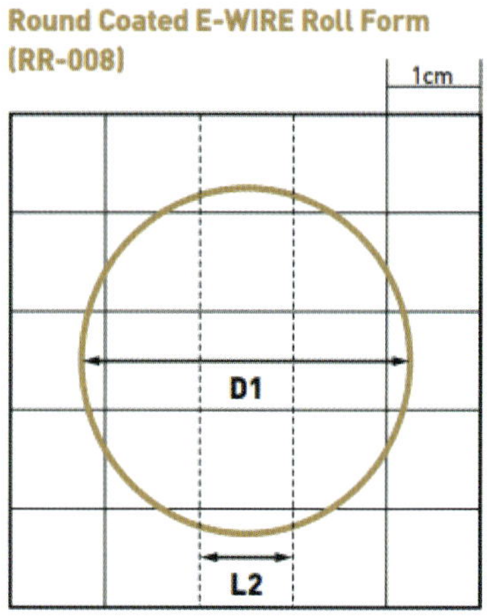

* L2 부분은 코팅이 되어있지 않습니다.

그림 2-23. 원형 형태의 원형 코팅와이어(Round Coated E-WIRE roll form)의 규격(prescription). .008″ NiTi 호선으로 제작되며 원형의 형태를 띤다.

(2) 임상적 적용 *(Clinical application)*

① 부착 과정 *(bonding procedure)*(그림 2-24)

a. 원형 코팅와이어(round coated wire) 준비 및 치면 처리하기(그림 2-24A~D)

- 밀봉되어 있는 원형 코팅와이어를 핀셋으로 꺼내서 준비한다. 와이어의 흰색 코팅 물질을 육안으로 확인할 수 있다. 퍼미스 러버컵(pumice rubber cup)을 사용하여 치면을 세마한 후 산처리[etching(20s)]와 접착제[bonding agent(5~20s)]를 이용해서 치면 처리를 한다.

b. 원형 코팅와이어를 일차적으로 위치시키기(그림 2-24E~H)

- 원형 코팅와이어를 대략 위치시키고 전치부에 부착하기 위한 준비를 한다. 위치시킬 때에는 치실이나 E-Placer 손잡이, E-Clip 등을 활용할 수 있다.

c. E-Placer나 E-Pusher 또는 터커(tucker)를 활용하여 치아에 원형 코팅와이어 부착하기(그림 2-24I~L)

- 원형 코팅와이어를 전방 치아부터 양측 원심측으로 순서대로 부착한다. 중절치, 측절치, 견치순으로 총생의 양과 치아의 근원심 위치 및 치아의 각도를 고려하여 부착한다.
- 본 예시에서는 E-Placer를 사용하여 부착하였다. E-Placer 손잡이를 핀셋으로 잡고 E-Placer 고정부에 레진을 바르고 치면에 위치시킨 후 광중합하여 부착한다.
- E-Pusher를 사용하는 경우에는 E-Pusher 내부에 레진을 채워 넣은 후 E-Pusher를 치면에 밀착시켜서 광중합하여 부착한다.

d. 마무리하기(그림 2-24M~P)

- 와이어 양 끝단 철사를 핀커터(pin cutter)로 자르고 날카로운 부분은 저속 스톤 버(low speed stone bur)로 다듬는다. 또한 레진이 두꺼운 부분은 버를 이용하여 다듬는다.

e. 부착 완료: 수세 및 유격 확인하기(그림 2-24Q~T)

- 물로 수세를 하고 나면 전반적으로 유격이 형성되어 있는 것을 확인할 수 있다. 기구를 이용하여 활주를 확인한다.

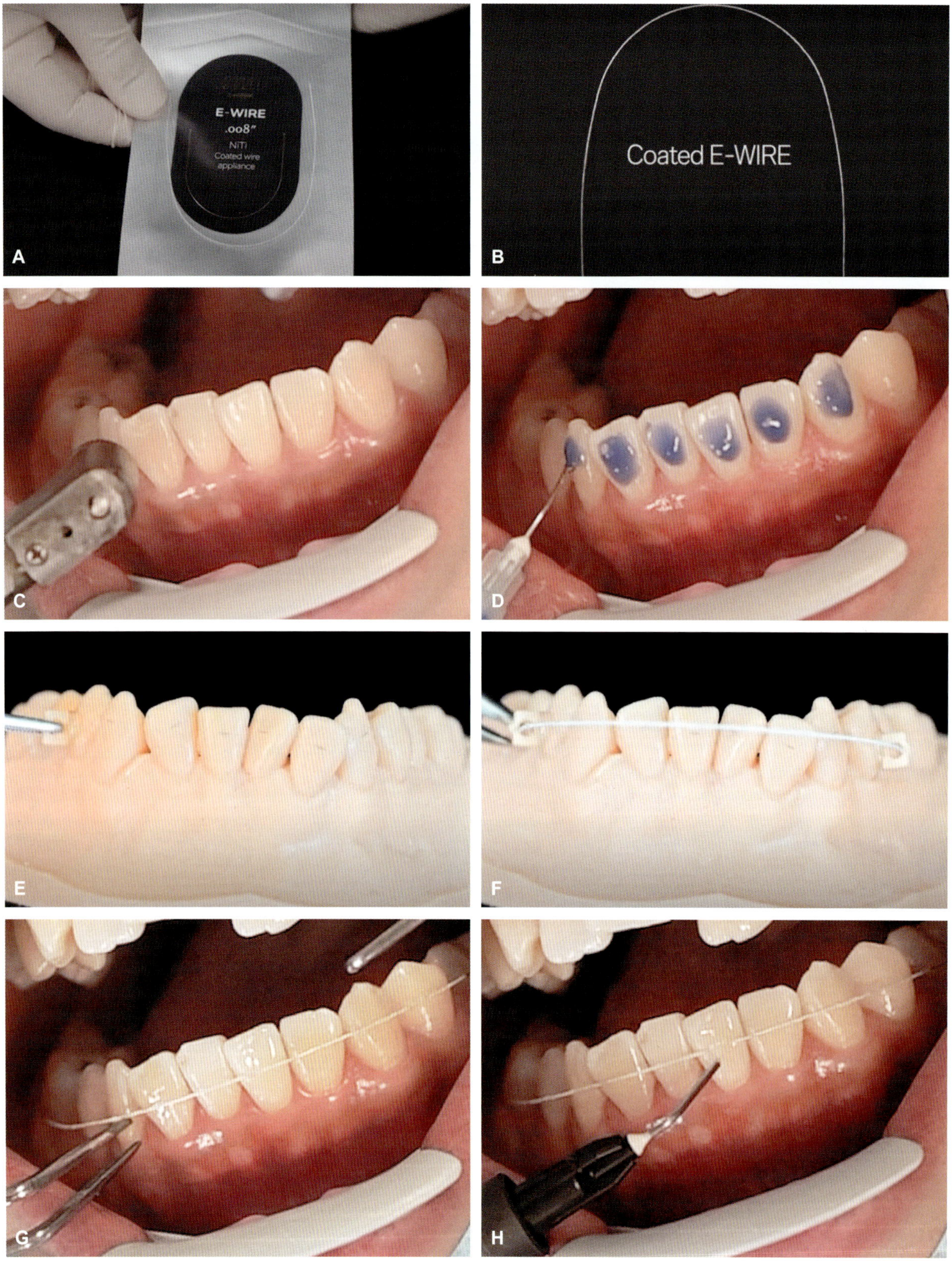

그림 2-24. 원형 코팅와이어[round coated wire(Round Coated E-WIRE)] 부착 과정과 구강내 부착. **A~D,** 코팅와이어 준비 및 치면 처리하기. **E~H,** 코팅와이어 대략적으로 위치시키기. *(계속)*

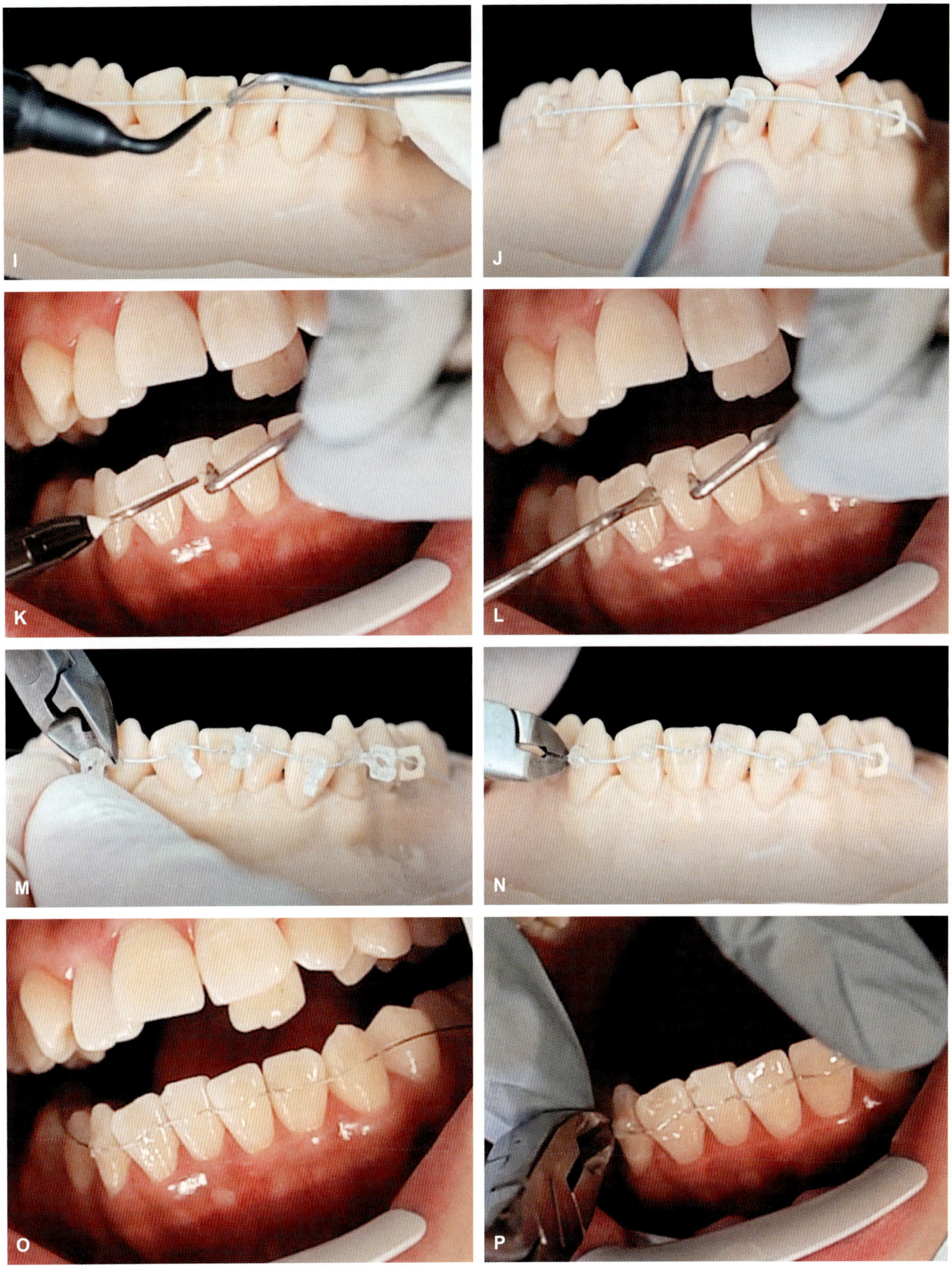

그림 2-24. *(계속)* **I~L,** E-Placer나 E-Pusher 또는 터커(tucker)를 활용하여 치아에 코팅와이어 부착하기. **M~P,** 양쪽 끝단 철사 자르고 마무리하기. *(계속)*

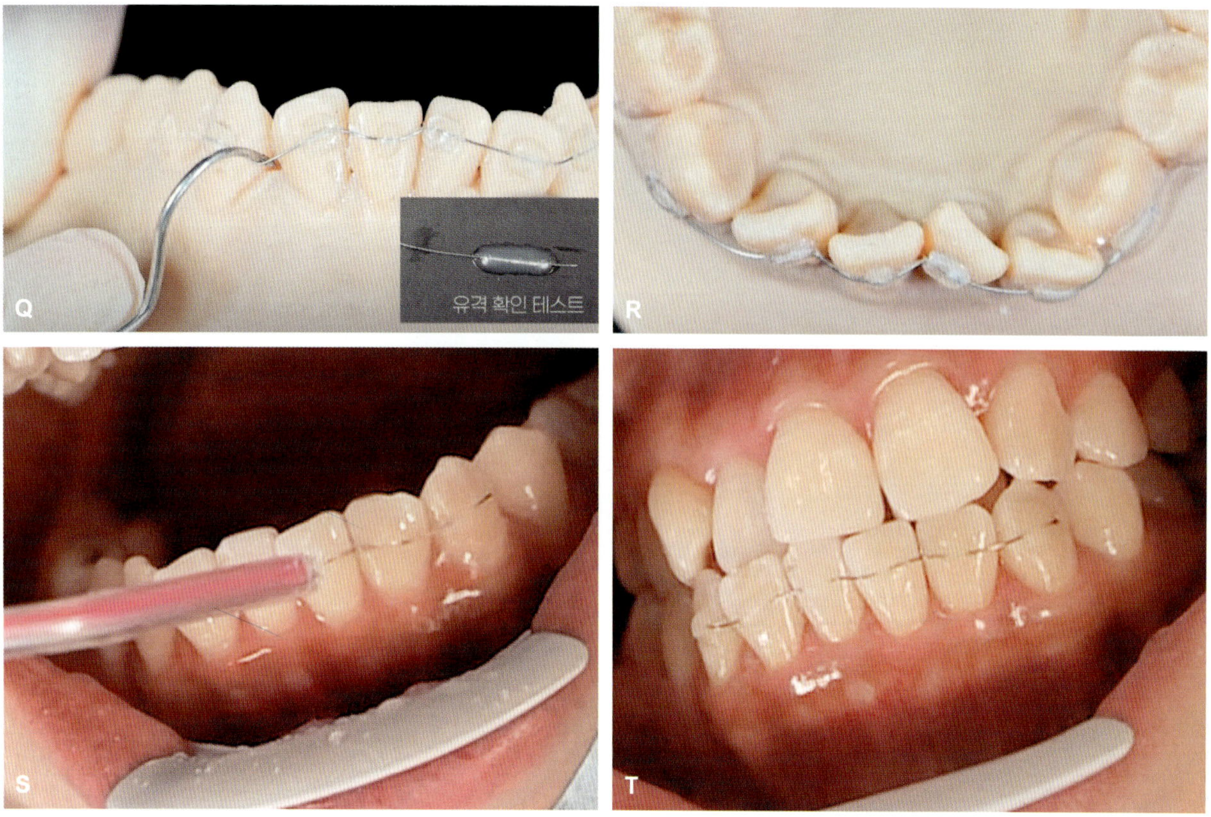

그림 2-24. *(계속)* Q~T, 부착 완료: 수세 및 유격 확인하기.

② 호선 위치 설정 기구 *(wire positioning instruments)*

원형 코팅와이어를 치면에 부착하기 위해서는 일차적으로 와이어를 치면에 대략 위치시킨 후에 기구를 사용하여 정확한 위치를 설정하고(positioning) 레진으로 고정한다. 와이어를 보다 정확히 위치시키는 방법은 여러 가지가 있는데, 초기에는 터커(그림 2-25)를 사용하거나 터커의 끝단을 좀 더 얇게 다듬은 형태의 기구를 사용하여 원형 코팅와이어를 치면에 위치시켰다. 그러나 이 방법은 와이어를 위치시키기에는 용이하지만 치아에 부착할 때 치아의 근원심부를 동시에 눌러서 부착하여야 하므로 양손에 1개씩 2개의 터커를 사용하여 와이어를 위치시켜야 하는 번거로움이 있었다. 또한 철사를 위치시킨 상태에서 레진을 와이어 위에 얹어야 하는 과정이 추가로 필요하였다. 즉, 보조원 없이 술자 혼자서 술식을 행하기에 어려움이 있었다(그림 2-26).

이를 개선하기 위하여 술자 혼자서도 한 손으로 손쉽게 코팅와이어를 위치시킨 후 레진을 얹어서 부착할 수 있는 기구들이 개발되었다. 핀셋으로 잡아서 사용하는 E-Placer와 좀 더 편리하게 사용할 수 있는 E-Pusher가 있다.

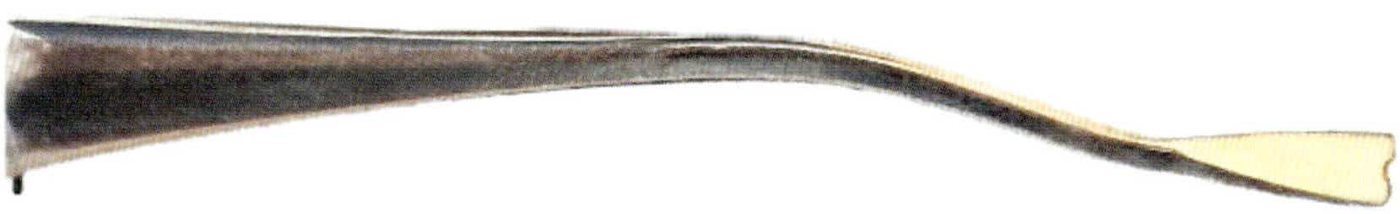

그림 2-25. 원형 코팅와이어 부착을 위해 사용하는 터커(tucker). 끝 부위를 편평하게 다듬어서 호선 고정에 적합하도록 개조되었다.

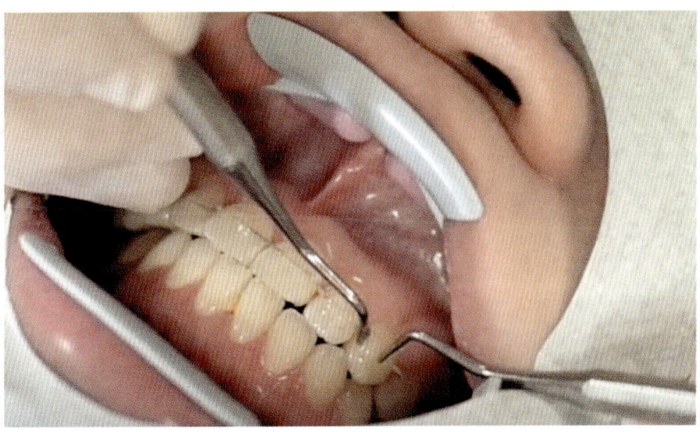

그림 2-26. 터커를 이용하여 부착 시 터커 2개를 사용하여 부착하여야 한다는 단점이 있다. 또한 레진을 철사 위에 적용하는 과정이 더욱 번거로워질 수 있다.

a. E-Placer

E-Placer는 CAD 상에서 설계되어 제작된 장치로 코팅와이어를 치면에 부착할 때 더 정확히 위치시키기 위한 교정 보조기구이다. 와이어를 위치시킬 때 치축 조절 시 편리하며, 와이어가 부착될 때까지 와이어 고정 위치가 변경되는 것을 방지할 수 있다(그림 2-27).

E-Placer를 사용하여 코팅와이어를 치면에 부착할 때에는 먼저 E-Placer의 와이어 고정부에 레진을 적용한 후 손잡이를 핀셋으로 잡고 치면에 눌러서 부착하면 된다. E-Placer의 와이어 고정부에 있는 근원심 홈 부위가 와이어를 고정하는 역할을 하기 때문에 한 손으로도 쉽게 와이어를 조작할 수 있다. 부착 후에는 E-Placer의 손잡이를 제거하여 E-Placer의 와이어 고정부를 그대로 레진 베이스로 활용하게 된다(그림 2-28).

주로 코팅와이어의 최초 부착 시 사용할 수 있으며 회전 또는 인접치간 협설측 위치 차이가 심한 총생 증례에서 사용할 수 있다. 또한 인접치간 높이 또는 2차 굴곡(2nd order angulation) 차이가 심한 총생 증례에서도 사용할 수 있다. E-Placer를 사용한 후 남은 E-Placer 손잡이는 코팅와이어 부착 시에 와이어를 위치시키는 과정에서 다시 사용할 수 있다.

E-Placer는 3D 프린팅(printing) 과정을 통하여 제작하기 때문에 레진의 특성상 표면이 거칠며 부착 후 부피가 최소화되지 못한다는 단점이 있다. 부착 후 레진의 부피를 줄이고 E-Placer를 핀셋으로 잡아야 하는 번거로움을 개선시키기 위해 고안된 기구가 E-Pusher이다.

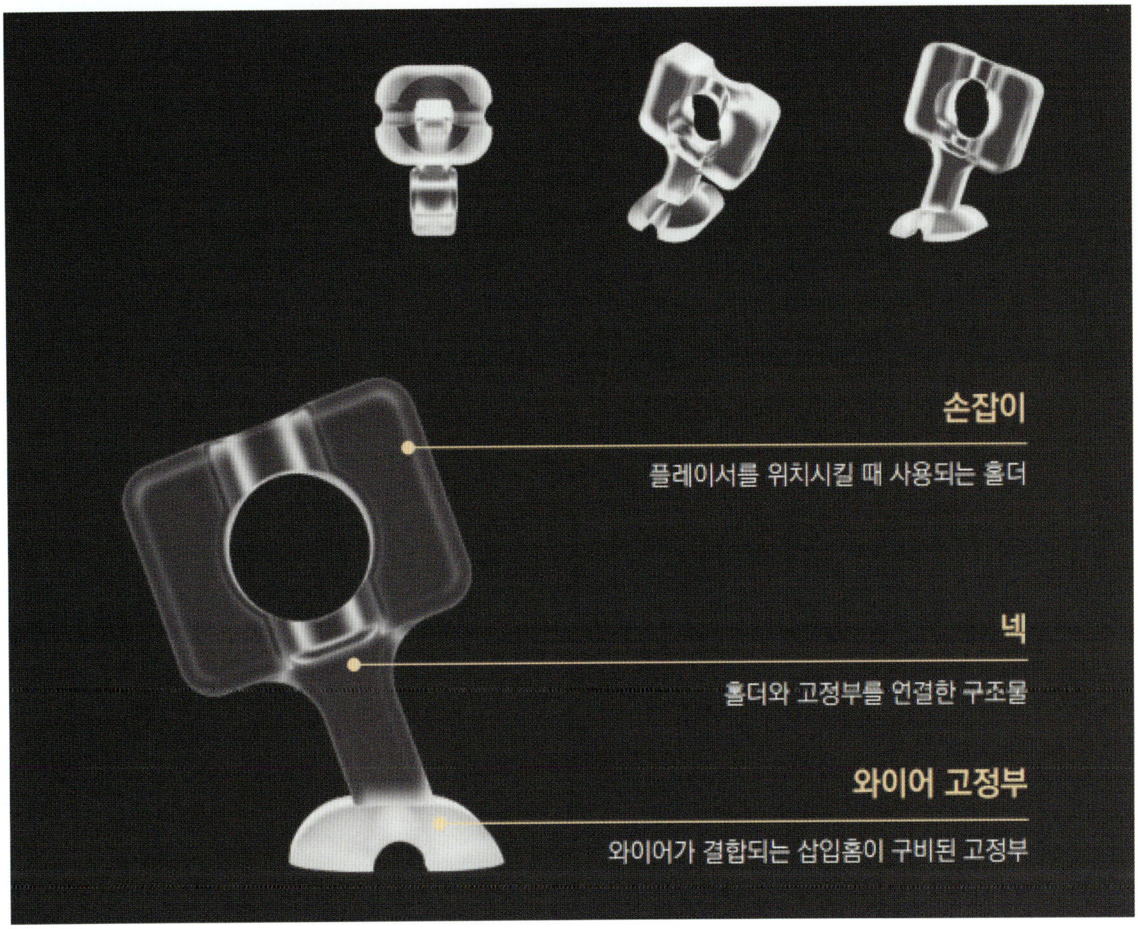

적응증

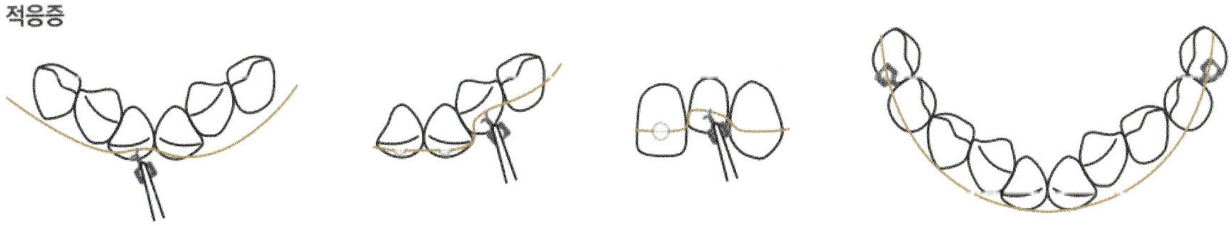

Prescription

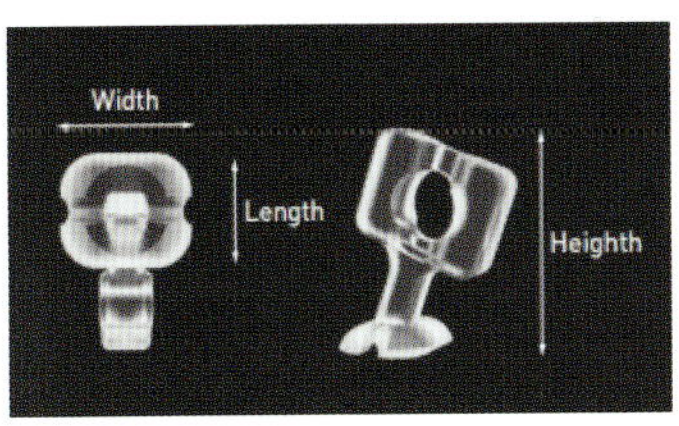

E-PLACER

Width	Length	Heighth
3~3.5 mm	2.5 mm	6.5 mm

그림 2-27. E-Placer의 구성 및 적응증과 규격(prescription).

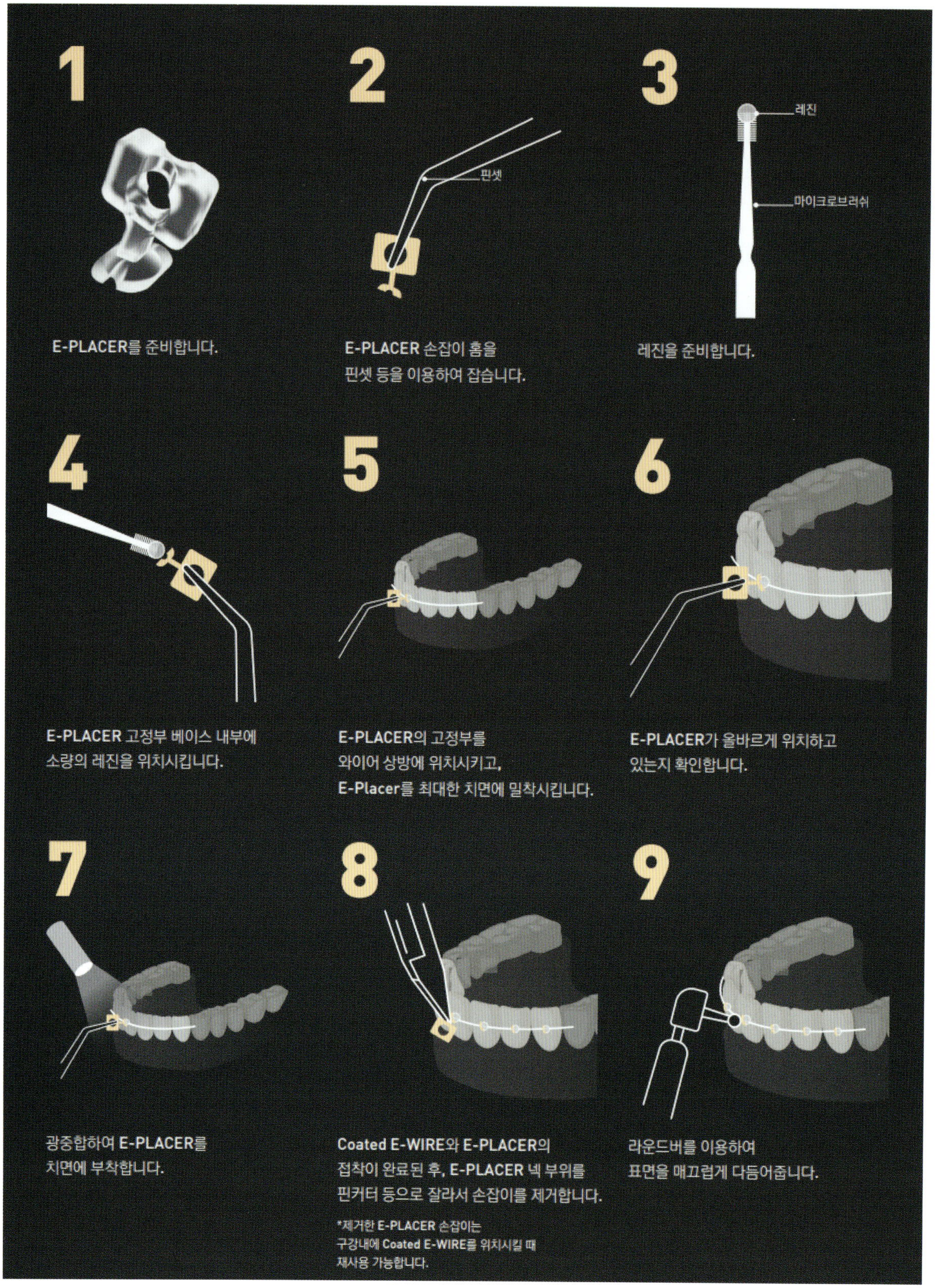

그림 2-28. E-Placer를 사용한 코팅와이어 부착 과정.

b. E-Pusher

E-Pusher(그림 2-29)는 E-Placer에 비해 사용이 좀 더 편리한 장치이다. 스테인리스 스틸로 제작된 E-Pusher의 와이어 고정부에 레진을 채운 후 그대로 와이어에 적용시키면 와이어 부착 과정이 마무리된다. E-Placer의 와이어 고정부는 그 자체가 레진 베이스로 사용되지만 E-Pusher의 와이어 고정부는 레진 형성을 위한 음각을 제공한다. 또한 E-Pusher는 그 자체가 스테인리스 스틸로 제작된 교정용 기구이므로 핀셋으로 잡는 별도의 과정이 필요하지 않아서 술자의 입장에서 굉장히 편리한 장치라 할 수 있다(그림 2-30).

원형 코팅와이어 부착 시 와이어 고정부에 레진을 채워 넣은 후 치면에 와이어를 위치시키고 동시에 밀착시켜서 광중합시키면 부착 과정이 완료된다. 레진의 부피를 최소화하면서 동시에 매끈한 레진 표면을 얻을 수 있다는 장점이 있다.

기구의 적응증은 E-Placer와 동일하다. 주로 코팅와이어의 최초 부착 시나 회전 또는 인접치간 협설측 위치 차이가 심한 총생 증례에서 사용할 수 있다. 또한 인접치간 높이 또는 2차 굴곡(2nd order angulation) 차이가 심한 총생 증례에서도 사용할 수 있다. 구치부에 브라켓을 사용하고 진치부에는 원형 코팅와이어를 부착한 증례에서도 E-Pusher를 사용하면 원형 코팅와이어를 치면에 부착하기 용이하다(그림 2-31).

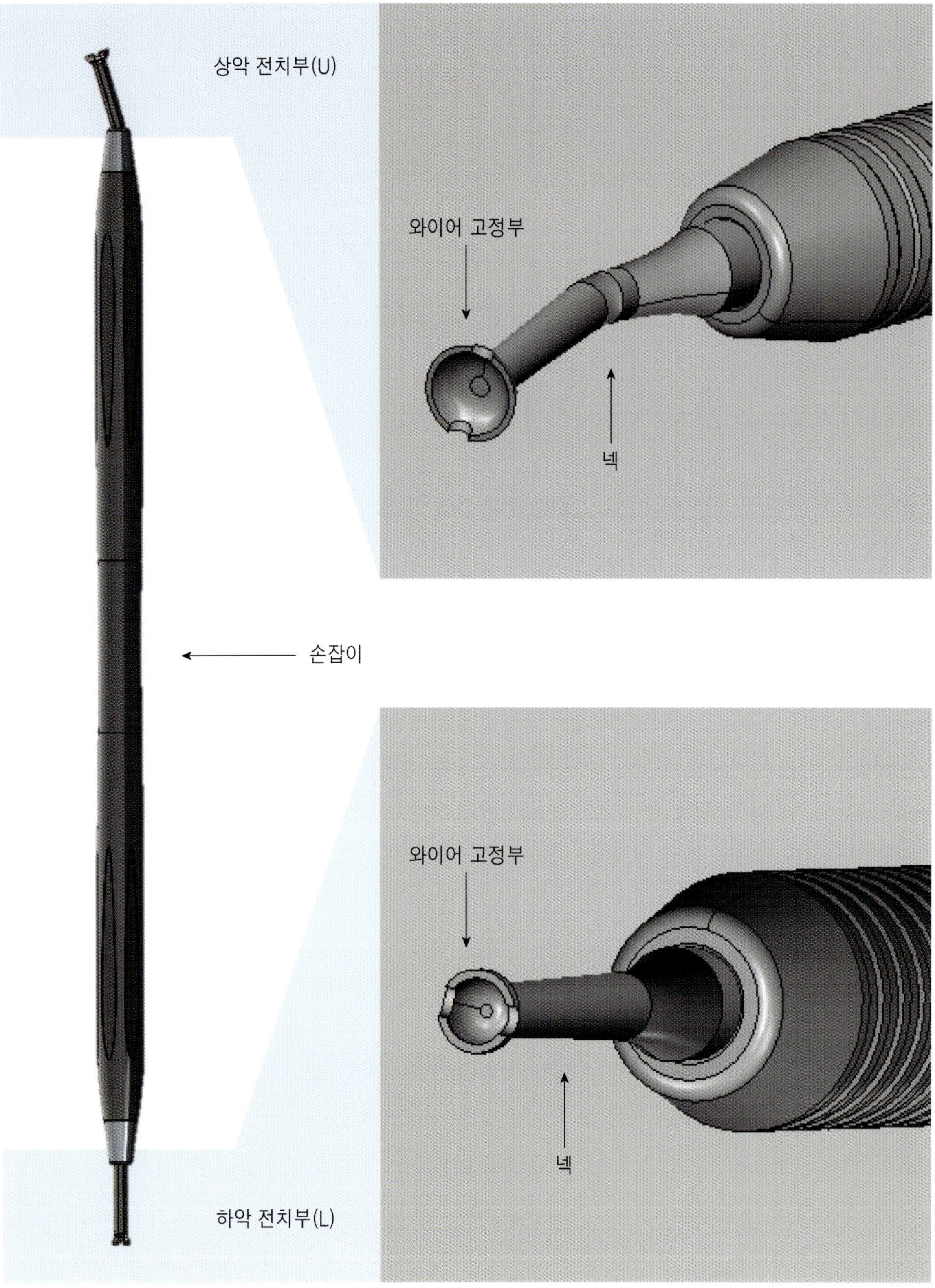

그림 2-29. E-Pusher. 손잡이와 상악 전치부(U)용, 하악 전치부(L)용으로 구분된다. 각각은 넥, 와이어 고정부로 구성된다. 편의성을 위해 상악 전치부용 넥 부위는 20° 정도 꺾여 있으며, 와이어 고정부의 너비가 상악 전치부용은 3mm, 하악 전치부용은 2mm이다. 와이어 고정부에 레진을 얹어서 와이어를 고정시켜 사용한다.

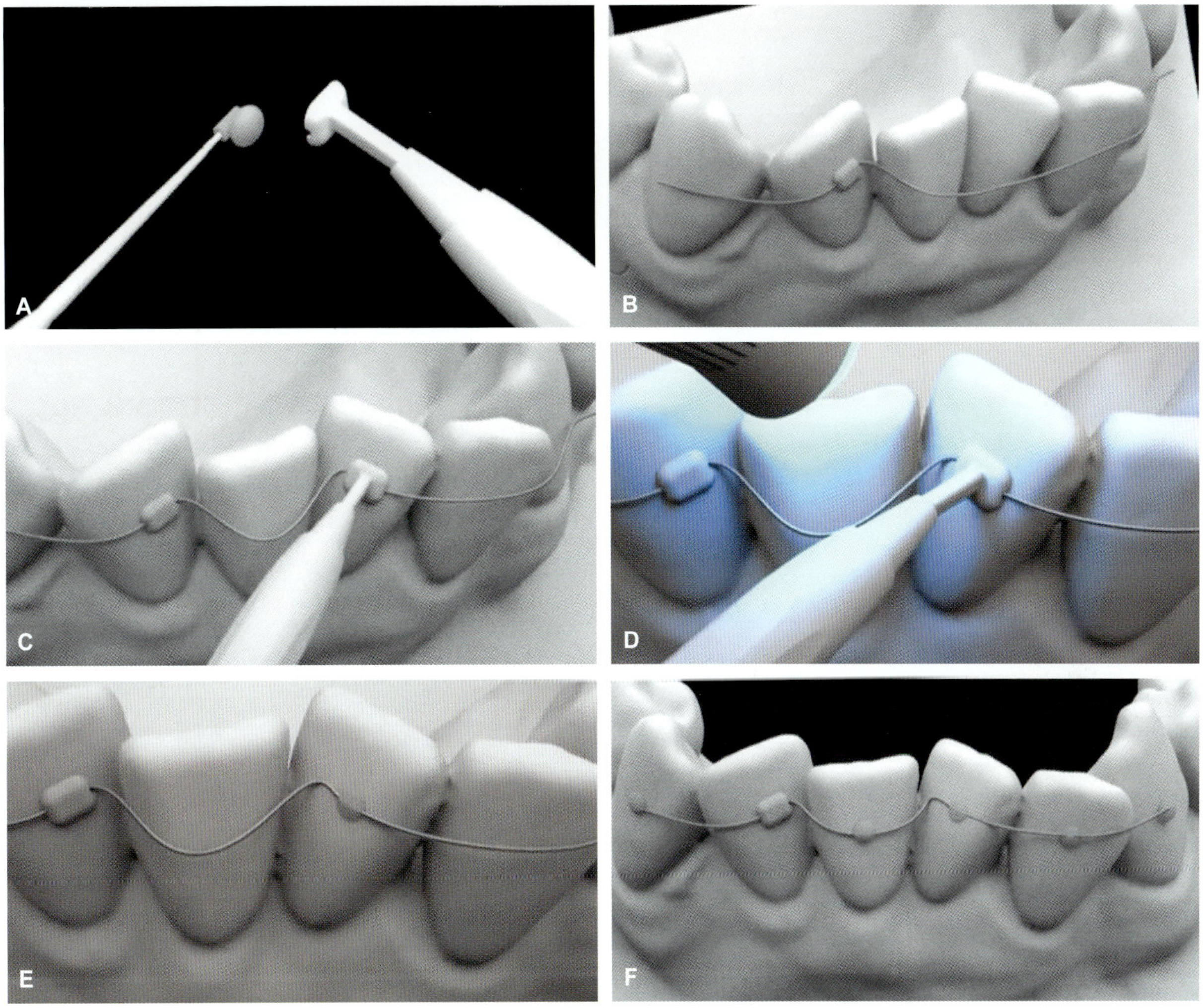

그림 2-30. E-Pusher를 사용한 코팅와이어 부착 과정. A, B, E-Pusher 와이어 고정부에 레진을 얹은 후 부착하고자 하는 치아를 확인한다. C, D, 표면처리가 완료된 치면에 와이어를 눌러서 고정한 후 광중합하여 부착한다. E, F, 나머지 치아들도 마찬가지 방법으로 부착한다.

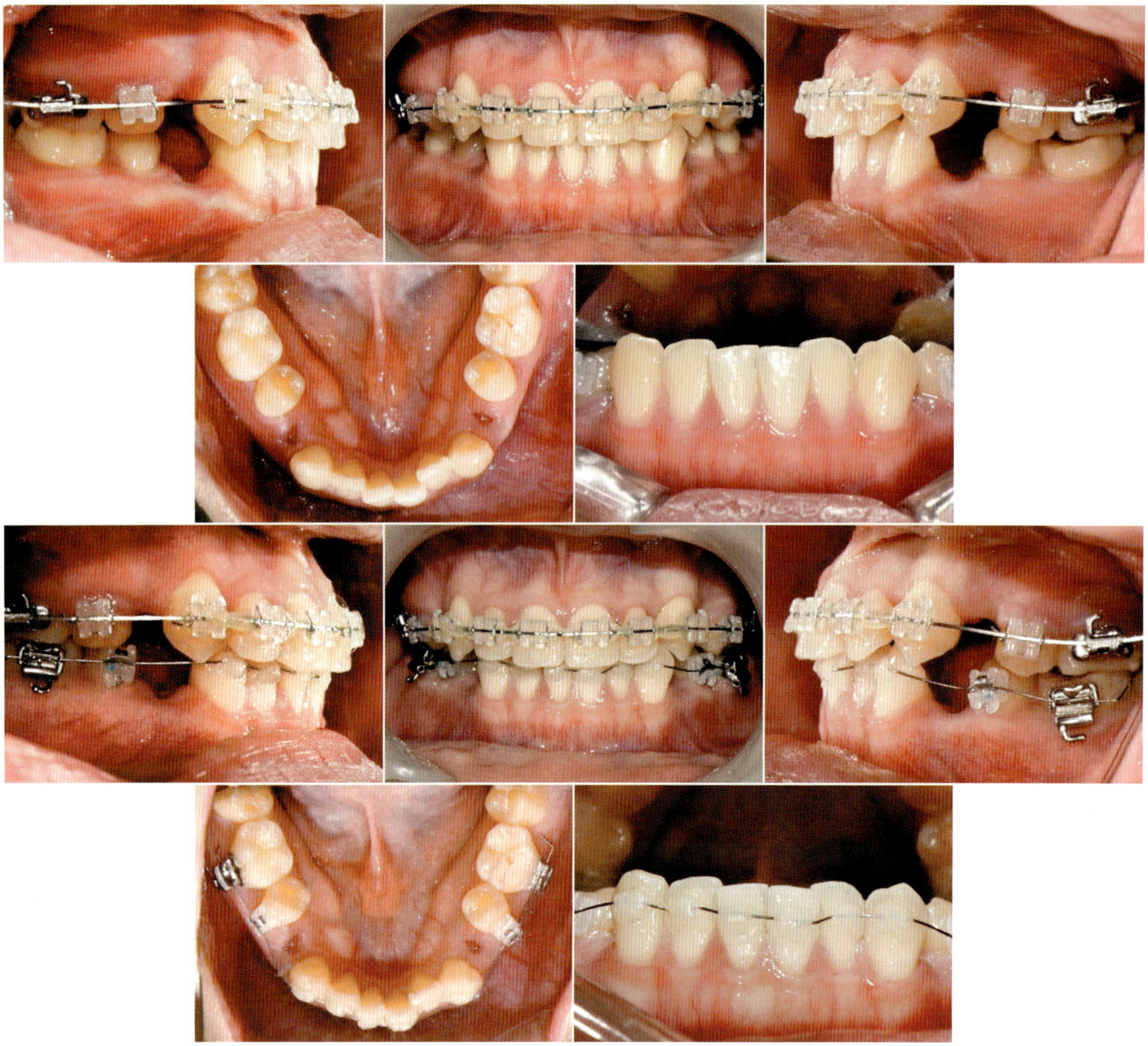

그림 2-31. 브라켓 교정에서 원형 코팅와이어 사용. 전치부 심피개교합으로 인해 하악 전치부에 브라켓을 부착하기 어려운 증례에서는 원형 코팅와이어를 사용할 수 있다. 구치부에는 브라켓을 부착하고 전치부에는 원형 코팅와이어를 부착하여 총생이 개선되도록 유도할 수 있다.

③ 와이어 재부착을 위한 코팅젤 *(coating gel for wire repositioning)*

코팅와이어를 사용하여 교정치료를 진행하는 과정에서 코팅와이어를 부착한 치아 중 몇몇 치아에서 재부착이 필요한 경우가 있다. 이는 치료 초기나 치료 도중에 발생할 수 있다. 이미 치면에 부착되어 있는 코팅와이어는 수용성 코팅 물질이 소실된 상태이므로, 재부착을 위해서는 코팅 물질을 다시 도포해 주어야 유격을 형성할 수 있고 활주가 가능한 상태로 재부착이 가능하다. 재부착이 필요한 치아의 레진 베이스를 국소적으로 제거한 후 철사에 코팅젤[coating gel(E-Coating)](그림 2-32)을 도포하고 그 상태로 치면에 재부착하게 되면 재부착과 동시에 활주가 가능하도록 할 수 있다.

코팅젤을 사용하여 코팅와이어를 재부착하는 과정은 다음과 같다.

a. 코팅와이어가 부착된 치아 중 재부착하고자 하는 치아의 레진 베이스를 제거하되 최소 두께의 레진을 남긴다.

b. 재부착하고자 하는 치아의 와이어를 치면에서 분리시킨 후 치면에 접착제(bonding agent)를 바르고 광중합한다[최소 두께의 레진을 남기지 않고 레진 베이스를 모두 제거한 경우에는 산처리(etching) 과정을 포함하여야 한다].

c. 해당 부위의 와이어에 브러시로 코팅젤을 바른 후 10초간 에어시린지로 건조시킨다.

d. E-Pusher, E-Placer 또는 터커를 사용하여 해당 치아에 재부착한다.

e. 물로 수세한 후 와이어의 활주(sliding)를 확인한다.

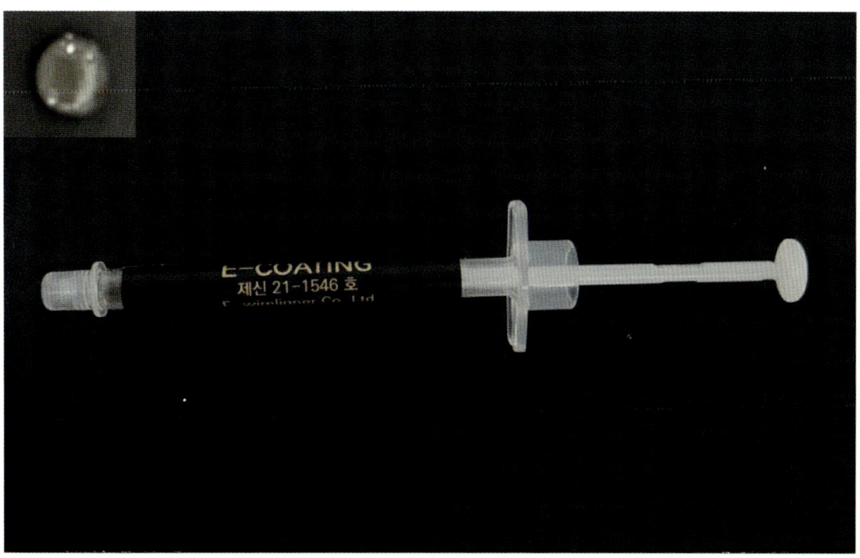

그림 2-32. 코팅젤[coating gel(E-Coating)]. 시린지에 담긴 코팅젤을 마이크로브러시에 소량 적신 후 와이어에 바른다.

(3) 증례 *(case)*

40대 중년 여성으로 상·하악 전치부 총생을 주소로 내원하였다. 상·하악 전치부 모두 치료 범위를 전치부로 국한하였으며 원형 코팅와이어를 사용하여 치료하였다. 원형 코팅와이어는 단독으로도 사용이 가능하지만 이처럼 중등도~심한(moderate~severe crowding) 증례에서는 2단계 접근법(2-stage approach)을 사용할 수 있다. 2단계 접근법이란 첫 번째 단계(1st stage)에서 원형 코팅와이어[round coated wire(Round Coated E-WIRE)]를 협측에 부착하여 총생의 80~90%를 개선시키고, 두 번째 단계(2nd stage)에서 맞춤형 설측 와이어[customized wire(Customized E-WIRE)]를 부착하거나 벨로드럼 코팅와이어[velodrome coated wire(Velodrome Coated E-WIRE)]를 부착하여 마무리하는 방식이다(그림 2-33, 2-34).

본 증례에서는 상·하악 전치부 모두 2단계 접근법으로 치료하였다. 먼저 원형 코팅와이어를 전치부 순측에 부착하여 총생이 심한 부위의 배열을 80~90% 정도 개선시켰다. 본 증례에서는 한쪽 견치부터 반대쪽 견치까지 부착하였으나 한쪽 소구치부터 반대쪽 소구치까지 부착하여 치열의 개선을 유도할 수도 있다. 80~90%의 배열이 개선된 이후에 설측에 맞춤형 와이어를 부착하여 마무리(finishing)하였다.

본 증례의 하악 전치부처럼 총생이 심한 경우에는 원형 코팅와이어를 전치부 모든 치아에 한 번에 부착하기 어렵다. 이러한 경우에는 먼저 배열이 가능한 치아에 원형 코팅와이어를 부착하여 배열을 유도한 후 안정적인 접촉점이 형성된 부위를 위주로 치간삭제 하여 공간을 마련하면 나머지 치아에도 호선을 부착하여 배열할 수 있다. 이때 추가적으로 부착하는 호선에도 유격을 형성하기 위하여 해당 와이어 부분에 코팅젤[coating gel(E-Coating)]을 도포한 후 치아에 부착하면 추가적으로 부착하는 치아에도 유격을 형성하면서 부착할 수 있다.

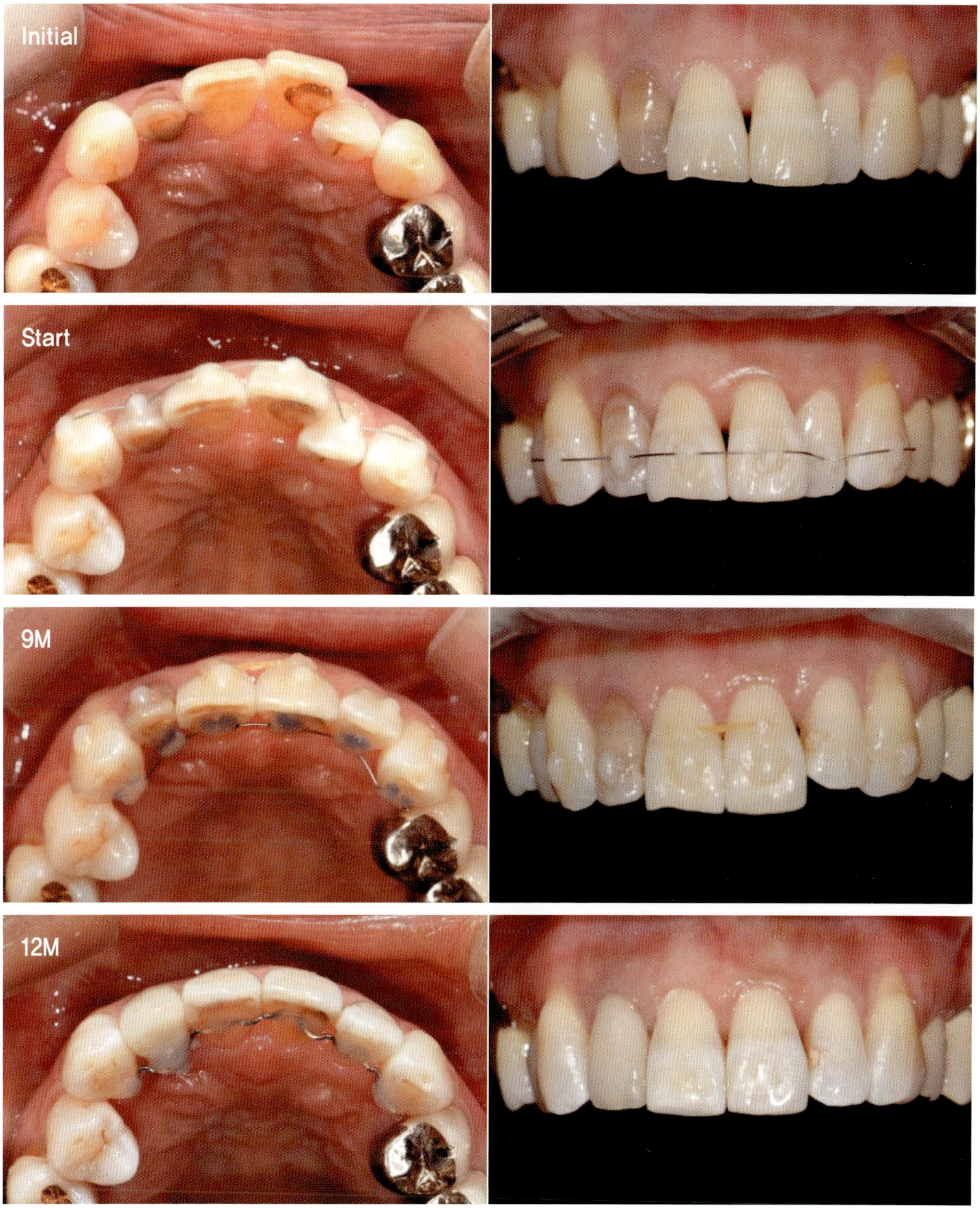

그림 2-33. 원형 코팅와이어[round coated wire(Round Coated E-WIRE)]의 협측 부착 증례. 2단계 치료법(2-stage approach)으로 치료한 증례이다. 첫 번째 단계(1st stage)에서는 원형 코팅와이어를 협측에 부착하여 총생의 80~90%를 개선시키고, 두 번째 단계(2nd stage)에서는 맞춤형 와이어[customized wire(Customized E-WIRE)]를 설측에 부착하여 마무리하였다. #12 크라운 수복이 필요하여 고정식 유지장치로 교체하였다.

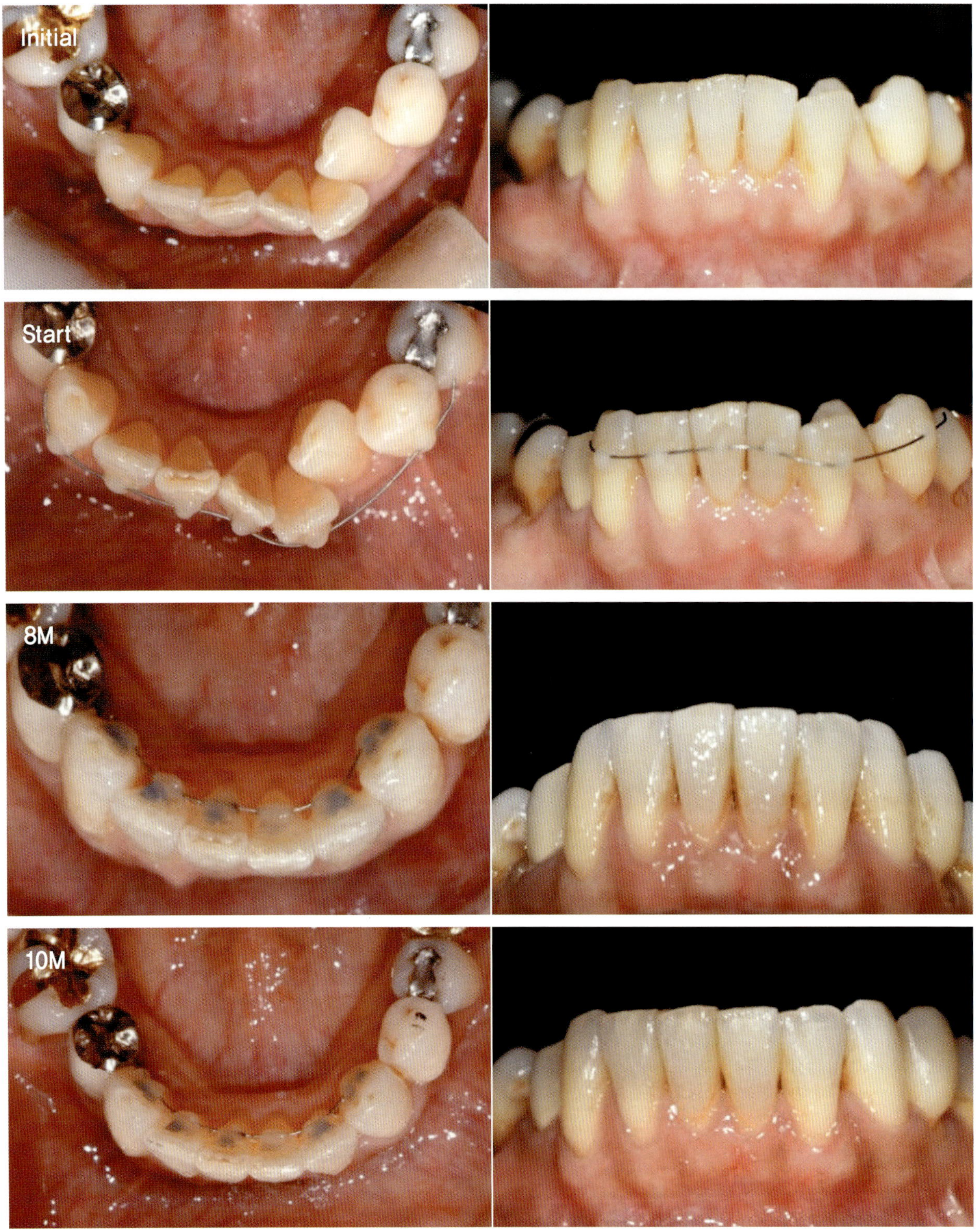

그림 2-34. 원형 코팅와이어[round coated wire(Round Coated E-WIRE)]의 협측 부착 증례. 2단계 치료법(2-stage approach)으로 치료한 증례이다. 첫 번째 단계(1st stage)에서는 원형 코팅와이어를 협측에 부착하여 총생의 80~90%를 개선시키고, 두 번째 단계(2nd stage)에서는 맞춤형 와이어[customized wire(Customized E-WIRE)]를 설측에 부착하여 마무리하였다. 총생이 심한 #33은 처음에는 부착하지 못하였고 어느 정도 총생이 해소된 후 추가로 부착하여 치료를 진행하였다.

4) 플레이트 코팅와이어 *(Plate coated wire)*

(1) 특성

플레이트 와이어(plate wire)는 모서리 부분이 둥글면서 편평한(flat with round edges) 형태의 단면을 가진 NiTi 호선이며, 이것을 수용성 물질로 코팅하면 플레이트 코팅와이어[plate coated wire(Plate Coated E-WIRE)]이다. 기존의 원형 NiTi 호선을 편평하게 누른 후 코팅한 형태라고 생각하면 이해하기 쉽다. 와이어가 수용성 물질로 코팅되어 있으므로 원형 코팅와이어처럼 직접 치면에 부착하여 사용할 수 있다(그림 2-35, 2-36).

이것은 일반 사각형 단면 호선에 비해 하중-변형률 곡선의 기울기가 현저히 낮으면서 방향성을 가진다는 특징이 있다. 즉, 사각형 호선(rectangular wire)과 비슷한 특성을 가지면서도 와이어가 치아에 가하는 힘이 현저하게 낮으므로 약력교정에 적합한 와이어라 할 수 있다. 탄성이 높아서 전치부뿐만 아니라 구치부 교정적 이동에도 적합하다(그림 2-37).

.012~.016″ NiTi 호선의 원형 형태와 플레이트 형태의 하중-변형률을 측정한 결과 단면 형태가 원형인 호선에 비하여 플레이트 형태에서 하중-변형률 곡선의 기울기가 더 낮았다. 즉, 플레이트 호선은 약력교정에 적합한 특성을 지니고 있다(그림 2-38).

플레이트 코팅와이어는 방향성을 가지므로 구치 직립(molar uprighting) 및 구치 회전(molar derotation)을 비롯한 구치부 교정이나, 3차 굴곡(3rd order angulation) 조절이 필요한 증례에서 좀 더 용이하게 사용할 수 있다. 또한 와이어의 방향에 따라 리본와이즈 테크닉(ribbonwise technique)이나 에지와이즈 테크닉(edgewise rechnique)으로 부착이 가능하다. 리본와이즈 방향으로 부착할 경우에는 구치부의 협설 위치 및 경사조절이 용이하고, 에지와이즈 방향으로 부착할 경우에는 구치부 높이 조절이 용이하다.

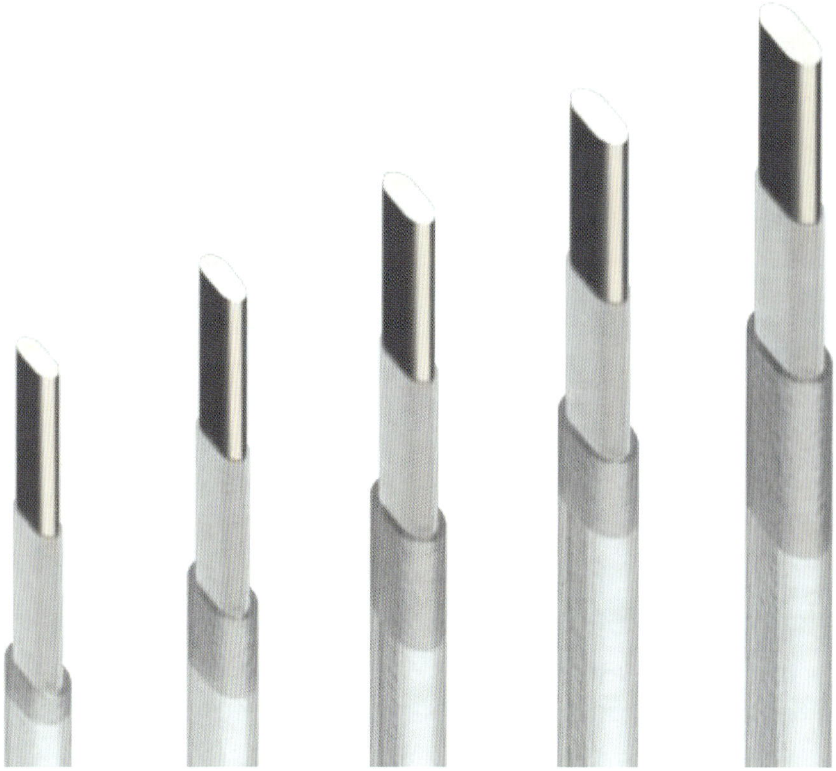

특성

- 단면이 타원형이며 치면에 부착 후 물로 녹이면 유격이 형성됨
- 일반 렉트와이어와 달리 바인딩이 적어 부드러운 치아이동 가능
- 원형 코팅와이어(Round Coated E - WIRE)와는 달리 리본와이즈(ribbonwise)와 에지와이즈(edgewise) 테크닉 모두 사용 가능
- 치아이동의 3차원적 조절 용이
- 구치부 치아이동 조절에 효과적
- 직선형(straight)과 원형(roll) 타입

적응증

- 구치 회전/직립(molar derotation/uprighting)
- 악궁 확장(arch expansion)
- 리본와이즈(ribbonwise): 구치부 회전, 높낮이 조절(rotation, in & out)
- 에지와이즈(edgewise): 구치부 레벨링(leveling)

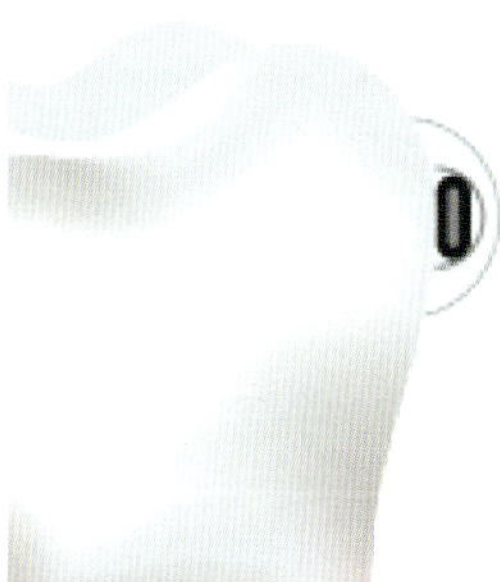

리본와이즈 테크닉(ribbonwise technic)

- 와이어의 넓은 면이 치면을 향하도록 적용
- 구치부의 높낮이 조절에 용이

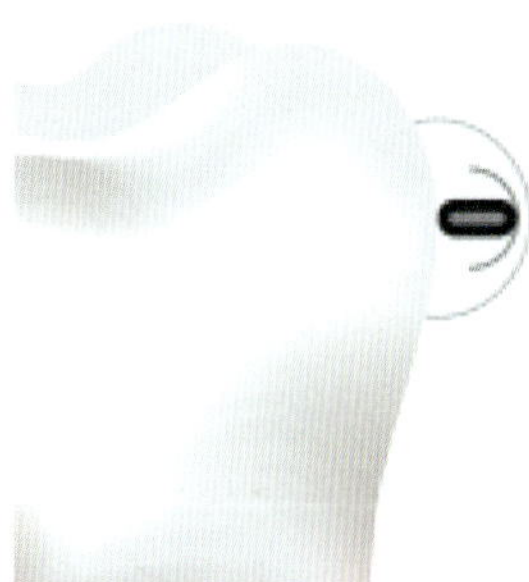

에지와이즈 테크닉(edgewise technic)

- 와이어의 좁은 면이 치면을 향하도록 적용
- 구치부의 레벨링 용이

그림 2-35. 플레이트 코팅와이어[plate coated wire(Plate Coated E-WIRE)]의 특성과 적응증.

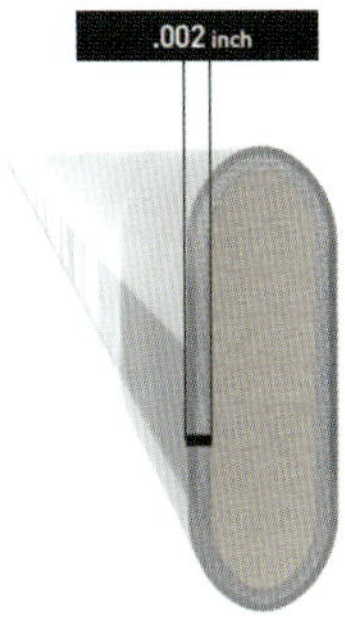

Plate E-WIRE Straight Form_코팅 전 [wire before coating]

가로	세로	D1	L1
FS-012	.008 inch	.013 inch	50.0 mm
FS-014	.010 inch	.017 inch	50.0 mm
FS-016	.010 inch	.019 inch	50.0 mm
FS-018	.010 inch	.021 inch	50.0 mm
FS-020	.012 inch	.023 inch	50.0 mm

Plate Coated E-WIRE Straight Form_코팅 후 [wire after coating]
코팅두께 (coating thickness) : .004 ± .002 inch

가로	세로	D1	L1
FS-012	.012 inch	.017 inch	50.0 mm
FS-014	.014 inch	.021 inch	50.0 mm
FS-016	.014 inch	.023 inch	50.0 mm
FS-018	.014 inch	.025 inch	50.0 mm
FS-020	.016 inch	.027 inch	50.0 mm

Plate Coated E-WIRE Straight Form
(FS series)

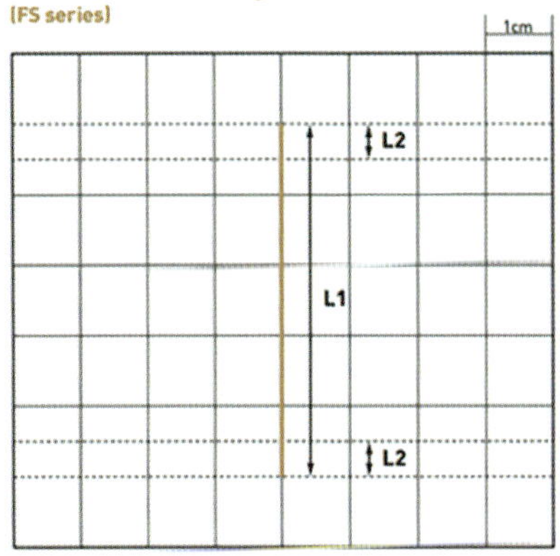

• L2 부분은 코팅이 되어있지 않습니다.

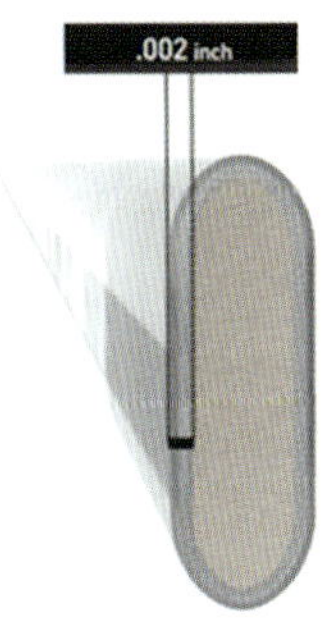

Plate E-WIRE Roll Form_코팅 전 [wire before coating]

모델명	가로	세로	D1
FR-012	.008 inch	.013 inch	30.0 mm

Plate Coated E-WIRE Roll Form_코팅 후 [wire after coating]
코팅두께 (coating thickness) : .004 ± .002 inch

모델명	가로±0.002	세로±0.002	D1
FR-012	.012 inch	.017 inch	30.0 mm

Plate Coated E-WIRE Roll Form
(FR-012)

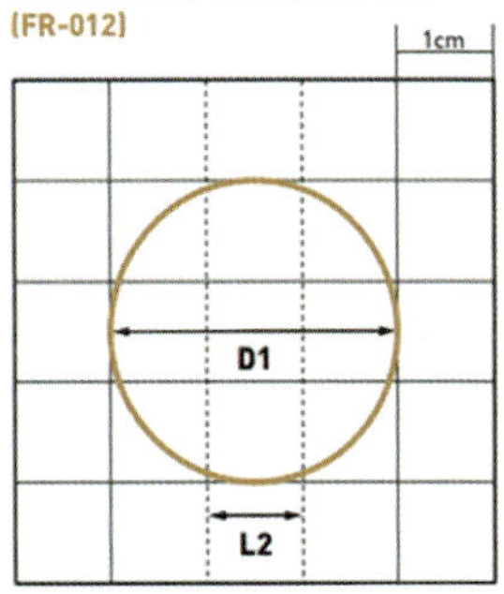

• L2 부분은 코팅이 되어있지 않습니다.

그림 2-36. 플레이트 코팅와이어[plate coated wire(Plate Coated E-WIRE)]의 규격(prescription).

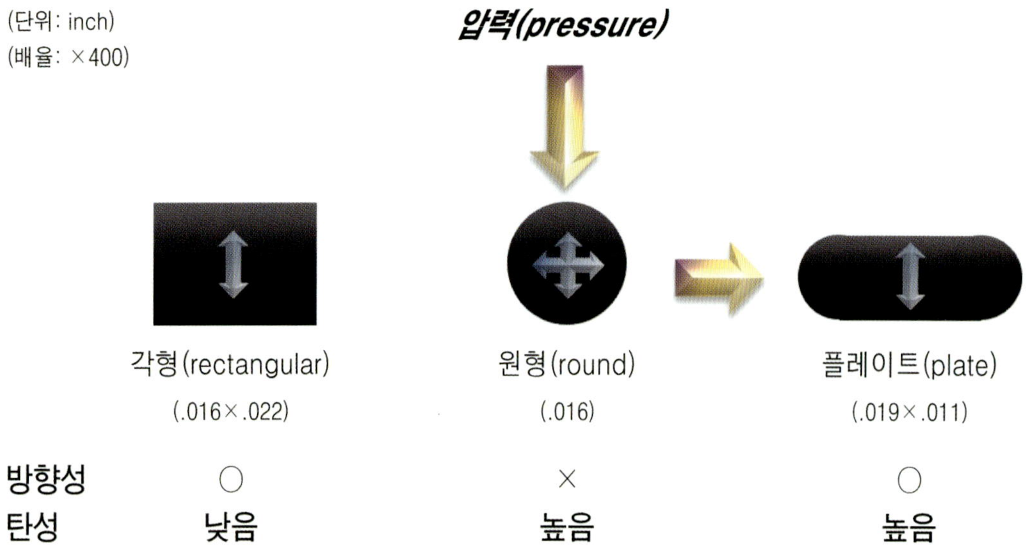

그림 2-37. 각형 와이어(rectangular wire), 원형 와이어(round wire), 플레이트 와이어(plate wire)의 형태 및 특성 비교. 플레이트 와이어는 방향성(directionality)을 가지면서도 탄성(elasticity)이 높아 약력교정에 더욱 유리한 호선이다.

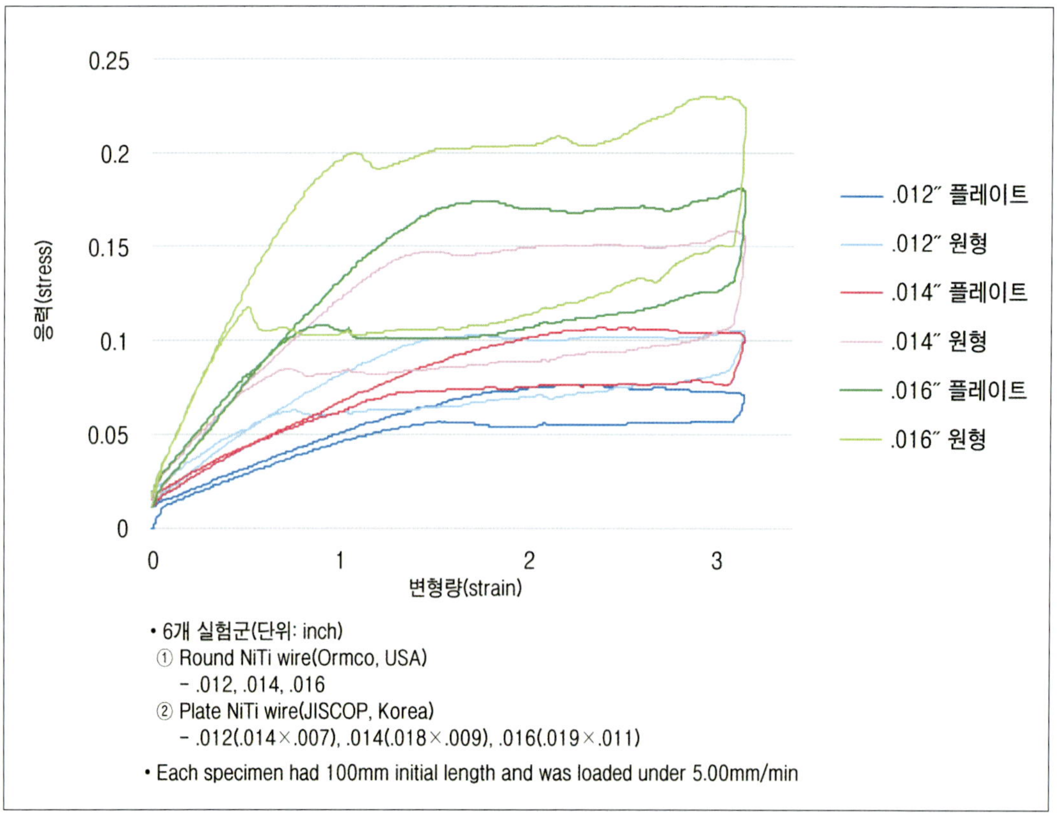

그림 2-38. 플레이트 와이어와 원형 와이어의 하중-변형률 비교. 원형 와이어에 비하여 플레이트 와이어에서 하중-변형률 곡선 기울기가 더 낮다. 플레이트 와이어는 약력교정에 더욱 유리한 호선이다.

(2) 임상적 적용

① 구치 회전 및 후방이동 *(molar derotation and distalization)*

플레이트 와이어(plate wire)를 이용하여 가장 접근하기 좋은 증례는 구치 회전 및 후방이동이다. 그 예로 상악 또는 하악 제1대구치의 근심이동(mesial drift)으로 인하여 제2소구치의 맹출 공간이 부족한 경우를 들 수 있다. 구치 회전 및 후방이동 증례에서는 주로 코팅된 와이어보다는 코팅되지 않은 플레이트 와이어를 사용하는 것이 더 적합하다.

플레이트 와이어는 주로 제1대구치와 그 전방 치아에 부착하여 제2소구치의 맹출 공간을 확보하는 방식으로 치료를 진행할 수 있다. 부착할 때에는 와이어가 치은 방향의 U자 변형이 발생하도록 부착하여야 구부러진 와이어가 펴지려는 힘을 받으면서 공간 확보를 유도할 수 있다(그림 2-39).

치면에 직접 부착하는 방식으로도 치료가 가능하고, 좀 더 정교하고 정확한 치료 결과를 얻기 위하여 미리 제작한 셋업 모델상에서 장치를 제작한 다음 간접법으로 장치를 부착할 수도 있다. 셋업 모델 제작 후에 부착하는 경우 치료 결과를 어느 정도 예측할 수 있으며 장치 재부착을 줄일 수 있다는 장점이 있다.[14] 일반 원형의 NiTi 호선을 사용하는 것도 가능하지만 플레이트 와이어를 사용할 때 좀 더 정확한 결과를 얻을 수 있다(그림 2-40~2-42).

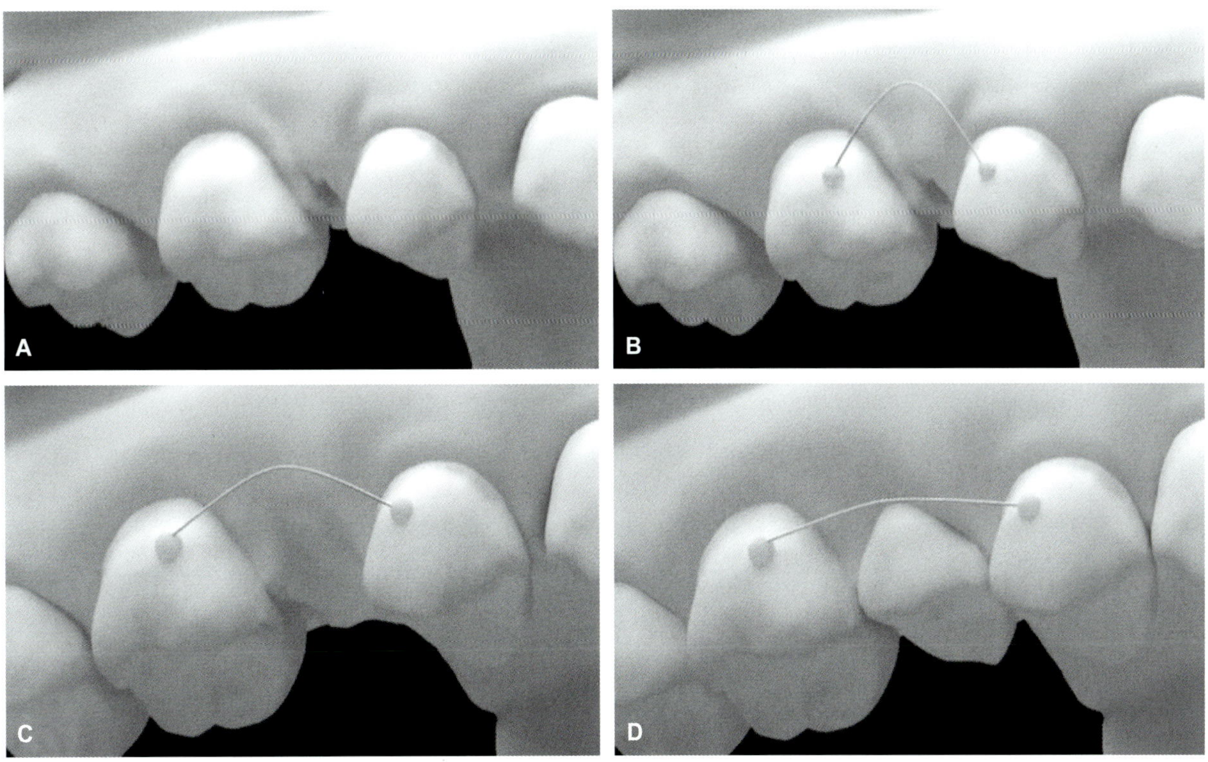

그림 2-39. 플레이트 와이어 부착을 통한 구치 회전 및 후방이동. **A**, 제2소구치 맹출 공간이 부족한 상태이다. **B**, 제1대구치와 제1소구치 협면에 플레이트 와이어를 부착하여 제2소구치의 맹출 공간을 확보하도록 유도하였다. **C**, 구부러진 와이어가 펴지면서 점차적으로 공간이 확보된다. **D**, 공간이 확보되자 제2소구치가 맹출하였다.

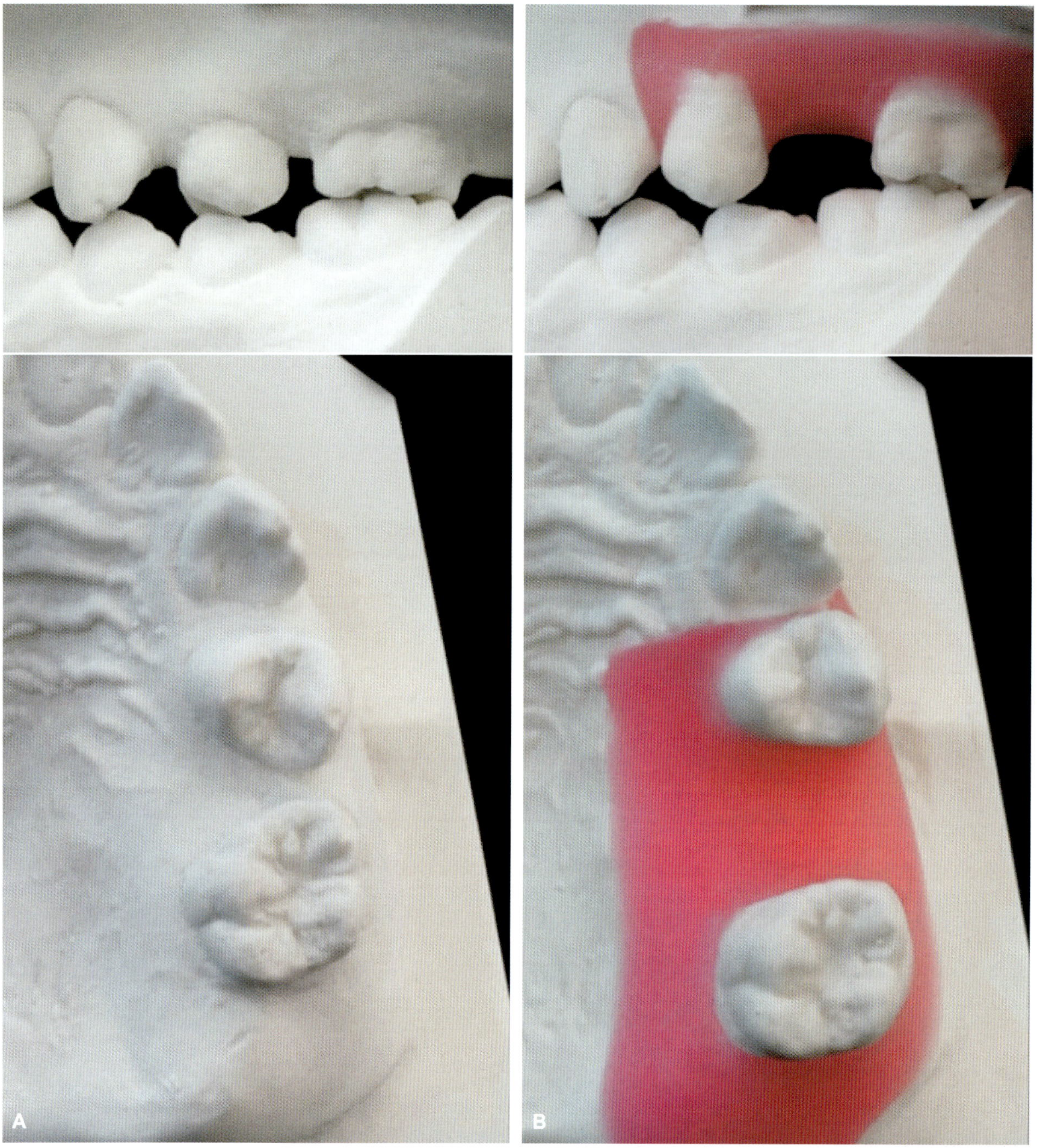

그림 2-40. 간접법으로 구치 회전/후방이동(molar derotation/distalization) NiTi 호선 부착을 위한 셋업 모델 제작.
A, 초진 모델(initial model). B, 셋업 모델(setup model).[14]

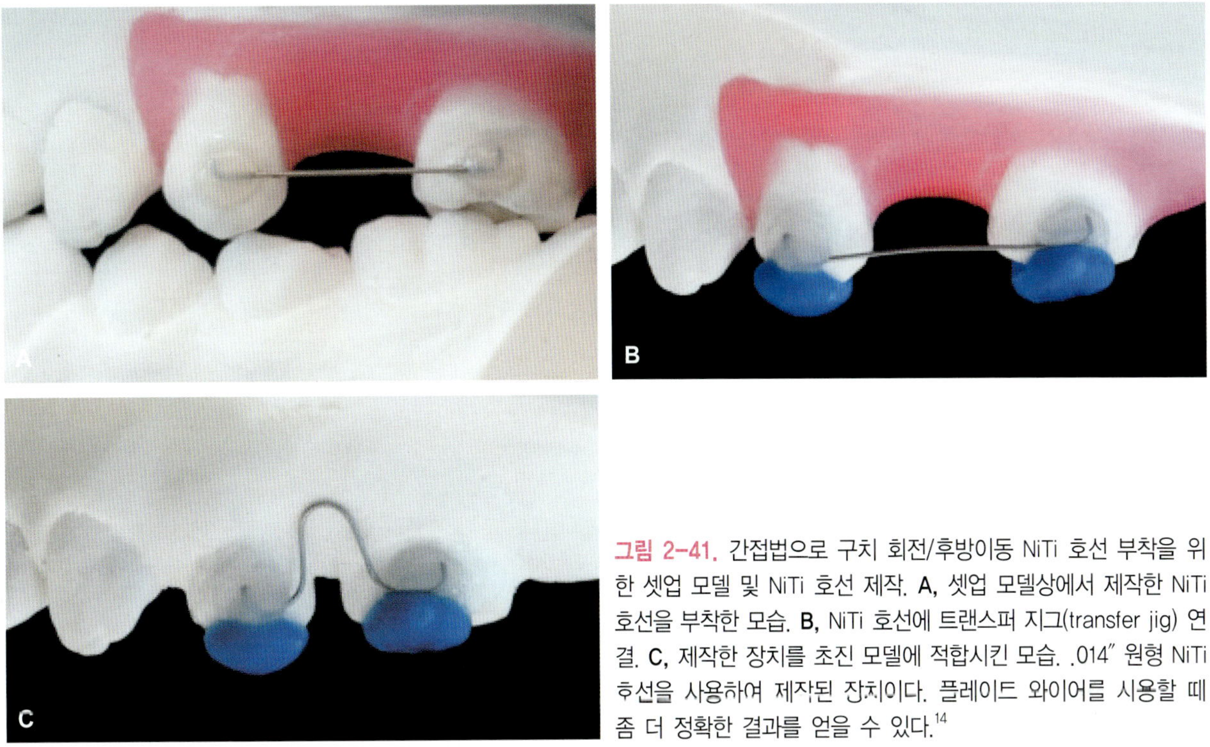

그림 2-41. 간접법으로 구치 회전/후방이동 NiTi 호선 부착을 위한 셋업 모델 및 NiTi 호선 제작. A, 셋업 모델상에서 제작한 NiTi 호선을 부착한 모습. B, NiTi 호선에 트랜스퍼 지그(transfer jig) 연결. C, 제작한 장치를 초진 모델에 적합시킨 모습. .014" 원형 NiTi 호선을 사용하여 제작된 장치이다. 플레이드 와이어를 사용할 때 좀 더 정확한 결과를 얻을 수 있다.[14]

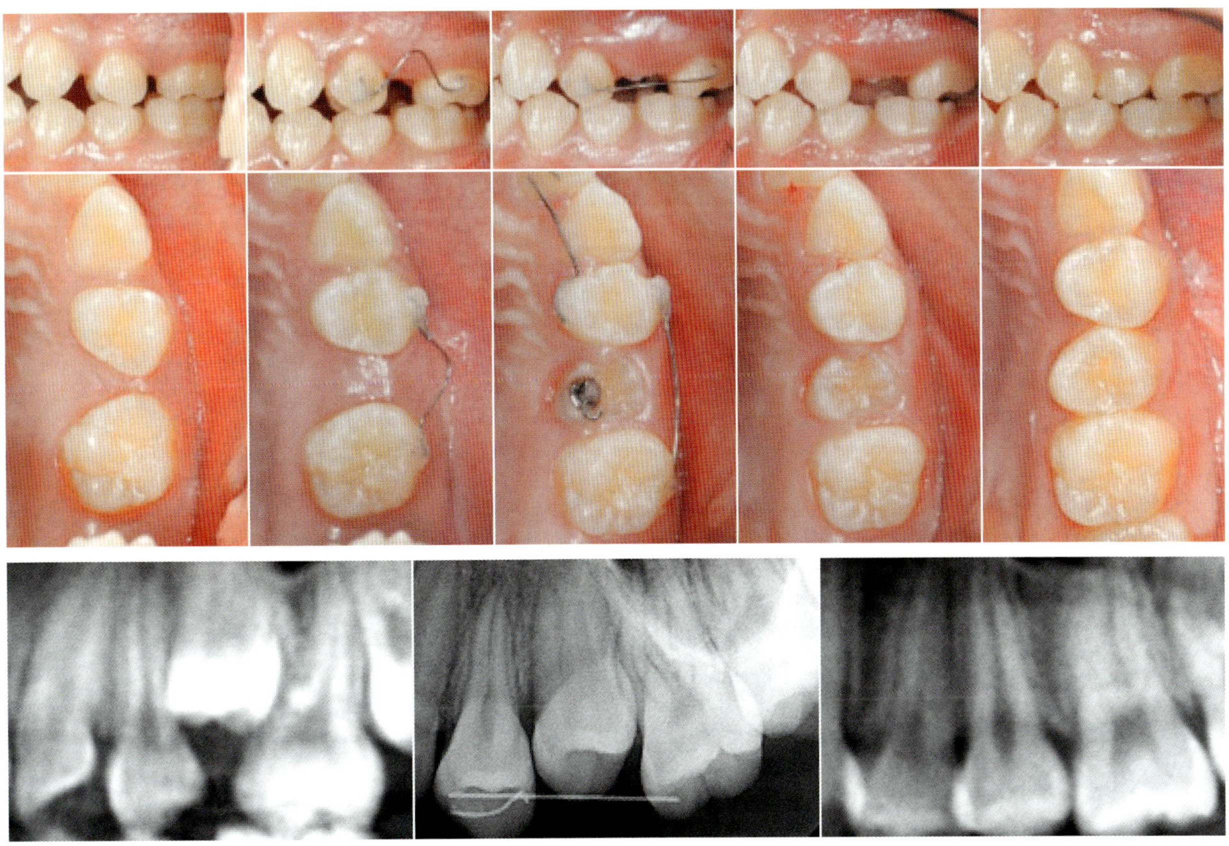

그림 2-42. 간접법으로 구치 회전/후방이동 NiTi 호선을 부착하여 치료한 증례. 제2소구치 맹출 공간이 확보되어 제2소구치의 맹출이 이루어졌다(제2소구치에 금속 버튼이 붙어 있으나 견인은 하지 않았고 자발적 맹출이 이루어짐).[14]

(3) 증례 *(case)*

플레이트 코팅와이어[plate coated wire(Plate Coated E-WIRE)]는 구치 회전 및 후방이동 증례에 사용 가능하다. 상악 또는 하악 제1대구치의 근심이동으로 인하여 제2소구치의 맹출 공간이 부족한 경우 플레이트 코팅와이어를 리본와이즈(ribbonwise)의 형태로 제1대구치의 근심면과 제1유구치 또는 제1소구치의 근심 또는 원심면에 부착하면 제2소구치의 맹출을 위한 공간이 형성된다(그림 2-43).

공간을 확보한 후 제2소구치의 맹출을 관찰하다가 자발적인 맹출이 이루어지지 않는 경우에는 해당 치아 부위를 개창하여 맹출이 이루어지도록 추가적인 견인이 필요할 수 있다. 공간 확보 및 맹출이 완료된 후에는 플레이트 와이어를 그대로 유지하며 공간 유지장치로 사용할 수 있다. 또한 부가적인 교정장치나 교정치료가 필요한 경우 이어서 교정치료를 진행할 수 있다.

직선 형태의 플레이트 코팅와이어를 한쪽 구치부터 반대쪽 구치까지 리본와이즈 형태로 치면에 직접 부착할 경우 1차/3차 굴곡의 개선뿐만 아니라 양측 구치부 악궁 확장 효과도 기대할 수 있다.

구개측에 위치한 측절치의 협측 배열이 필요한 경우에 원형 NiTi 호선을 사용하게 되면 측절치가 과도하게 순측 경사되는 경우가 많다. 측절치의 과도한 순측 경사를 방지하면서 배열하기 위해서는 플레이트 코팅와이어를 리본와이즈로 치면에 부착하면 측절치의 과도한 순측 경사를 방지하고 정상적인 치축을 유지하면서 배열할 수 있다(그림 2-44).

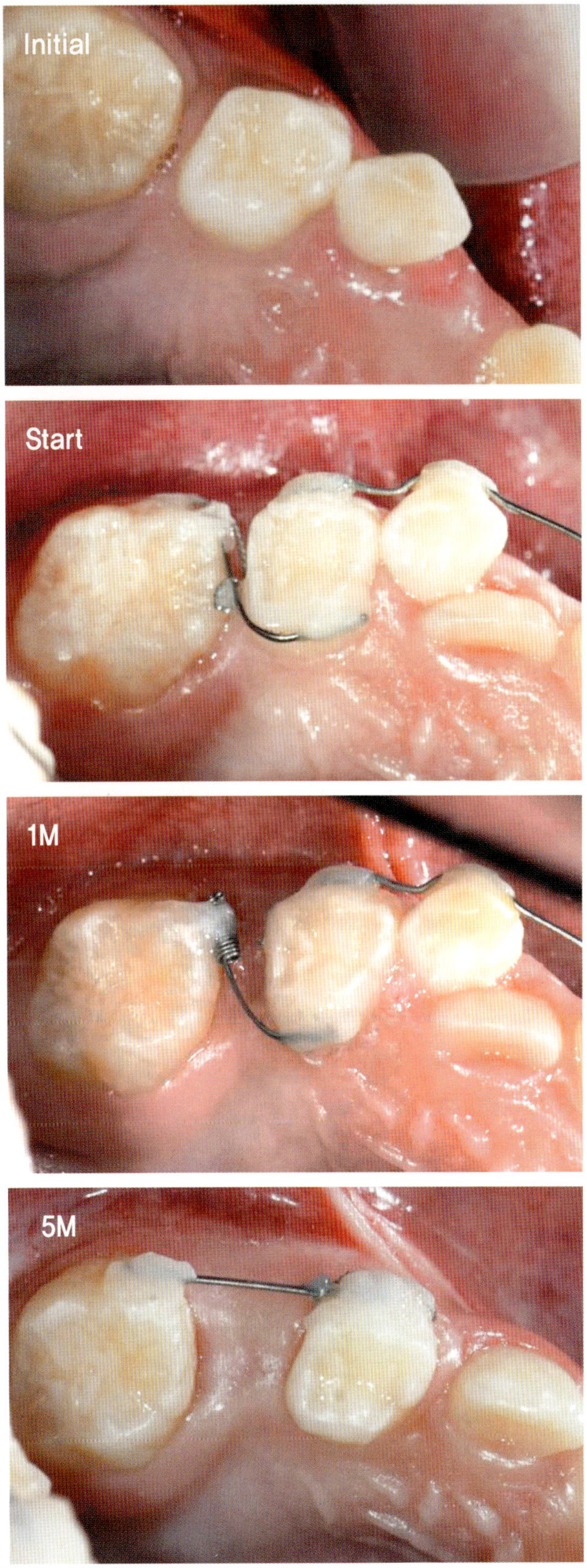

그림 2-43. 플레이트 코팅와이어[plate coated wire(Plate Coated E-WIRE)]를 사용한 구치 회전 교정 증례. 5개월 후 제2소구치 맹출 공간이 좀 더 확보되었다. 제2소구치 맹출을 위하여 추가적인 공간이 확보되어야 할 것으로 보인다.

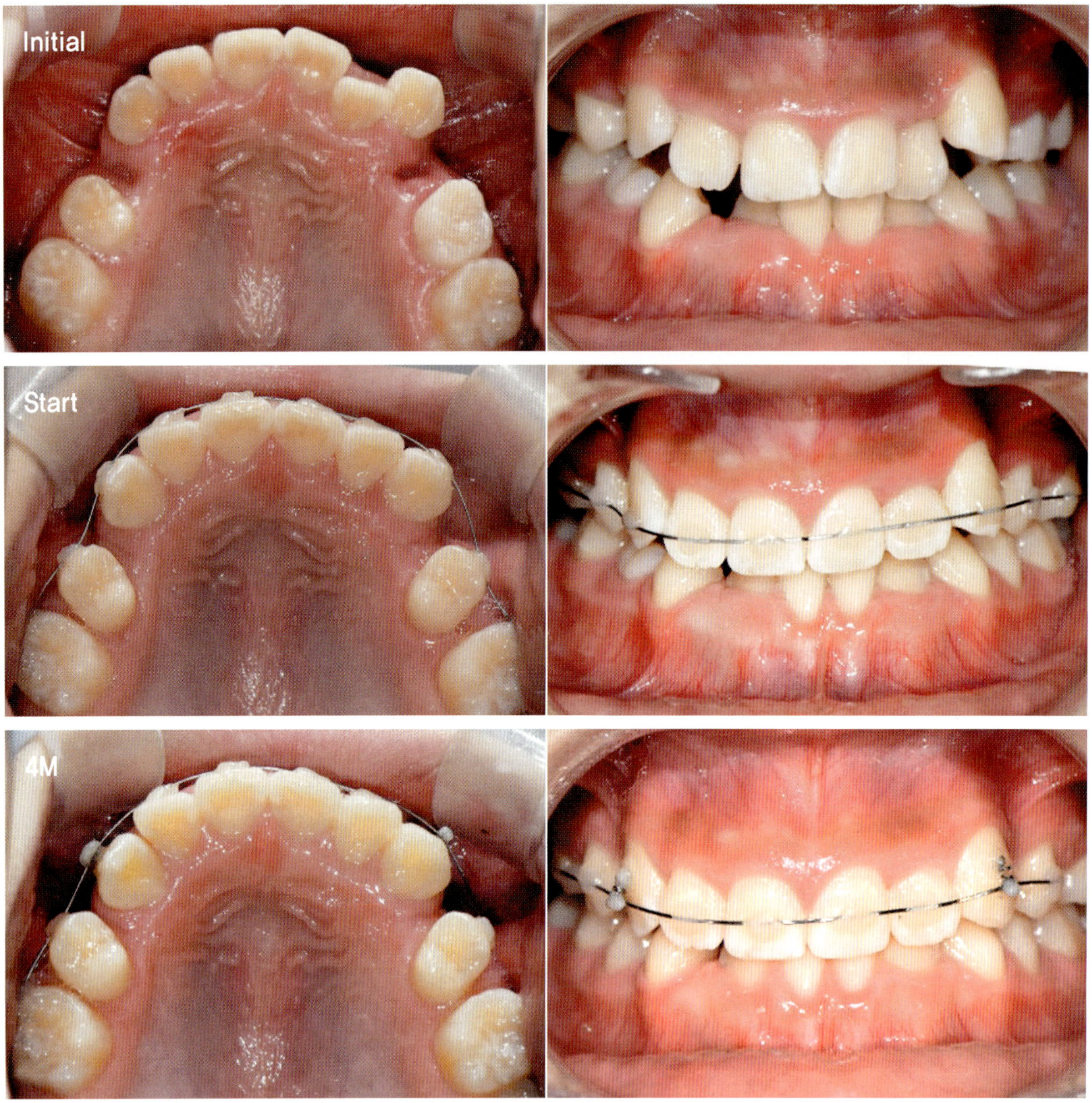

그림 2-44. 플레이트 코팅와이어[plate coated wire(Plate Coated E-WIRE)]를 사용한 #22 배열 및 악궁 확장 증례. 호선이 직선 형태를 띠므로 리본와이즈(ribbonwise) 형태로 부착할 경우 악궁 확장을 기대할 수 있다. 또한 구개측에 위치한 측절치의 과도한 순측 경사를 방지하고 정상적인 치축을 유지하면서 배열이 가능하다.

5) 벨로드럼 코팅와이어 *(Velodrome coated wire)*

(1) 특성

벨로드럼 코팅와이어[velodrome coated wire(Velodrome Coated E-WIRE)는 벨로드럼 와이어(velodrome wire)에 .002~.004″ 두께의 수용성 물질(폴리감마글루탐산)이 코팅되어 있는 호선이다. 원형 코팅와이어보다는 플레이트 코팅와이어의 특성을 가지고 있으며, 치아의 전치부 설면에 적용시키기 위하여 좀 더 개량된 형태이다. 플레이트 코팅와이어는 일반 각형(rectangular) 단면 형태의 와이어에 비해 하중-변형률이 현저히 낮으면서 방향성을 가진다는 특징이 있다. 이러한 플레이트 와이어를 전치부 설면에 더욱 밀착시킬 수 있도록 고안된 장치가 벨로드럼 코팅와이어이다. 플레이트 와이어와 마찬가지로 각형 호선에 비하여 와이어가 가하는 힘이 현저하게 낮으므로 약력교정에 적합한 와이어라 할 수 있다.

벨로드럼 코팅와이어의 단면은 모서리 부분이 둥글면서 편평한(flat with round edges) 형태로, 플레이트 코팅와이어의 단면과 유사하지만 전반적인 형태에 있어서는 차이가 있다. 즉, 전치부 치아 설면을 향하여 30° 내외의 각도로 경사진 형태를 띤다. 따라서 일반 각형 호선이나 원형 호선에 비해 치아에 좀 더 밀착할 수 있는 형태로 되어 있다(그림 2-45, 2-46).

벨로드럼 코팅와이어는 설면에 직접 부착하는 방식으로 사용이 가능한 장치이다. 주로 경미한 총생 증례에 사용하거나 중등도~심한 총생 증례의 마무리 단계에서 사용할 수 있다. 직접 부착할 경우 코팅 물질에 의해 유격이 생성되고 활주가 발생하게 되면서 치아의 총생이 해결된다. 벨로드럼 코팅와이어를 사용한 후 유지장치로도 이용할 수 있다. 유지장치로 사용할 때에는 각 치아 설면부에 레진을 보강하여 유격을 제거하여 사용하는 것이 적절하다.

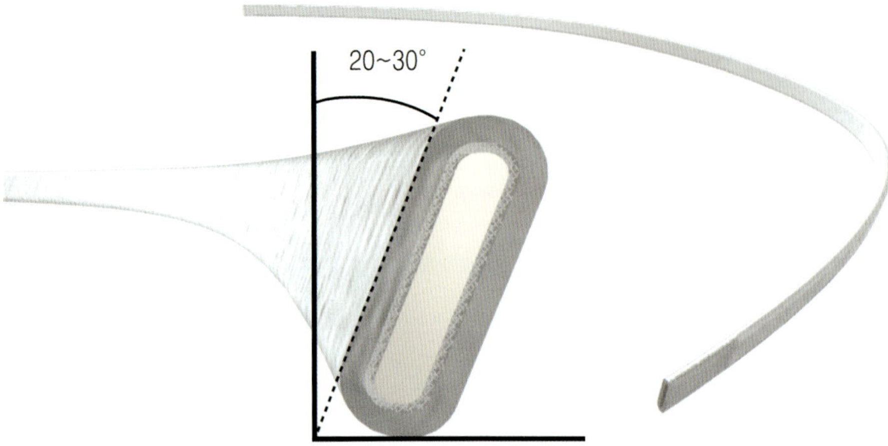

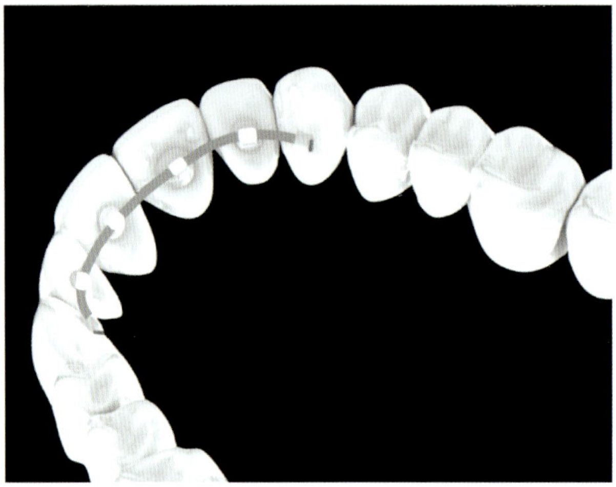

벨로드럼 형태의 설측 악궁 형태를 고려한 다방향성 힘 전달 체계(multi-derectional force delivery system for considering dental arch such as Velodrome)

특성

- 비탈진 반원의 타원 형태의 선재
- 단면이 타원형으로 치아의 회전과 경사뿐만 아니라 토크까지 조절 가능
- 교정치료가 마무리되는 시점에서 설측에 부착하여 치아교정용 유지장치로 대체 가능

적응증

- 중등도~심한 총생 증례(moderate~severe crowding case)의 마무리(finishing) 과정에서 사용
- 경미한 총생(minor crowding) 증례에서 사용
- 공극(spacing) 증례에서 설측 유도 호선(guiding wire)으로 사용

그림 2-45. 벨로드럼 코팅와이어[velodrome coated wire(Velodrome Coated E-WIRE)]의 특성과 적응증.

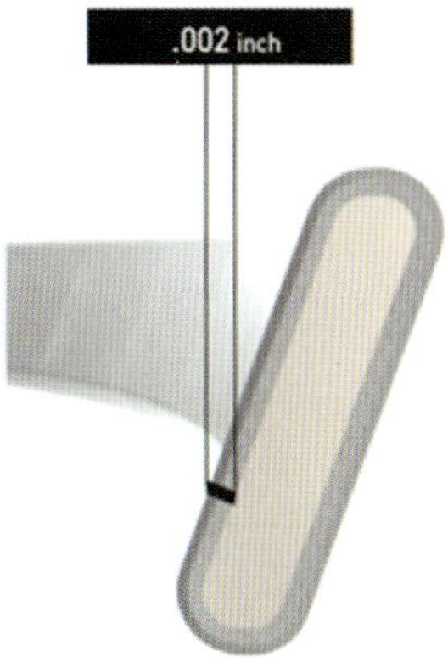

Velodrome E-WIRE Roll Form_코팅 전 [wire before coating]

모델명	가로	세로	D1	A°
EVR-012	.007 inch	.015 inch	25.0 mm	20
VR30-012	.007 inch	.015 inch	30.0 mm	30

Velodrome Coated E-WIRE Roll Form_코팅 후 [wire after coating]

코팅두께 (coating thickness) : .004 ± .002 inch

모델명	가로	세로	D1	A°
EVR-012	.011 inch	.019 inch	25.0 mm	20
VR30-012	.011 inch	.019 inch	30.0 mm	30

Velodrome Coated E-WIRE Roll Form (EVR-012)

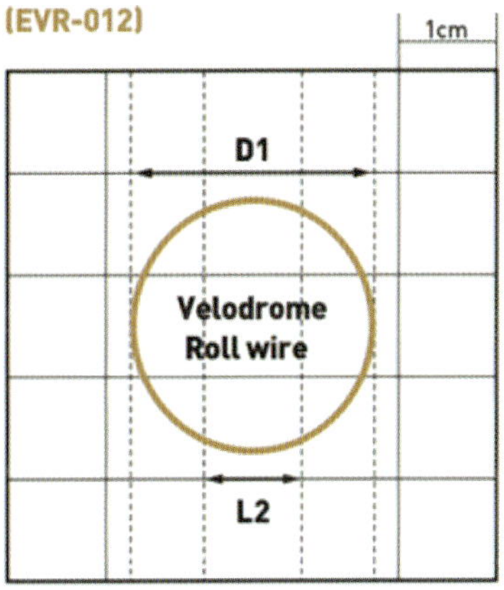

Velodrome Coated E-WIRE Roll Form (VR30-012)

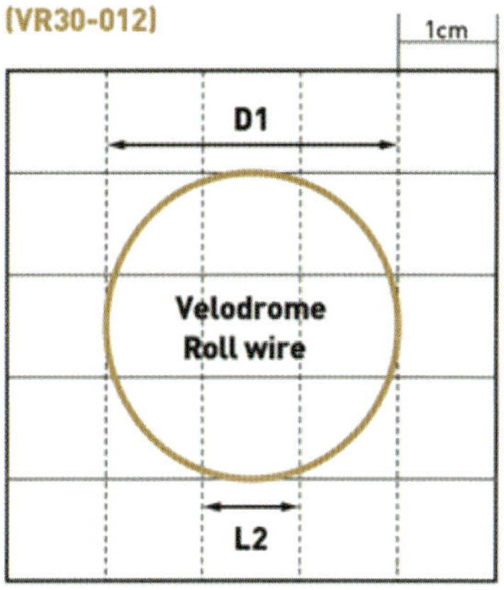

* L2 부분은 코팅이 되어있지 않습니다.

그림 2-46. 벨로드럼 코팅와이어[velodrome coated wire(Velodrome Coated E-WIRE)]의 규격(prescription).

(2) 임상적 적용

① 부착 과정 *(bonding procedure)*(그림 2-47)

a. 벨로드럼 코팅와이어(velodrome coated wire) 준비 및 치면 처리하기(그림 2-47A)

- 와이어를 부착하고자 하는 위치를 정하고 필요할 경우 마킹한다.
- 밀봉되어 있는 벨로드럼 코팅와이어를 핀셋으로 꺼내서 준비한다. 와이어의 흰색 코팅 물질을 육안으로 확인할 수 있다. 퍼미스 러버컵(pumice rubber cup)을 이용해서 치면의 치태 잔사를 제거하고 산처리[etching(20s)]와 접착제[bonding agent(5~20s)]를 이용해서 치면 처리를 한다.

b. 벨로드럼 코팅와이어 대략적으로 위치시키기

- 벨로드럼 코팅와이어를 대략 위치시키고 전치부에 부착하기 위한 준비를 한다. 위치시킬 때에는 E-Clip이나 치실 등을 활용할 수 있다.

c. 치아의 설면에 벨로드럼 코팅와이어 부착하기(그림 2-47B~D)

- 전방 치아부터 양측 원심측으로 순서대로 부착한다. 중절치, 측절치, 견치순으로 총생의 양과 치아의 근원심 위치 및 치아의 각도를 고려하여 부착한다.
- 특히 크라우딩이 있는 부위는 E-Clip, 터커, 익스플로러, 치실 등을 활용하여 최대한 치면에 밀착시켜서 부착한다.

d. 마무리하기

- 와이어 양 끝단 철사를 핀커터로 자르고 날카로운 부분은 저속 스톤 버로 다듬는다. 또한 레진이 두꺼운 부분은 버를 이용하여 다듬는다.

e. 부착 완료: 수세 및 유격 확인하기

- 물로 수세하고 나면 전반적으로 유격이 형성되어 있는 것을 확인할 수 있다. 기구를 이용하여 활주(sliding)를 확인한다.

f. 경과(그림 2-47E~H)

- 부착 후 일정 시간이 지나면 와이어 변형이 해소되면서 총생도 개선된 것을 확인할 수 있다.

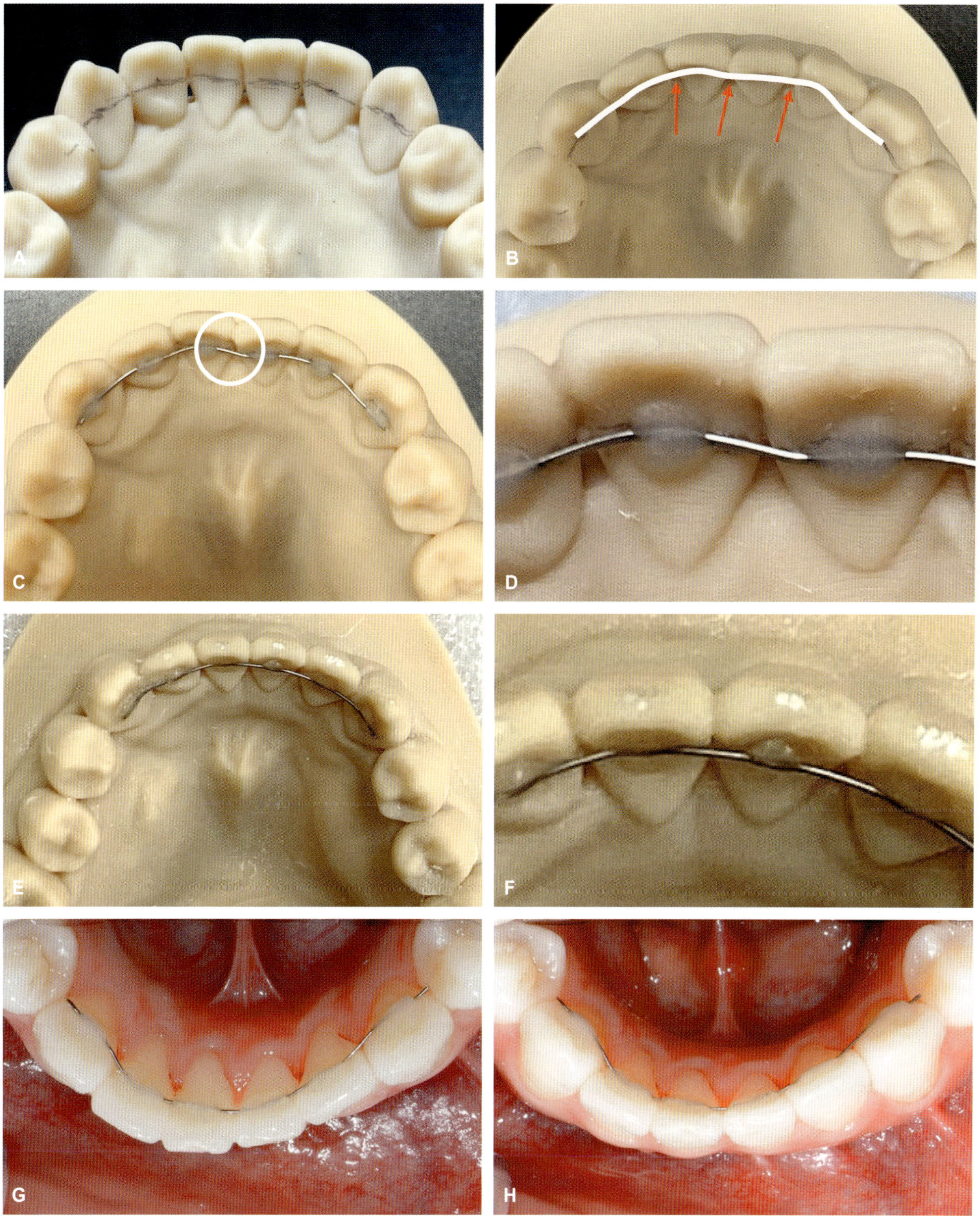

그림 2-47. 벨로드럼 코팅와이어[velodrome coated wire(Velodrome Coated E-WIRE)]의 부착 과정. **A,** 벨로드럼 코팅와이어 준비 및 치면 처리. 와이어를 부착하고자 하는 위치를 정하고 필요할 경우 마킹한다. **B,** 부착 위치 확인. 특히 크라우딩이 있는 부위는 최대한 치면에 밀착시켜서 부착한다. **C~D,** 치아의 설면에 벨로드럼 코팅와이어를 부착한다. **E~H,** 부착 후 일정 시간이 지나면 와이어 변형이 해소되면서 총생도 개선된 것을 확인할 수 있다.

3. 간접 부착방식의 설측 나이타이 호선
(Lingual NiTi wire with indirect bonding method)

1) 특성

맞춤형 와이어[customized wire(Customized E-WIRE)]는 간접 부착방식으로 부착하는 설측 교정장치이다. 이것은 코팅와이어와 마찬가지로 부착 후에는 슬롯으로만 구성되며 교정장치의 부피가 최소화되어 있어서 편안하고, 주로 설측으로 제작되므로 협측 부착 방법에 비하여 심미성을 극대화시킨 장치이다. 또한 간접 부착방식으로 인해 부착 시에 더 정확한 위치에 장치를 부착할 수 있다. 진단용 셋업(diagnostic set-up)을 먼저 시행한 후 진단용 셋업 결과에 맞추어 장치를 제작하게 된다.

맞춤형 와이어는 트랜스퍼 지그(transfer jig)와 레진 베이스(resin base)로 구성되어 있다. 레진 베이스 내에 슬롯이 위치하므로 부피가 최소화되어 있는 것이 장점이다. 일반적으로는 설측 장치로 제작하게 되지만 전치부 심피개교합(anterior deep bite) 증례인 경우 협측(상악)으로도 제작이 가능하다. 협측 장치로 제작하는 경우에는 소구치부까지 연장할 수 있다(그림 2-48, 2-49).

맞춤형 와이어에서 사용하는 호선은 .008~.010″ 원형 NiTi 호선이나 벨로드럼 와이어이다. 원형 NiTi 호선을 사용하는 경우 2중 호선(double wire)으로도 간접 부착이 가능하다. 벨로드럼 와이어를 사용하여 제작할 때는 좀 더 설측 치면에 밀착된 상태로 제작이 가능하며, 3차 굴곡(3rd order angulation) 조절이 좀 더 용이하다는 장점이 있다. 적극적인 3차 굴곡 조절을 원하는 경우 협설측 모두 맞춤형 와이어를 간접 부착하여 치료를 진행할 수 있다.

맞춤형 와이어의 트랜스퍼 지그와 레진 베이스는 기공 작업으로 제작하게 되는데, 전체를 기공 수작업으로 제작할 수도 있고 트랜스퍼 지그만 3D 프린팅으로 제작할 수 있으며 트랜스퍼 지그와 레진 베이스 모두를 3D 프린팅으로 제작할 수도 있다(그림 2-50, 2-51).

주로 재발 증례에 해당되는 경미한 총생 증례에 사용하거나 중등도~심한 총생 증례의 마무리 과정에 사용하며, 공극 증례에서 설측 유도 호선으로 사용하기에도 용이한 장치이다. 치료가 종료된 후 증례에 따라 설측 유지장치로 사용할 수 있는 장점이 있다.

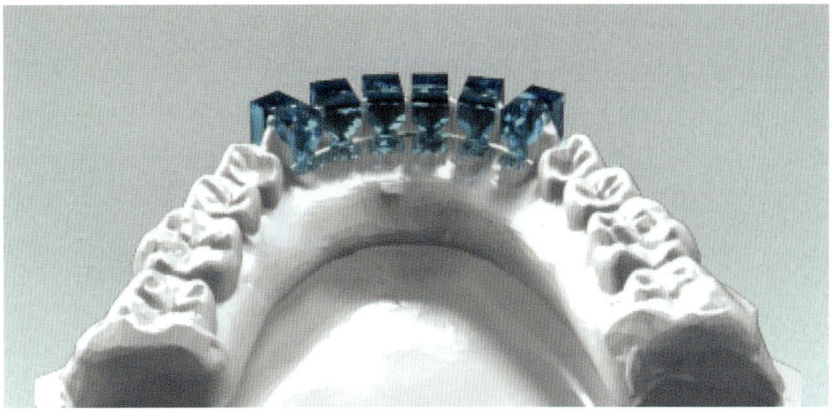

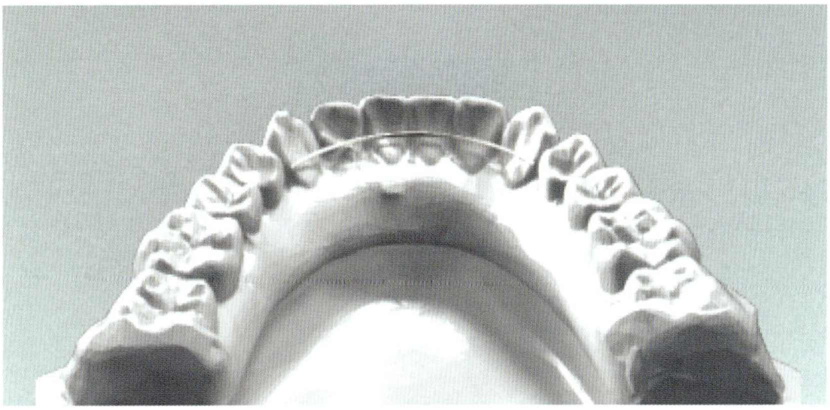

특성

- 간접 부착형 설측 교정장치
- 트랜스퍼 지그와 레진 베이스로 구성되며, NiTi 호선은 원형 NiTi 또는 벨로드럼 NiTi 호선으로 제작 가능
- 교정치료가 마무리되는 시점에 설측으로 치아 안쪽에 부착하여 치아교정용 유지장치로 대체 가능
- 증례에 따라 필요시 협측 장치로도 제작 가능

적응증

- 중중도~심한 총생(moderate~severe crowding) 증례의 마무리(finishing) 과정에서 사용
- 경미한 총생(minor crowding) 증례에서 사용
- 공극(spacing) 증례에서 설측 유도 호선(guiding wire)으로 사용

그림 2-48. 맞춤형 와이어[customized wire(Customized E-WIRE)]의 특성과 적응증.

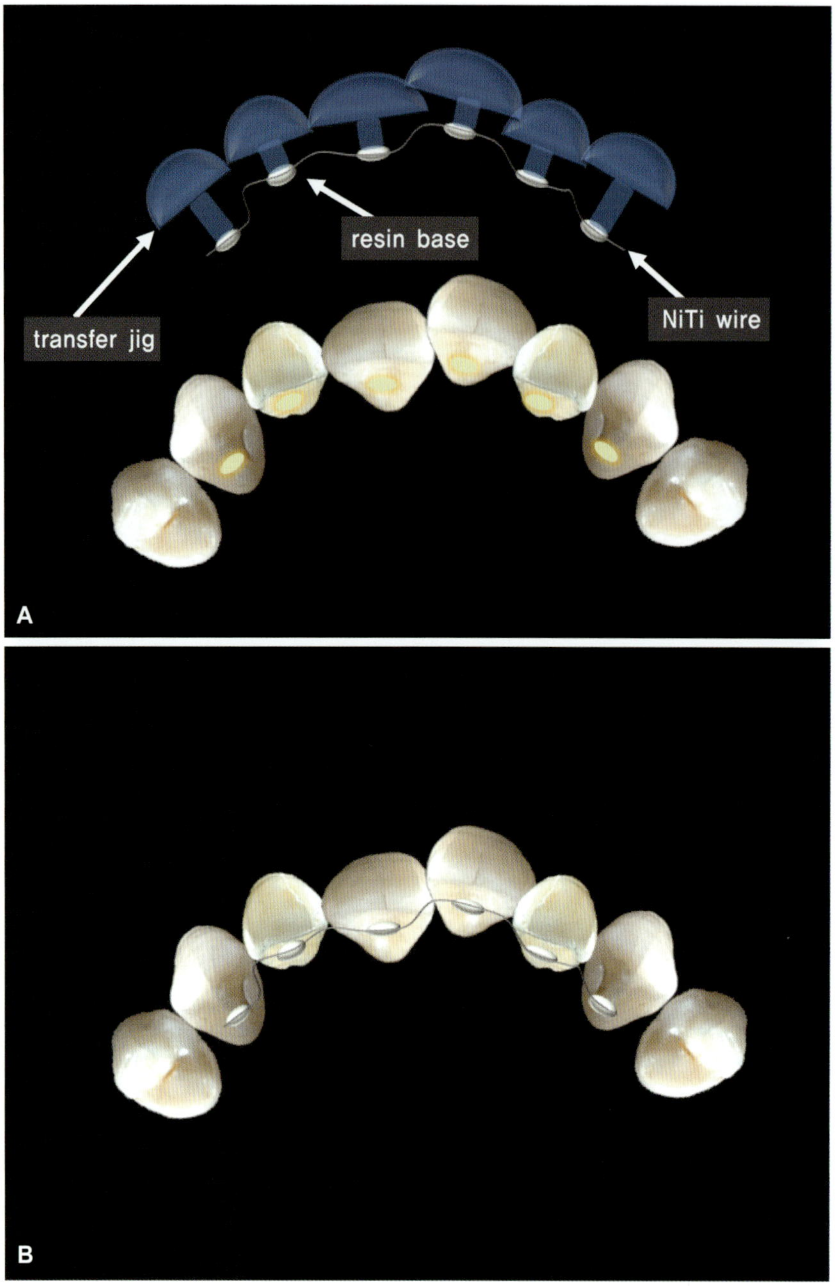

그림 2-49. 맞춤형 와이어(customized wire)의 구성요소. **A,** 부착 전. 트랜스퍼 지그(transfer jig), 레진 베이스(resin base), NiTi 호선으로 구성되어 있다. **B,** 부착 후.

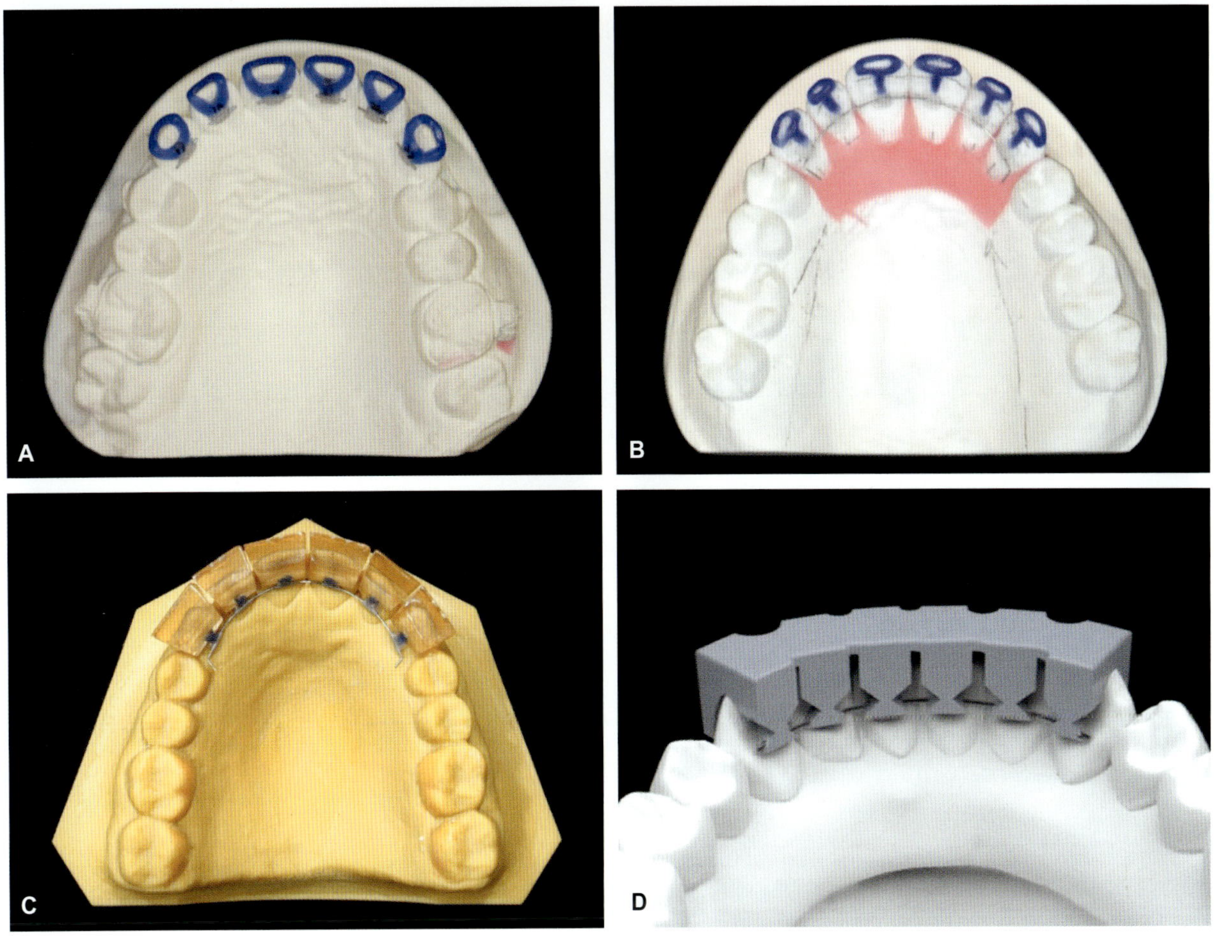

그림 2-50. 맞춤형 와이어[customized wire(Customized E-WIRE)]의 다양한 디자인. **A, B,** 트랜스퍼 지그와 레진 베이스 모두 기공 수작업으로 제작되었다. **C,** 트랜스퍼 지그는 3D 프린팅으로 제작되었으며 레진 베이스는 기공 수작업으로 제작되었다. **D,** 트랜스퍼 지그와 레진 베이스 모두 3D 프린팅으로 제작되었다.

Customized E-WIRE

Wire size	Clearance size	부위	치아범위
.008-.014 inch	.002-.004 inch	Labial	4-4
		Lingual	3-3

- 100% 환자 맞춤형 교정장치
- 주치의의 설계에 따라 와이어 및 유격 사이즈, 부착 부위 및 치료 범위 설정 가능
- 3차 굴곡을 위해 토크 조절이 필요한 경우 이중 호선 장치(double wire appliance) 제작 가능

그림 2-51. 맞춤형 와이어[customized wire(Customized E-WIRE)]의 규격(prescription).

2) 임상적 적용

(1) 기공 의뢰 과정

맞춤형 와이어[customized wire(Customized E-WIRE)]는 기공소에 기공 의뢰를 하여 제작한다. 구강 스캔 데이터나 석고모델을 기공소로 전달하게 되면 먼저 진단용 셋업 데이터를 확인하게 된다. 술자가 진단용 셋업 결과를 확인한 후에 이를 바탕으로 맞춤형 와이어를 제작한다(그림 2-52). 보통은 설측 장치로 기공을 의뢰하여 제작하게 되지만 전치부 심피개교합 증례인 경우에는 협측(상악)으로도 제작 가능하다. 협측으로 장치를 제작하는 경우에는 제1소구치~제1소구치로도 장치를 제작할 수 있다.

중등도~심한 총생 증례인 경우 전치부 치아 설면 인상채득이 정확히 되지 않는 경우가 있으며 설면이 노출되지 않아 장치 부착이 어려운 경우가 있다. 이러한 경우에는 2단계 접근법(2-stage approach)으로 치료하는 것이 바람직하다. 먼저 첫 번째 단계(1st stage)에는 원형 코팅와이어[round coated wire(Round Coated E-WIRE)]를 협면에 부착하여 총생을 70~80% 정도 해결한 다음 그 상태에서 인상채득을 한다. 두 번째 단계(2nd stage)에는 맞춤형 와이어를 협측이나 설측에 부착하여 치료를 마무리할 수 있다.

경미한 총생이나 공극 증례의 경우 2단계 접근법으로 치료하더라도 초진 모델을 이용해서 맞춤형 와이어 기공 의뢰를 미리 할 수 있다. 기공 의뢰 시에 와이어의 위치에 대하여 좀 더 자세하게 의뢰하면 치료에 도움이 된다. 와이어가 치아 높낮이의 중간이나 약간 절단연(incisal) 부위에 위치하여야 좀 더 교정력이 효과적으로 발휘되고 유지장치로서의 안정성이 증가한다. 또한 견치 설면 레진 베이스 위치는 치아 중간보다는 약간 근심에 위치하도록 제작하여야 호선이 설측 치면에 최대한 밀착할 수 있다.

1

환자의 치아 스캔 후 3차원 분석하기

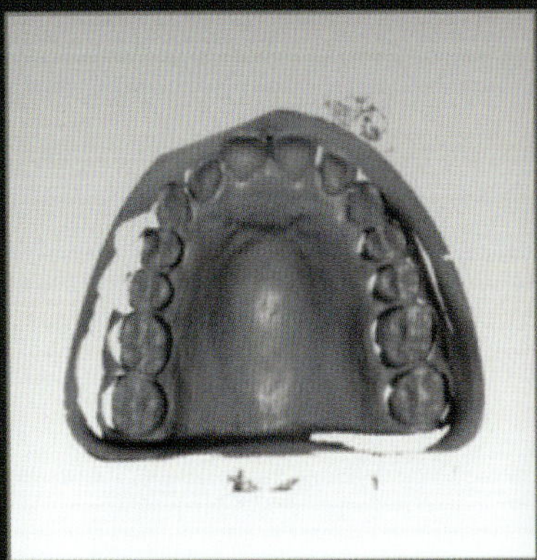

스캐너를 사용하여 환자의 치아구조를 정확한 3차원 이미지로 채득합니다. 담당 주치의는 환자의 치아구조를 정밀 분석 및 설계합니다.

2

치아의 위치를 설정하고 디지털 셋업

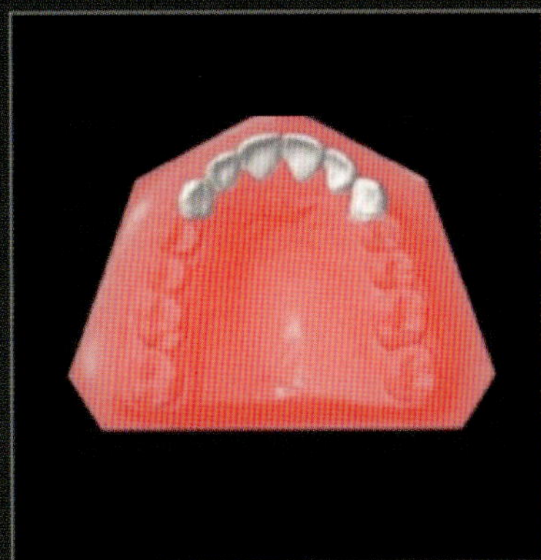

주치의가 설계한 개별화된 치료계획을 기반으로, 치아의 위치를 정밀하게 설정하여 조정합니다.

3

디지털 셋업 모델을 3D 프린팅 모델로 출력

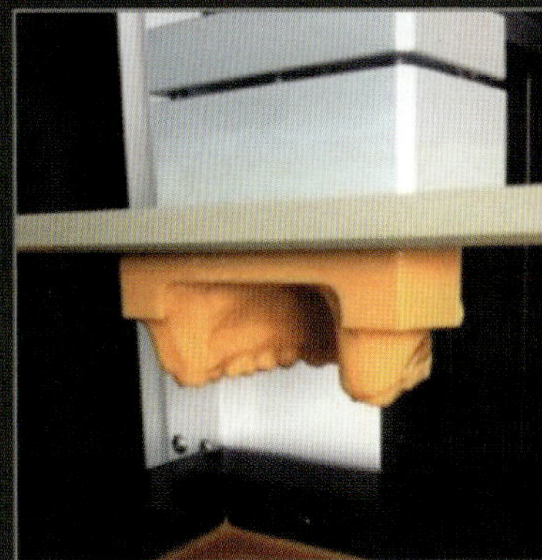

정밀하게 설계된 디지털 셋업 모델을 입체감 있는 3D 프린팅 모델로 출력합니다.

4

치아 모형에 맞춘 와이어 지그 설계

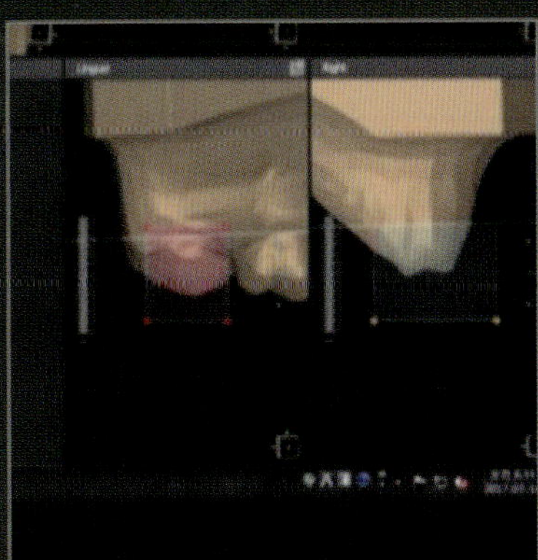

환자맞춤형 교정장치로 주치의가 설계한 위치로 와이어 지그를 설계합니다.

5

환자 치아 모형에 딱 맞춘 환자맞춤형 교정장치 완성

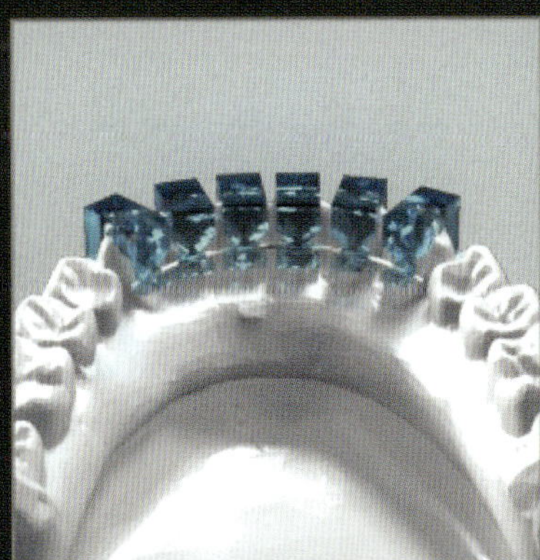

모든 사람의 치아 형태와 부정교합 양상이 다르기 때문에 환자맞춤형 와이어 지그로 제작됩니다.

6

와이어 지그 제거 후 치아에 와이어 밀착 부착

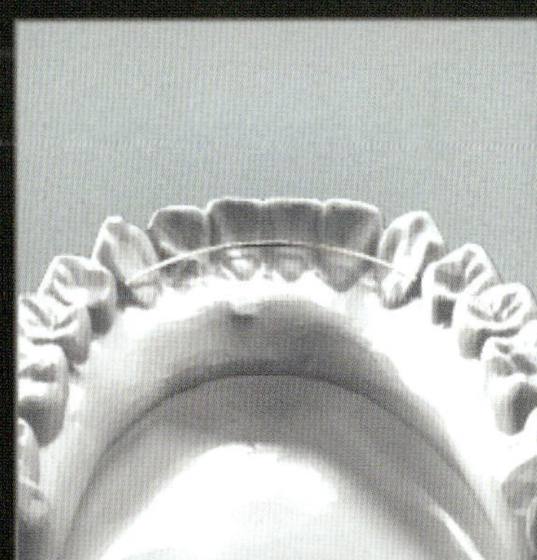

설계된 환자맞춤형 교정장치를 치아에 밀착하여 붙이고 지그를 제거하면 편안한 교정치료를 느낄 수 있습니다.

그림 2-52. 맞춤형 와이어[customized wire(Customized E-WIRE)] 기공 의뢰 및 제작 과정.

(2) 부착 과정*(bonding procedure)*(그림 2-53)

① 맞춤형 와이어(customized wire) 준비 및 치면 처리하기(그림 2-53A~F)

- 기공 의뢰를 통해 준비된 맞춤형 와이어를 준비한다. 퍼미스 러버컵(pumice rubber cup)을 이용해서 치면의 치태 잔사를 제거하고 산처리[etching(20s)]와 접착제[bonding agent(5~20s)]를 이용해서 치면 처리를 한다.

② 레진 베이스에 레진을 적용한 후 트랜스퍼 지그를 이용하여 치면에 부착하기 (그림 2-53G~J)

- 레진 베이스에 레진을 바르고 부착한다. 레진 베이스가 치면에 최대한 밀착하도록 터커 등의 기구로 눌러서 부착한다.
- 한쪽 견치부터 반대쪽 견치까지 순서대로 부착한다.

③ 트랜스퍼 지그 제거하기(그림 2-53K~N)

- 트랜스퍼 지그와 레진 베이스의 연결부를 버를 이용하여 제거한 후 트랜스퍼 지그를 구강내에서 제거한다.
- 와이어 양 끝단 철사를 핀커터로 자르고 날카로운 부분은 저속 스톤 버로 다듬는다. 또한 레진이 두꺼운 부분은 버를 이용하여 다듬는다.

④ 부착 완료(그림 2-53O~R)

- 치아이동을 확인하면서 치료 중간에 치간삭제가 필요할 경우 시행한다.
- 치아 배열 완료 후 각 치아의 설면에 레진을 보강하여 와이어 그대로를 유지장치로 사용할 수 있다.

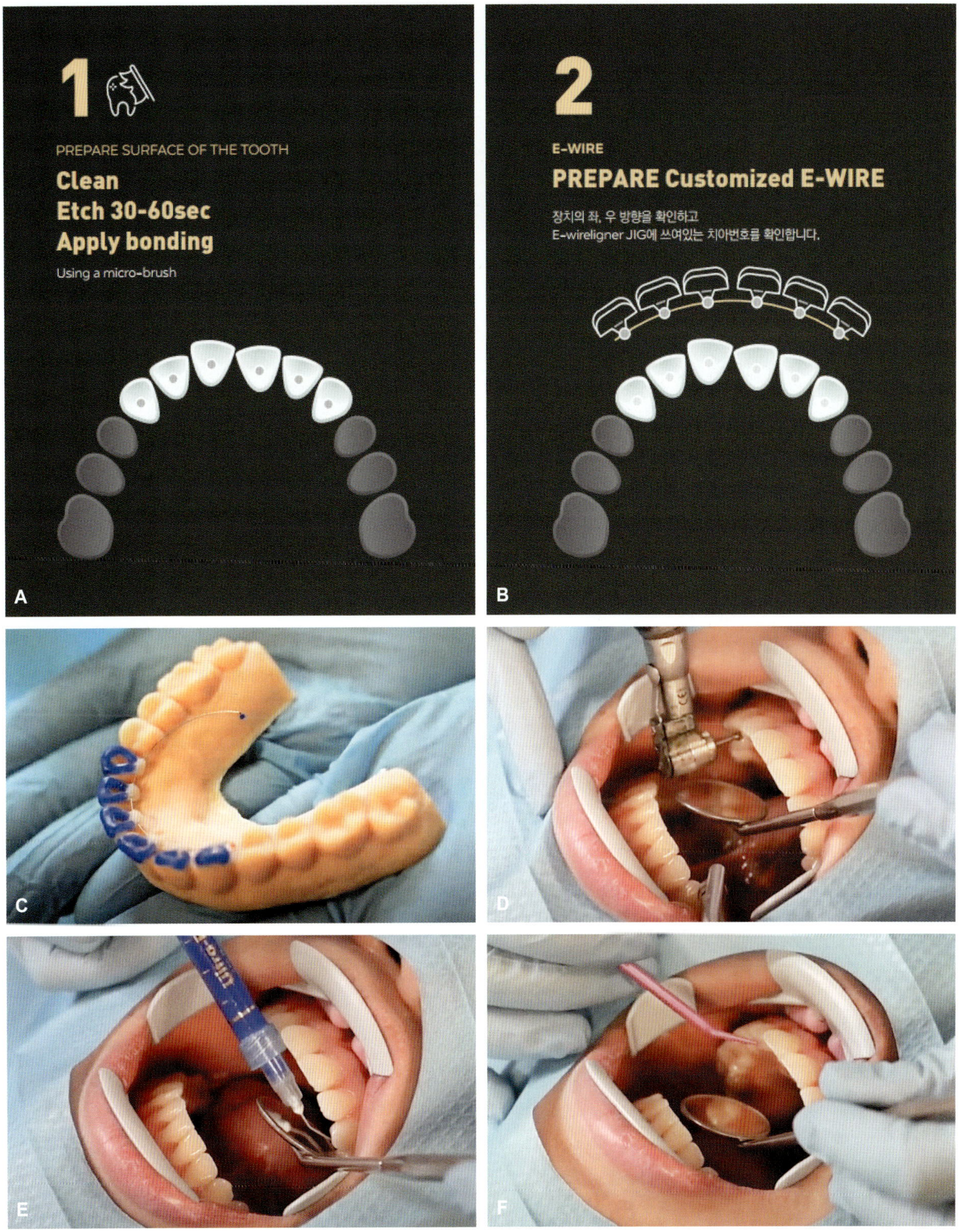

그림 2-53. 맞춤형 와이어[customized wire(Customized E-WIRE)] 부착 과정 및 구강내 부착. **A~F,** 준비 및 치면 처리하기. *(계속)*

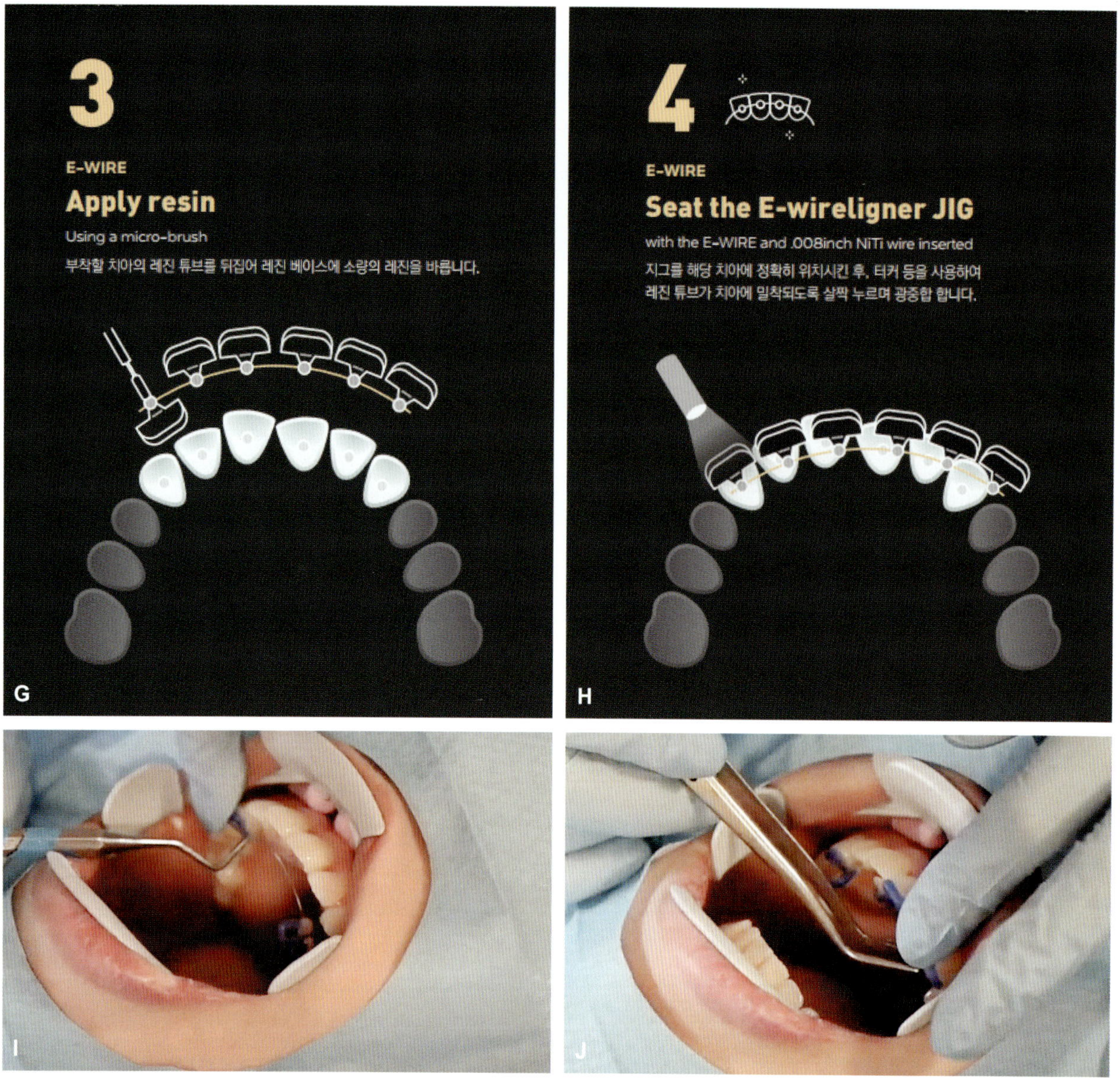

그림 2-53. *(계속)* G~J, 레진 베이스에 레진을 바른 후 터커 등을 활용하여 치아에 부착하기. *(계속)*

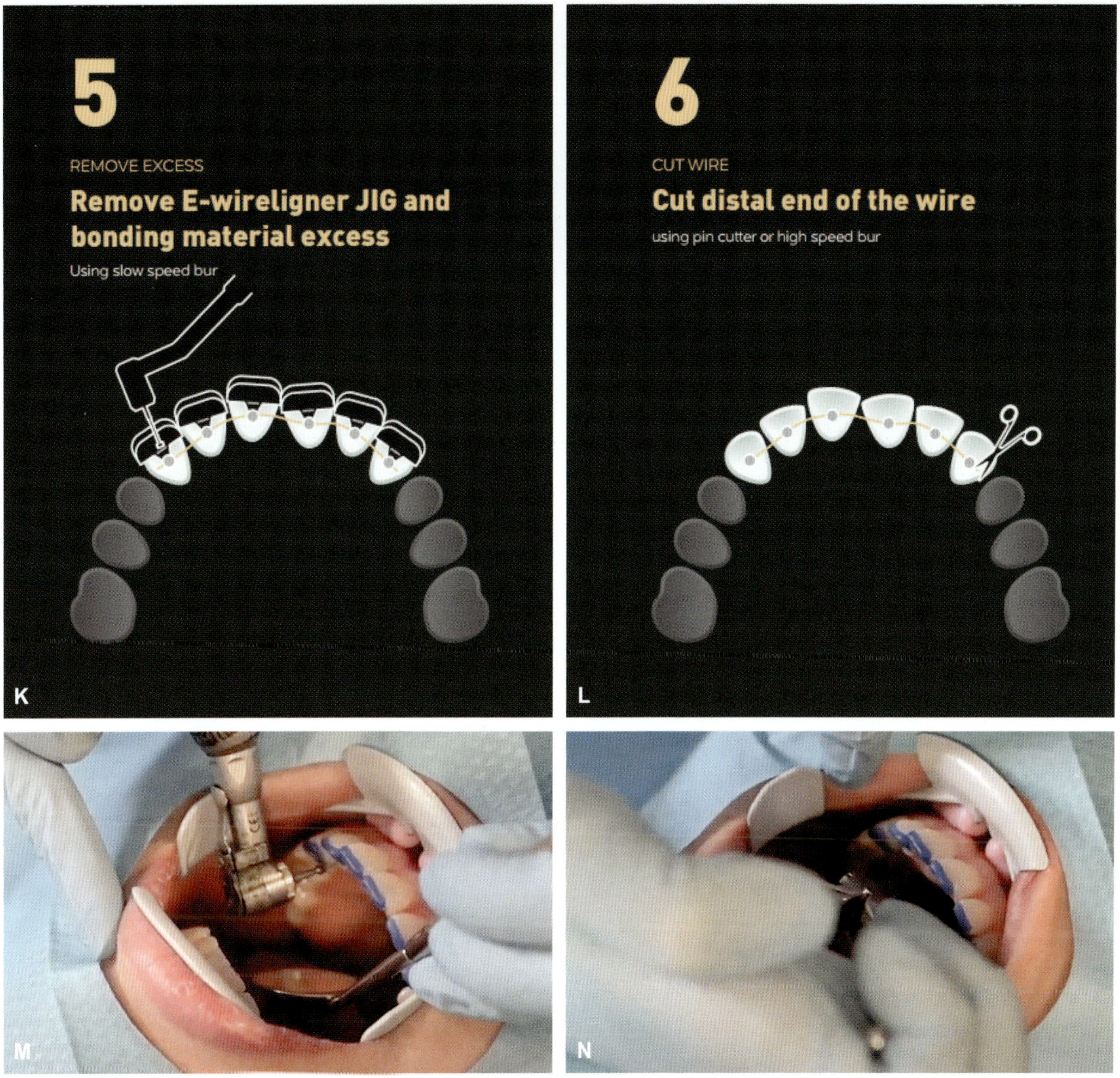

그림 2-53. *(계속)* K~N, 트랜스퍼 지그 제거 및 철사 끝단 자르기. *(계속)*

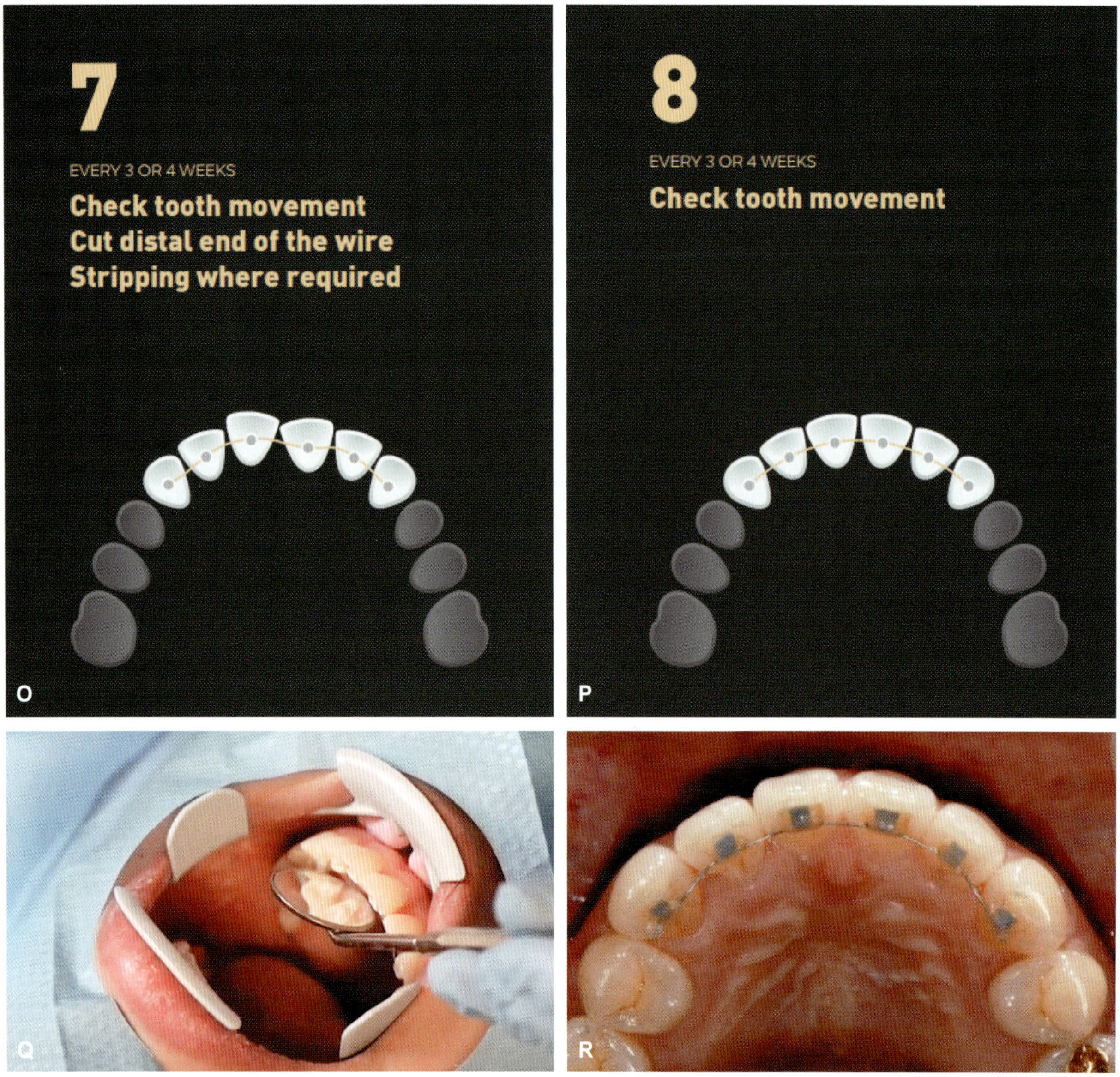

그림 2-53. *(계속)* O~R, 마무리 후 부착 완료.

3) 증례 *(case)*

50대 중년 여성으로 교정치료 후 재발을 주소로 내원하였다. 상악 전치부는 #22 원심부 공극, 하악 전치부에는 총생이 재발되었다. 상·하악 모두 치료 범위를 전치부로 국한하여 치료하였으며 맞춤형 와이어[customized wire(Customized E-WIRE)]를 사용하여 치료를 마무리하였다(그림 2-54, 2-55).

이와 같은 재발 증례에서 맞춤형 와이어를 사용하기 위해서는 먼저 상·하악 고정성 유지장치를 제거하고 나서 인상을 채득하여 맞춤형 와이어 제작을 위한 기공 의뢰를 하게 된다. 맞춤형 와이어는 간접 부착 술식으로 부착하므로 단기간 내에 경미한 총생이 개선될 뿐만 아니라 진단용 셋업 결과를 반영하므로 정확한 치아이동을 유도할 수 있다. 또한 본 증례의 상악처럼 공극을 동반한 증례인 경우 공간폐쇄(space closure)를 위한 유도 호선으로 활용할 수 있다. 본 증례에서는 맞춤형 와이어를 유도 호선으로 사용하여 탄성 스레드(elastic thread)로 공간을 폐쇄하였다.

하악 전치부는 맞춤형 와이어를 이용하여 경미한 총생을 해소하였다. 치료 후에 고정성 유지장치를 별도로 제작하지 않고 그 자체를 유지장치로 사용하였다. 장치의 부피감과 형태가 고정성 유지장치와 유사하여 쉽게 유지장치로 활용 가능했다. 교정치료 종료 후에는 주기적으로 경과를 관찰한다.

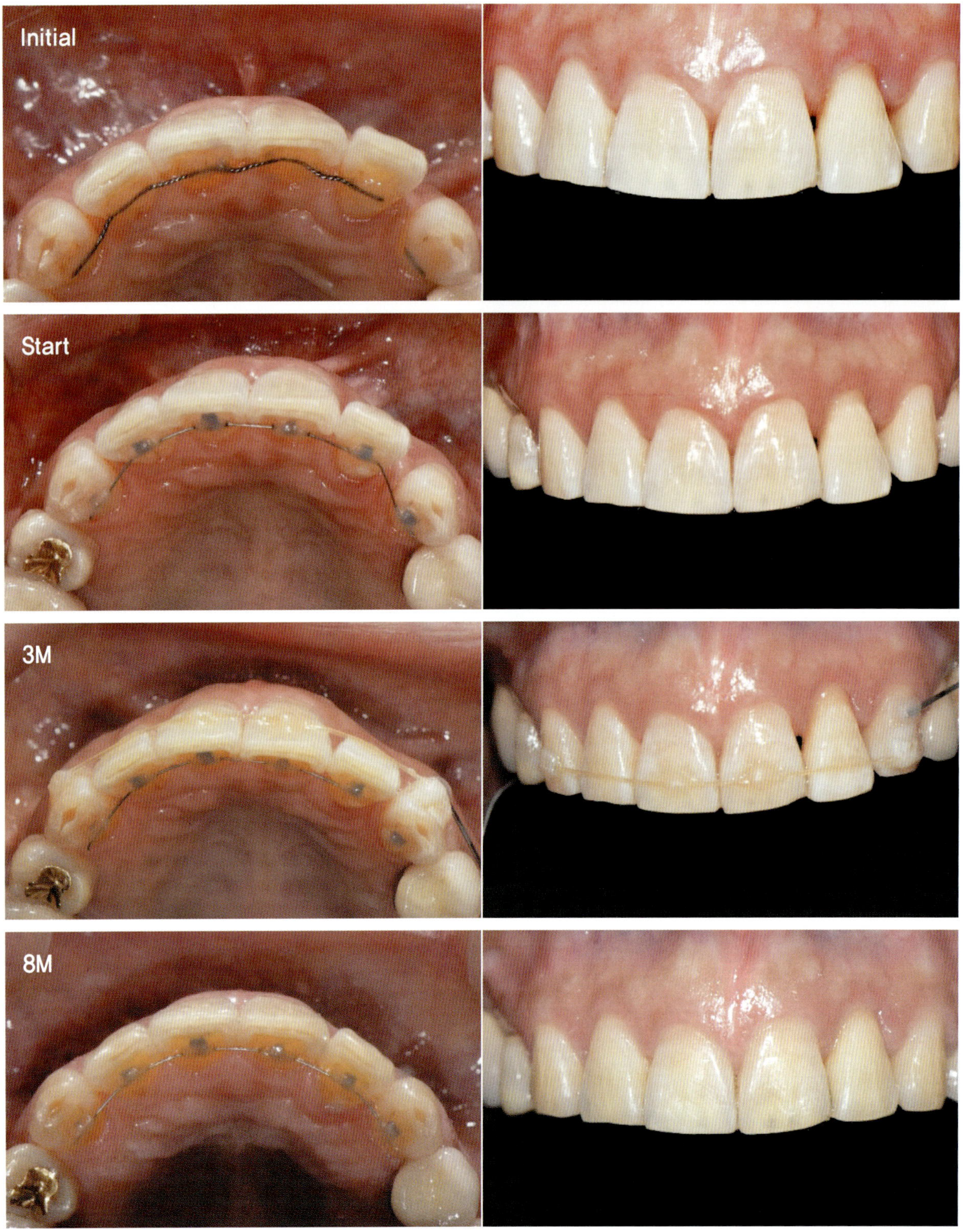

그림 2-54. 맞춤형 와이어[customized wire(Customized E-WIRE)] 증례. 맞춤형 와이어를 부착하여 공간폐쇄를 위한 유도 호선으로 활용하였다. 탄성 스레드(elastic thread)로 공간을 폐쇄하였다.

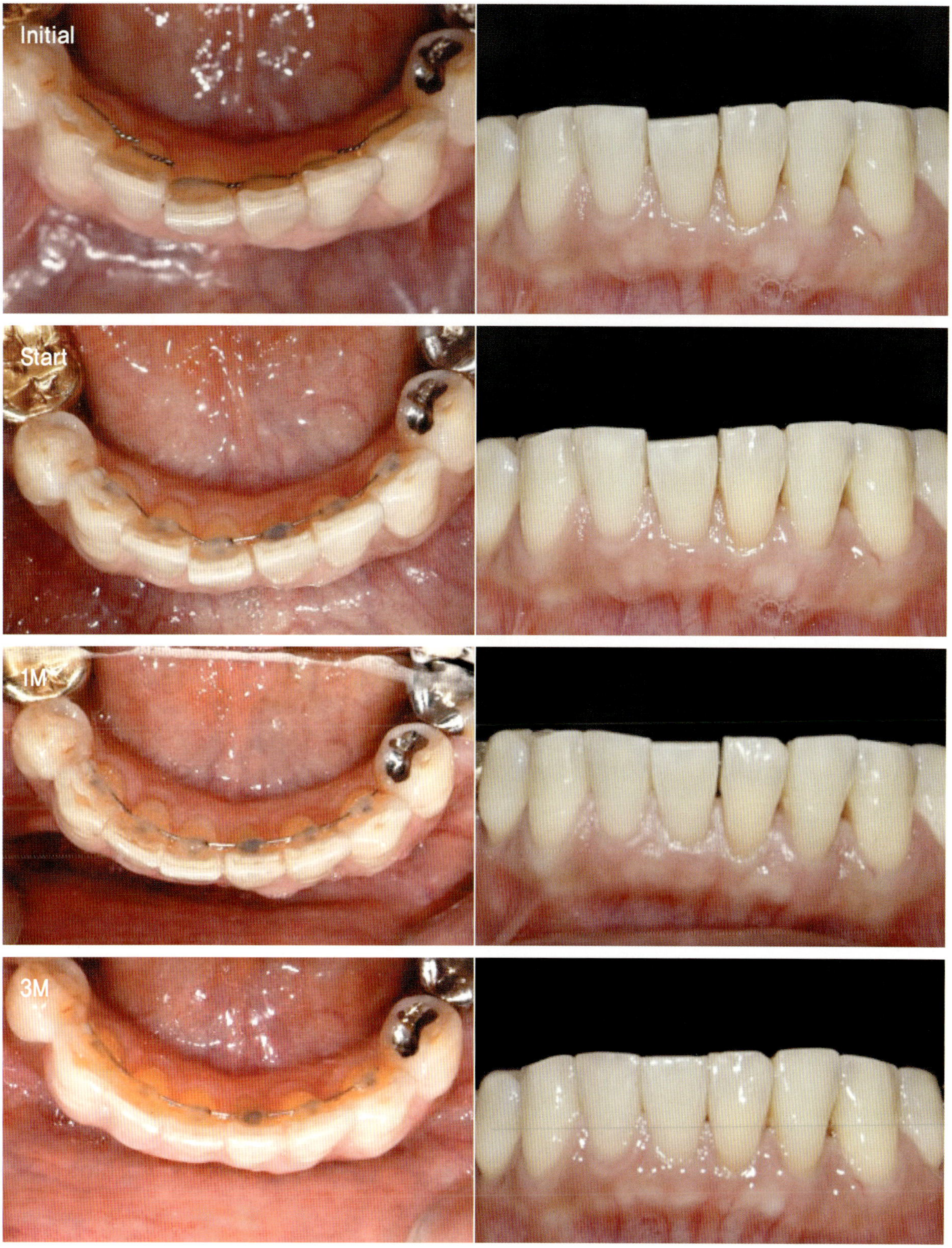

그림 2-55. 맞춤형 와이어[customized wire(Customized E-WIRE)] 증례. 맞춤형 와이어를 부착하여 재발된 총생을 개선시켰다. 총생이 개선된 후 호선을 유지하여 유지장치로 사용하였다.

4. 약력교정용 탄성체 *(Light-force orthodontic elastomers)*

1) 약력 탄성 밴드 *(Elastic band)*

(1) 특성

약력 탄성 밴드[elastic band(E-Band)]는 경량 밴드 탄성체로 일반 탄성체보다 가벼운 힘을 전달하므로 약한 교정력을 적용하고자 할 때 적합한 탄성체이다. 기존의 탄성체들은 지속적인 힘보다는 단속적인 힘을 가하는 성질이 강하며 힘이 상당히 세서 치아이동의 효율성과 통증 측면에서 불리했다. 약력 탄성 밴드는 이러한 단점을 보완하여 좀 더 약하면서도 지속적인 힘을 가할 수 있도록 제작된 교정장치이다.

약력 탄성 밴드는 실리콘 탄성체(silicone elastic material)로, 러버(rubber)가 아닌 실리콘(silicone) 재질로 제작되었다. 밴드형(band type)이어서 치면에 좀 더 밀착할 수 있게 디자인되어 있고 밴드에 특정 간격으로 구멍이 뚫려 있어서 훅(hook)이나 버튼에 걸어서 사용할 수 있다. 또한 구멍이 있는 부위를 직접 치면에 부착하여 사용할 수도 있다(그림 2-56, 2-57). 카레나 기타 음식물을 섭취해도 변색이 잘 되지 않는다는 특징이 있으며 반투명이므로 전치부에 부착하였을 때 심미적인 특징을 지닌다.

약력 탄성 밴드는 힘의 세기에 따라 Type 1, 2, 3의 3종류가 있다. Type 1은 65~95gm, Type 2는 60~75gm, Type 3은 35~55gm의 힘을 가하며, 3가지 제품 모두 시중에 판매되고 있는 탄성체보다는 현저히 낮은 힘을 가하는 장치이다(그림 2-58).

전반적인 전치부 공간폐쇄 증례나 매복치 견인, 전치부 및 구치부 경사 유도, 전치부 및 구치부의 압하나 정출 증례에서 사용할 수 있다.

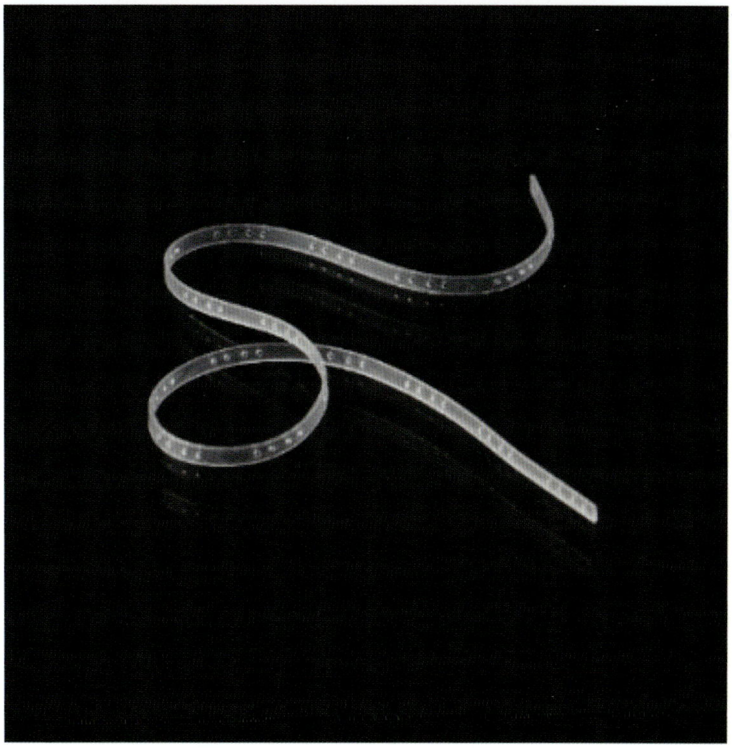

- 경량 밴드 탄성체로 일반 탄성체보다 가벼운 힘 전달
- 밴드의 두께가 상대적으로 얇고 납작한 형태이므로 전치부 적용이 쉽고 빠르며 환자의 불편감이 감소됨
- 약력 탄성 밴드의 홀(구멍)이 레진의 언더컷 역할을 하므로 치아 표면에 직접 부착하여 활용하기에 용이

특성

- 실리콘 성분으로 제작되어 오랫동안 일정한 힘 제공
- 30~100gm 내외의 힘을 발휘하여 공간폐쇄(space closure)에 사용
- 음식물 등에 의한 변색 가능성 낮음
- 반투명으로 심미적이어서 전치부 부착에 유리

적응증

- 전치부 전반적 공간폐쇄
- 매복치 견인
- 전치부 및 구치부 근원심경사 유도
- 전치부 및 구치부 압하/정출(intrusion/extrusion)

그림 2-56. 약력 탄성 밴드[elastic band(E-Band)]의 특성과 적응증.

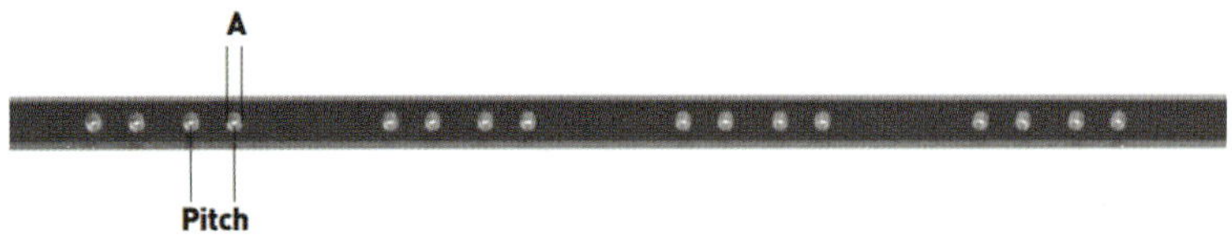

모델명	Thickness	Pitch	A(Ø)	Average Force
E-BAND Type1	0.5 mm	1.5 mm	0.5 mm	65-95 g
E-BAND Type2	0.5 mm	1.5 mm	0.5 mm	60-75 g
E-BAND Type3	0.5 mm	1.5 mm	0.5 mm	35-55 g

그림 2-57. 약력 탄성 밴드[elastic band(E-Band)]의 규격(prescription).

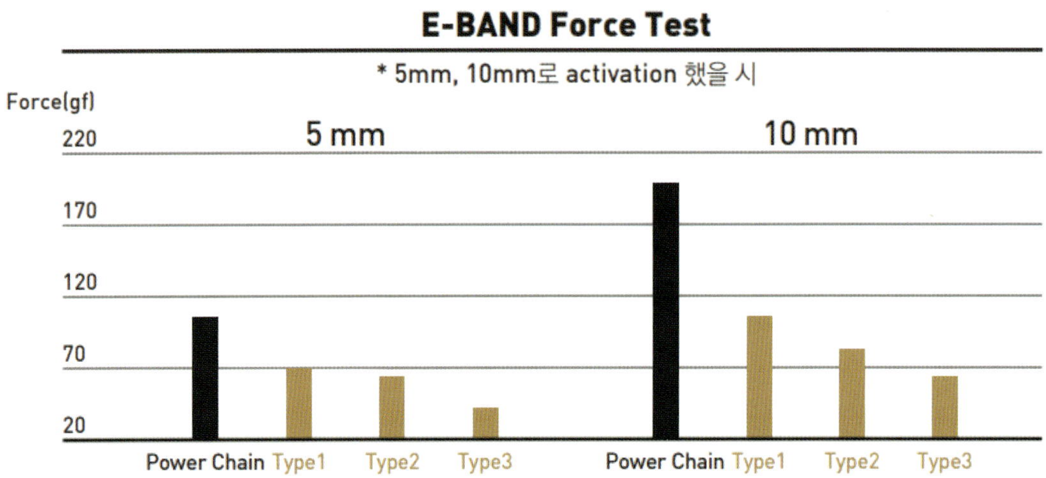

그림 2-58. 기존 파워체인(power chain)과 약력 탄성 밴드의 교정력 비교. Type 1, 2, 3 모두 파워체인에 비하여 연장 시 더욱 약한 힘을 가하는 것을 볼 수 있다.

(2) 임상적 적용

① 증례 *(case)*

본 증례는 전치부 공간 재발 증례이다. 약력 탄성 밴드[elastic band(E-Band)]는 국소적 공극(localized spacing) 또는 전반적 공극(generalized spacing) 증례에서 사용 가능하다. 구멍이 있는 부위를 치면에 직접 부착 시 구멍이 레진 언더컷으로 작용하여 치면에 안정적으로 부착된다(그림 2-59).

전치부 설측에 맞춤형 와이어[customized wire(Customized E-WIRE)]가 있는 경우에 약력 탄성 밴드를 순측으로 부착하여 전치부 공간폐쇄를 유도할 수 있다. 본 증례처럼 공극이 1~2mm인 경우 한쪽 견치부터 반대쪽 견치까지 약력 탄성 밴드를 부착하여 공간폐쇄를 유도할 수 있으며, 2mm 이상인 경우는 부가적인 고정원 확보가 필요하다.

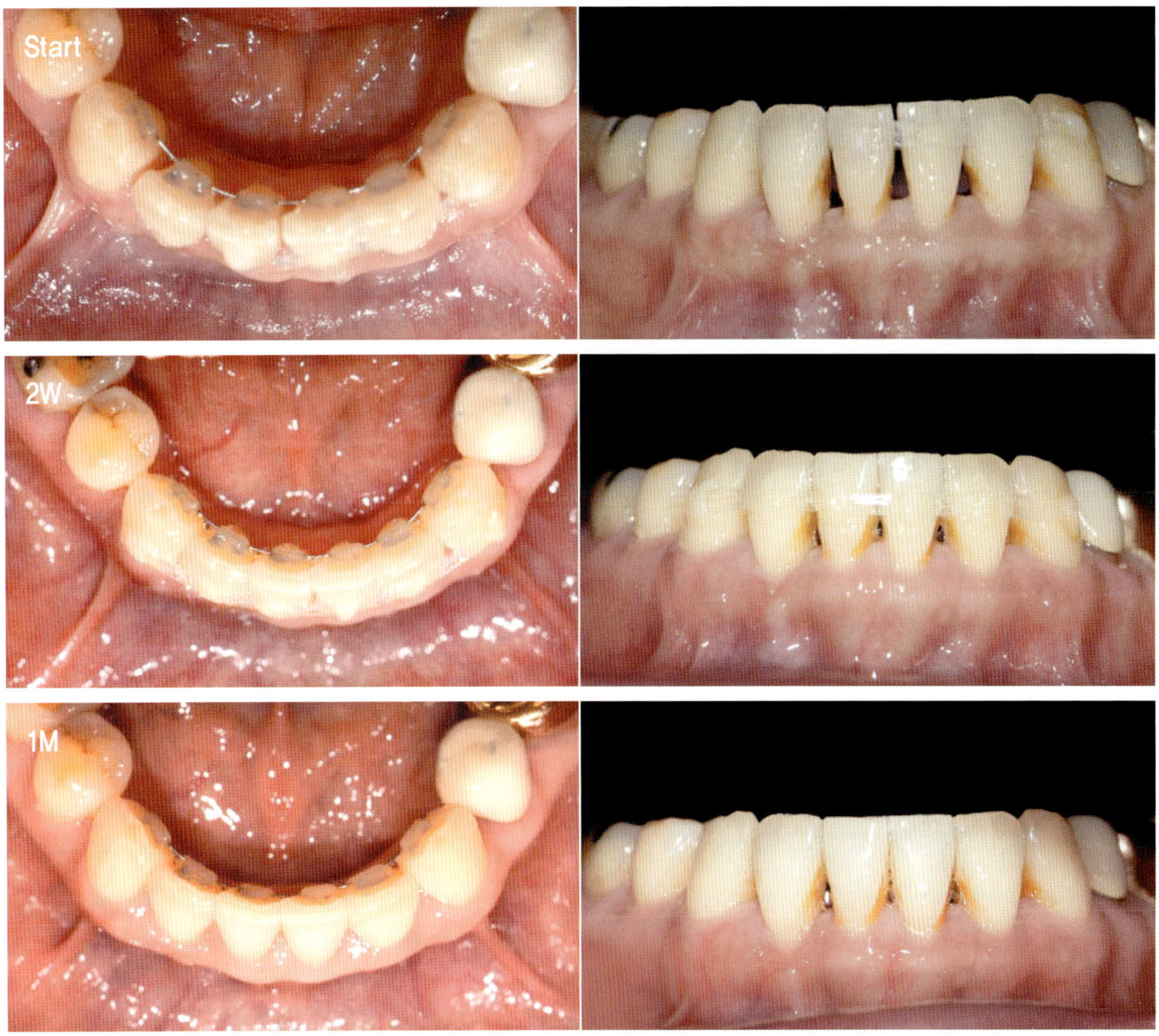

그림 2-59. 약력 탄성 밴드[elastic band(E-Band)]를 사용하여 재발된 전치부 공간을 폐쇄한 증례. 맞춤형 와이어(customized wire)를 유도 호선으로 사용하고 약력 탄성 밴드를 사용하여 협측 공간을 폐쇄하였다.

2) 약력 탄성 체인 *(Elastic chain)*

(1) 특성

약력 탄성 체인[elastic chain(E-Chain)]은 약력 탄성 밴드[elastic band(E-Band)]와 마찬가지로 경량 탄성체이다. 일반 탄성체보다 가벼운 힘을 전달하므로 약한 교정력을 적용하고자 할 때 적합하다. 기존의 탄성체들은 지속적인 힘보다는 단속적인 힘을 가하는 성질이 강하며 힘이 상당히 세서 치아이동의 효율성과 통증 측면에서 불리했다. 약력 탄성 체인은 이러한 단점을 보완하여 좀 더 약하면서도 지속적인 힘을 가할 수 있도록 제작된 교정장치이다.

약력 탄성 체인은 약력 탄성 밴드와 마찬가지로 실리콘 탄성체이며 러버가 아닌 실리콘 재질로 제작되었으나 외형은 약력 탄성 밴드와 차이가 있다. 구멍이 2개 단위로 제작되어 있어서 정중이개 폐쇄(disastema closure)나 견치 후방견인(canine retraction)과 같은 단일 치아이동(single tooth movement)에 효율적이다. 상대적으로 구멍이 크고 내구성이 더 커서 치면에 붙일 때뿐 아니라 교정용 장치에 결찰하는 용도로도 사용하기 쉽다. 또한 실리콘의 탄성 때문에 오랫동안 일정한 힘을 제공한다. 훅이나 버튼에 걸어서 사용할 수 있으며 구멍이 있는 부위를 직접 치면에 부착하여 사용할 수도 있다(그림 2-60, 2-61).

약력 탄성 밴드와 마찬가지로 카레나 기타 음식물을 섭취해도 변색이 잘 되지 않는다는 특징이 있으며, 반투명이므로 전치부에 부착하였을 때 심미적인 특징을 지닌다.

약력 탄성 체인도 힘의 세기에 따라 Type 1, 2, 3의 3종류가 있다. Type 1은 75gm, Type 2는 60gm, Type 3은 45gm의 힘을 가하며, 3가지 제품 모두 일반 탄성체보다는 현저히 낮은 힘을 가하는 장치이다(그림 2-62).

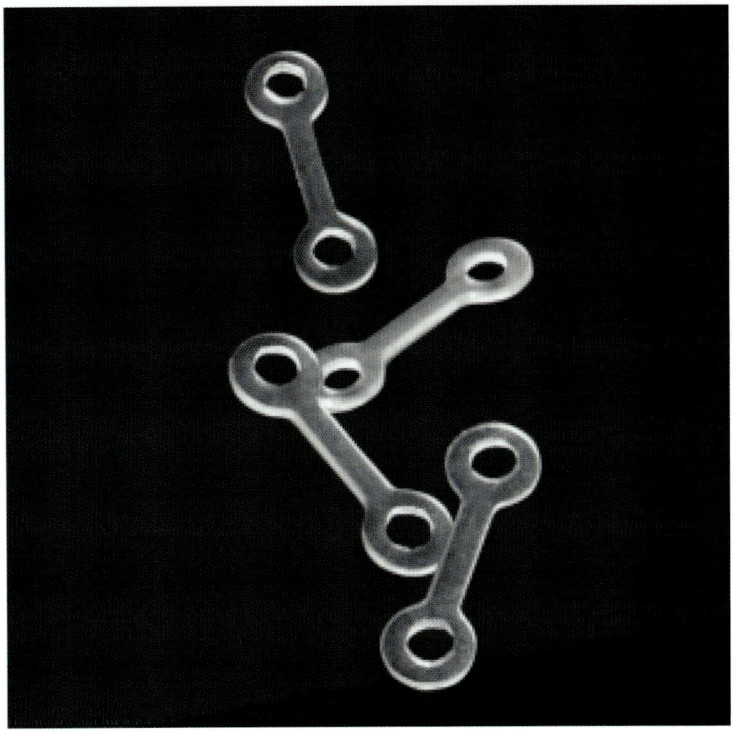

- 홀(구멍)이 2개 단위로 제작되어 있어 정중이개 폐쇄(diastema closure)나 견치 후방견인(canine retraction)과 같은 단일 치아이동(single tooth movement)에 효율적임
- 상대적으로 구멍이 더 크고 내구성이 더 커서 치면에 붙일 때뿐만 아니라 교정용 장치에 거는 용도로도 용이하며, 실리콘 재질로 탄성을 제공하여 오랫동안 일정한 힘 제공

특성

- 실리콘으로 만들어 오랫동안 일정한 힘 제공
- 40~80gm 내외의 힘을 발휘하여 단일 치아이동에 용이
- 음식물 등에 의한 번색 가능성 낮음
- 반투명이므로 심미적이어서 전치부 부착에 유리

적응증

- 정중이개 폐쇄
- 견치 후방견인
- 전치부 및 구치부 근원심경사 유도
- 전치부 및 구치부 압하/정출(intrusion/extrusion)

그림 2-60. 약력 탄성 체인[elastic chain(E-Chain)]의 특성과 적응증.

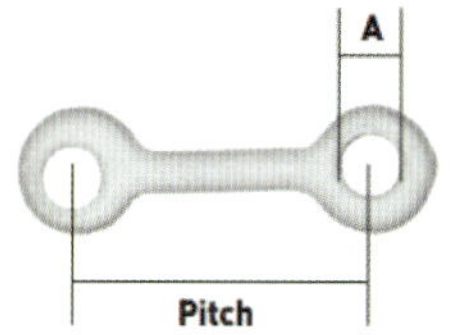

모델명	Thickness	Pitch	A(Ø)	Average Force
E-CHAIN Type1	0.5 mm	7 mm	1 mm	75 g
E-CHAIN Type2	0.5 mm	7 mm	1 mm	60 g
E-CHAIN Type3	0.5 mm	7 mm	1 mm	45 g

그림 2-61. 약력 탄성 체인[elastic chain(E-Chain)]의 규격(prescription).

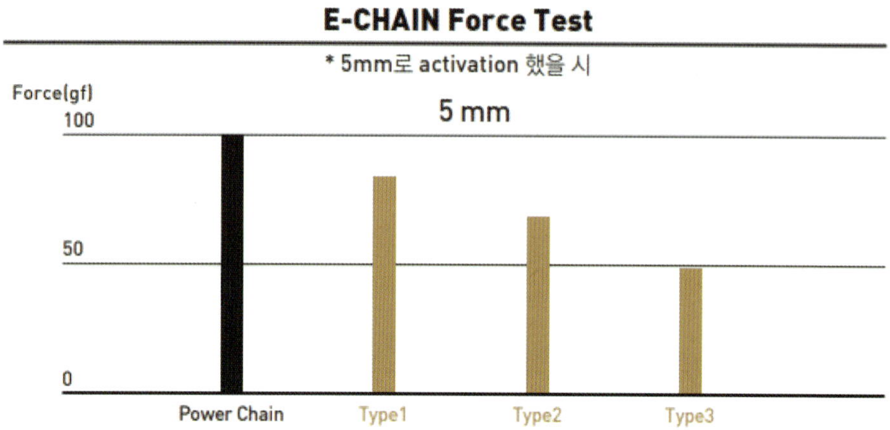

그림 2-62. 일반 파워체인(power chain)과 약력 탄성 체인의 교정력 비교. Type 1, 2, 3 모두 파워체인에 비하여 연장 시 더욱 약한 힘을 가하는 것을 볼 수 있다.

(2) 임상적 적용

① 증례 *(case)*

본 증례는 상악 전치부 총생을 동반한 소구치 발치 증례이다. 다수 치아이동에 사용하는 약력 탄성 밴드(elastic band)와는 달리 약력 탄성 체인(elastic chain)은 주로 단일 치아이동에 사용한다. 구멍 부위를 금속 장치에 결찰하거나 치면 부착을 위한 기계적 언더컷으로 사용할 수 있다. 증례처럼 총생 해소를 위하여 견치의 후방이동(canine retraction)이 필요한 경우 견치 브라켓이나 훅에 약력 탄성 체인을 결찰하여 후방견인을 유도할 수 있다. 또한 정중이개 증례인 경우 상악 중절치 순면에 직접 부착하여 정중이개 폐쇄를 유도할 수 있다(그림 2-63).

전치부 설측에 맞춤형 와이어(customized wire)가 부착되어 있는 경우에 약력 탄성 체인을 순측으로 추가 부착하여 전치부 공간폐쇄나 공간 재분배를 유도할 수 있다.

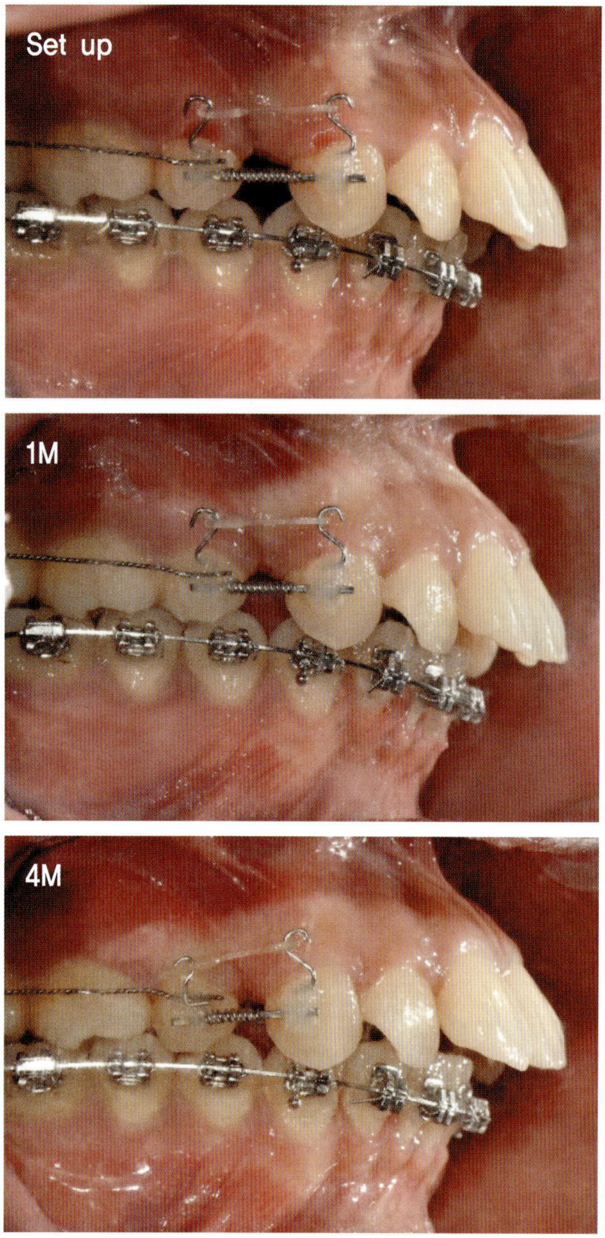

그림 2-63. 약력 탄성 체인[elastic chain(E-Chain)]을 사용한 견치 후방견인 증례. 축에 결찰하여 단일 치아이동을 유도할 때 쉽게 사용할 수 있다.

3) 초탄성 나이타이 폐쇄 코일 스프링 *(Superelastic NiTi closed coil spring)*

(1) 특성

초탄성 나이타이 폐쇄 코일 스프링[superelastic NiTi closed coil spring(E-Coil spring)]은 초경량의 지속적인 힘을 전달하는 스프링이다. 일반 NiTi 스프링보다 가벼운 힘을 전달하므로 약하고 지속적인 교정력을 적용하고자 할 때 적합한 스프링이다. 강하고 지속적인 힘이 아닌 약하고 지속적인 힘을 가하기에 용이하기 때문에 간접 골흡수를 최소화하면서 지속적인 치아이동을 유도할 수 있다.

주로 치아의 정출, 압하 또는 매복치 견인 등의 교정적 치아이동에 효율적으로 사용 가능하다. 치아 등에 직접적으로 부착하여 사용하거나 철사나 고리에 결찰하여 사용한다.

주요 적응증은 전치부 및 구치부 압하 및 정출, 전치부 및 구치부 근원심경사 유도, 매복치 견인, 견치 후방견인 등이 있다(그림 2-64, 2-65). 특히 약하고 지속적인 힘을 오랫동안 유지할 수 있기 때문에 구치 압하 증례에서 편리하게 사용할 수 있는 장치이다. 여러 종류의 치아이동 중에서 압하가 가장 약한 힘을 필요로 하는 치아이동이다. 압하에 사용할 경우 통증이나 간접 골흡수를 최소화하면서 빠른 속도로 치아이동을 유도할 수 있는 장점이 있다(그림 2-66).

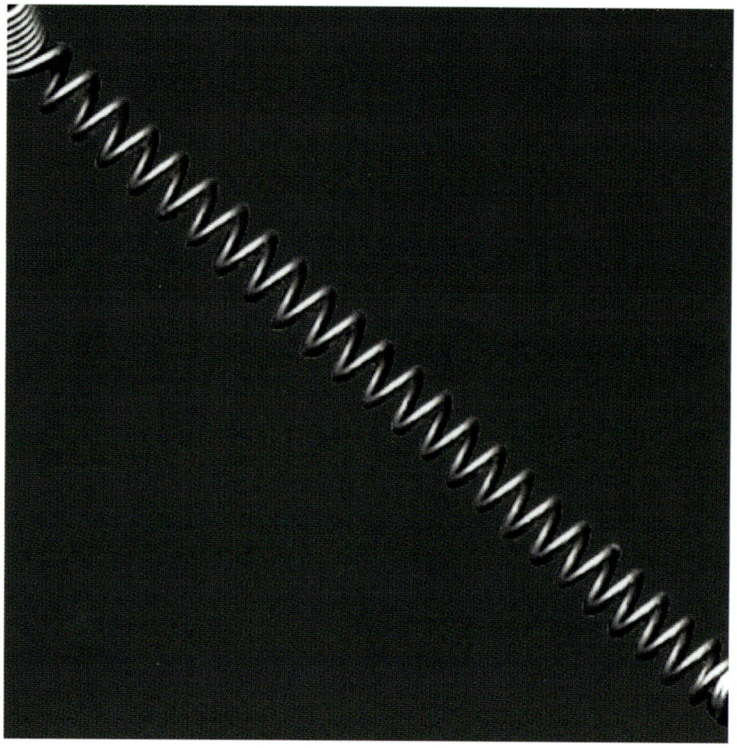

• NiTi 초고탄성의 스프링을 이용하여 교정치료 시 주로 치아의 정출, 압하 또는 매복치 견인 등에 효율적으로 사용 가능
• 치아 등에 직접 부착하여 사용
• 50gm 내외의 약한 힘을 지속적으로 전달

특성

• 약력(ultra-light force) 발휘
• 전치부 및 구치부 압하/정출(intrusion/extrusion)에 용이
• 지속적이고 정확한 힘 발휘
• 다양한 역학 설계 가능
• 실온에서의 보관 용이

적응증

• 전치부 및 구치부 압하/정출(intrusion/extrusion)
• 전치부 및 구치부 근원심경사 유도
• 매복치 견인
• 견치 후방견인(canine retraction)

그림 2-64. 초탄성 나이타이 폐쇄 코일 스프링[superelastic NiTi closed coil spring(E-Coil spring)]의 특성과 적응증.

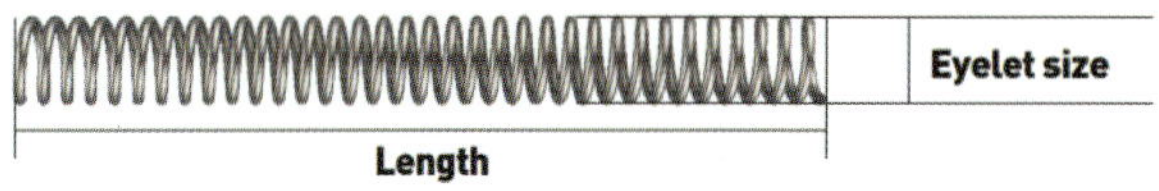

모델명	Eyelet size	Length	Average Force
E-COIL SPRING Type1	Ø1.24±0.5 mm	7±0.5 mm	50-75 g
E-COIL SPRING Type2	Ø1.24±0.5 mm	10±0.5 mm	50-75 g

그림 2-65. 초탄성 나이타이 폐쇄 코일 스프링[superelastic NiTi closed coil spring(E-Coil spring)]의 규격(prescription).

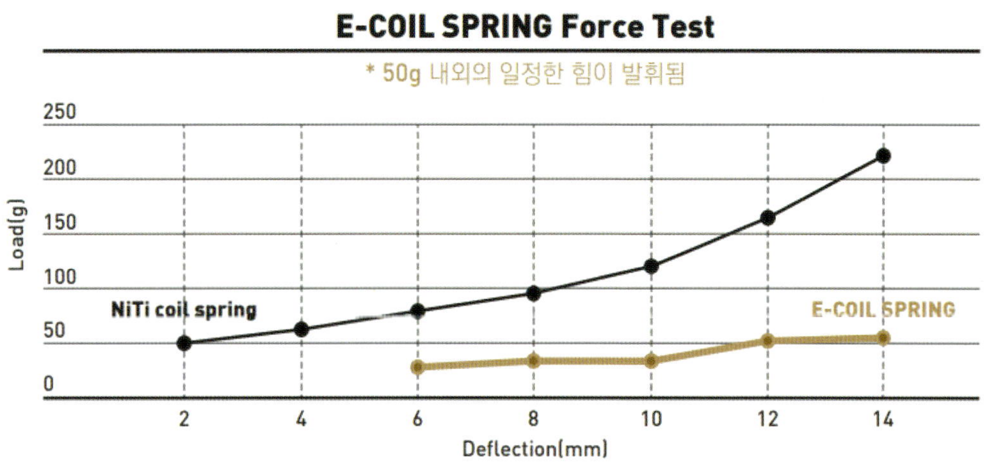

그림 2-66. 초탄성 나이타이 폐쇄 코일 스프링을 연장시켰을 때 발생하는 힘의 세기를 측정한 결과이다. 일반 나이타이 폐쇄 코일 스프링에 비하여 50gm 이하의 약하고 지속적인 힘을 발휘한다.

(2) 임상적 적용

① 증례 *(case)*

초탄성 나이타이 폐쇄 코일 스프링[superelastic NiTi closed coil spring(E-Coil spring)]은 구치의 압하에 효과적이다. 다수의 구치를 고정원으로 사용하는 경우에는 3개 이상의 구치를 스테인리스 스틸 호선으로 고정하여 고정원을 보강할 수 있다. 또한 TAD를 동반한 간접골성 고정원(indirect skeletal anchorage)을 사용하는 경우에는 TAD와 자연치아를 스테인리스 스틸 호선으로 연결하여 고정원을 보강할 수도 있다. 술자의 선호도에 따라 TAD에 직접 스프링을 연결하여 사용하는 것도 가능하다.

정출된 구치의 협면과 설면의 중앙에 초탄성 나이타이 폐쇄 코일 스프링을 부착할 경우 협측 경사나 구개/설측 경사를 최소화하며 압하를 유도할 수 있다. 초탄성 나이타이 폐쇄 코일 스프링은 길이의 1.5~2배 정도 연장(stretching)할 경우 효과적인 힘을 발휘할 수 있다(그림 2-67).

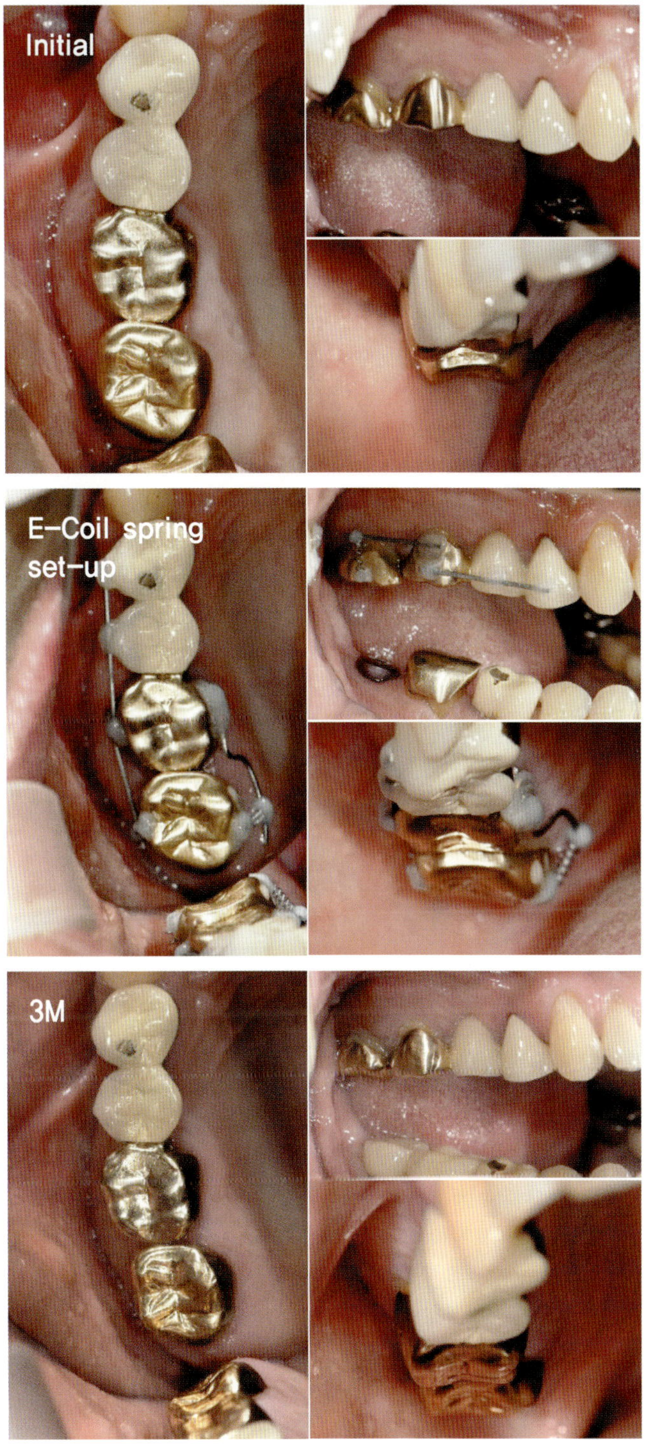

그림 2-67. 초탄성 나이타이 폐쇄 코일 스프링[superelastic NiTi closed coil spring(E-Coil spring, E-wireligner)]을 사용하여 제2대구치를 압하한 증례. 협측 및 구개측에 스프링을 부착하여 3개월 만에 구치의 압하를 유도하였다.

❖ 참고문헌

1. Berger J, Waram T. Force levels of nickel titanium initial archwires. J Clin Orthod. 2007;41:286-92.
2. Berger J, Byloff FK, Waram T. Supercable and the speed system. J Clin Orthod. 1998;32:246-53.
3. Speed Supercable Speed System World Wide Website Product Information Catalogue.
4. Sebastian B. Alignment efficiency of superelastic coaxial nickel-titanium vs superelastic single-stranded nickel-titanium in relieving mandibular anterior crowding: a randomized controlled prospective study. Angle Orthod. 2012 Jul;82(4):703-8. doi: 10.2319/072111-460.1. Epub 2011 Oct 19. PMID: 22011096.
5. Gravina MA, Brunharo IH, Canavarro C, Elias CN, Quintão CC. Mechanical properties of NiTi and CuNiTi shape-memory wires used in orthodontic treatment. Part 1: stress-strain tests. Dental Press J Orthod. 2013 Jul-Aug;18(4):35-42.
6. Yoneyama T, Doi H, Hamanaka H, Yamamoto M, Kuroda T. Bending properties and transformation temperatures of heat treated Ni-Ti alloy wire for orthodontic appliances. J Biomed Mater Res. 1993 Mar;27(3):399-402.
7. Santoro M, Nicolay OF, Cangialosi TJ. Pseudoelasticity and thermoelasticity of nickel-titanium alloys: a clinically oriented review. Part I: Temperature transitional ranges. Am J Orthod Dentofacial Orthop. 2001 Jun;119(6):587-93.
8. Jeong SR, Kim HI, Lim SH. Treatment of Class I crowding using simple tubes bonded with customized resin coverings: a case report. Korean J Orthod. 2019;49:116-23.
9. Zachrisson BJ. A posttreatment evaluation of direct bonding in orthodontics. Am J Orthod. 1977 Feb;71(2):173-89. doi: 10.1016/s0002-9416(77)90394-3. PMID: 319678.
10. Liou EJ, Chen LI, Huang CS. Nickel-titanium mandibular bonded lingual 3-3 retainer: for permanent retention and solving relapse of mandibular anterior crowding. Am J Orthod Dentofacial Orthop. 2001 Apr;119(4):443-9. doi: 10.1067/mod.2001.111397. PMID: 11298318.
11. Proffit WR, Fields HW, Sarver DM. Contemporary orthodontics. St. Louis, Mo: Elsevier/Mosby.
12. Menini A, Cozzani M, Sfondrini MF, Scribante A, Cozzani P, Gandini P. A 15-month evaluation of bond failures of orthodontic brackets bonded with direct versus indirect bonding technique: a clinical trial. Prog Orthod. 2014;15(1):70. Published 2014 Dec 30. doi:10.1186/s40510-014-0070-9
13. Cohl ME, Green LJ, Eick JD. Bonding of clear plastic orthodontic brackets using an ultraviolet-sensitive adhesive. Am J Orthod. 1972 Oct;62(4):400-11. doi: 10.1016/s0002-9416(72)90280-1. PMID: 4560169.
14. Jung JM, Wi YJ, Koo HM, Kim MJ, Chun YS. Maxillary molar derotation and distalization by using a nickel-titanium wire fabricated on a setup model. The Korean Journal of Orthodontics. Korean Association of Orthodontists. 2017;47(4):268-74. https://doi.org/10.4041/kjod.2017.47.4.268

Chapter 3

약력교정의 증례별 접근법

Treatment Strategy with Light-force Orthodontics

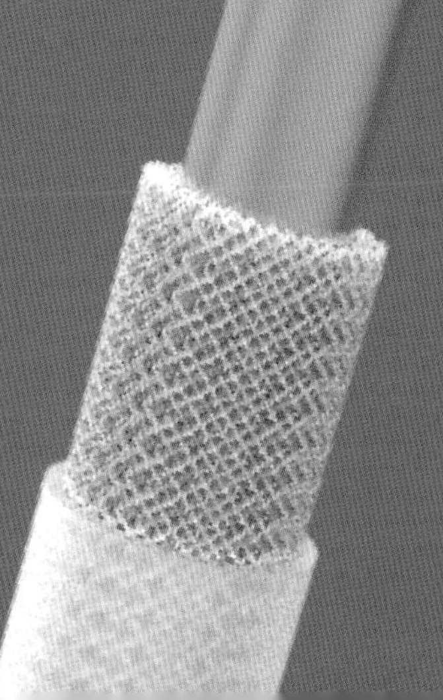

1. 경미한 총생(Mild crowding)

치과의사들이 쉽게 접할 수 있으며 치료하기 용이한 증례가 경미한 총생 증례이다. 경미한 총생 증례에서는 전치부 배열에 필요한 공간 양이 충분하거나 소량만 모자라는 경우가 많다. 따라서 소구치 발치나 구치부의 후방이동보다는 적은 양의 치간삭제(stripping)나 전치부 순측 경사(anterior flaring)로 전치부 배열이 가능하므로, 술자의 입장에서 간편하게 교정치료를 진행할 수 있다.

경미한 총생 증례 중 상당수는 교정 후 재발(relapse)이다. 교정치료 후 양호한 치아 배열을 가졌던 증례에서도 치료 후 일정 시간이 지나면 재발되는 경우가 많다(그림 3-1). 특히 상악 총생의 경우 치료 후 단기간 재발이 많이 발생하며 이것이 장기간 유지되는 특성이 있다. 하악 총생의 경우 치료 후 단기간 재발이 많이 발생하며 이것은 시간이 흐를수록 점점 더 심해지는 특성이 있다.[1] 또한 제1소구치 발거 후 교정치료를 한 환자군에서 보정장치 장착 10년 후 30%에서만 양호한 배열을 보였고, 20%는 심각한 총생 재발이 발생하였다.[2] 그러므로 총생이 재발된 경우에 더욱 심화되는 것을 방지하기 위하여 조기에 재치료할 필요가 있다.

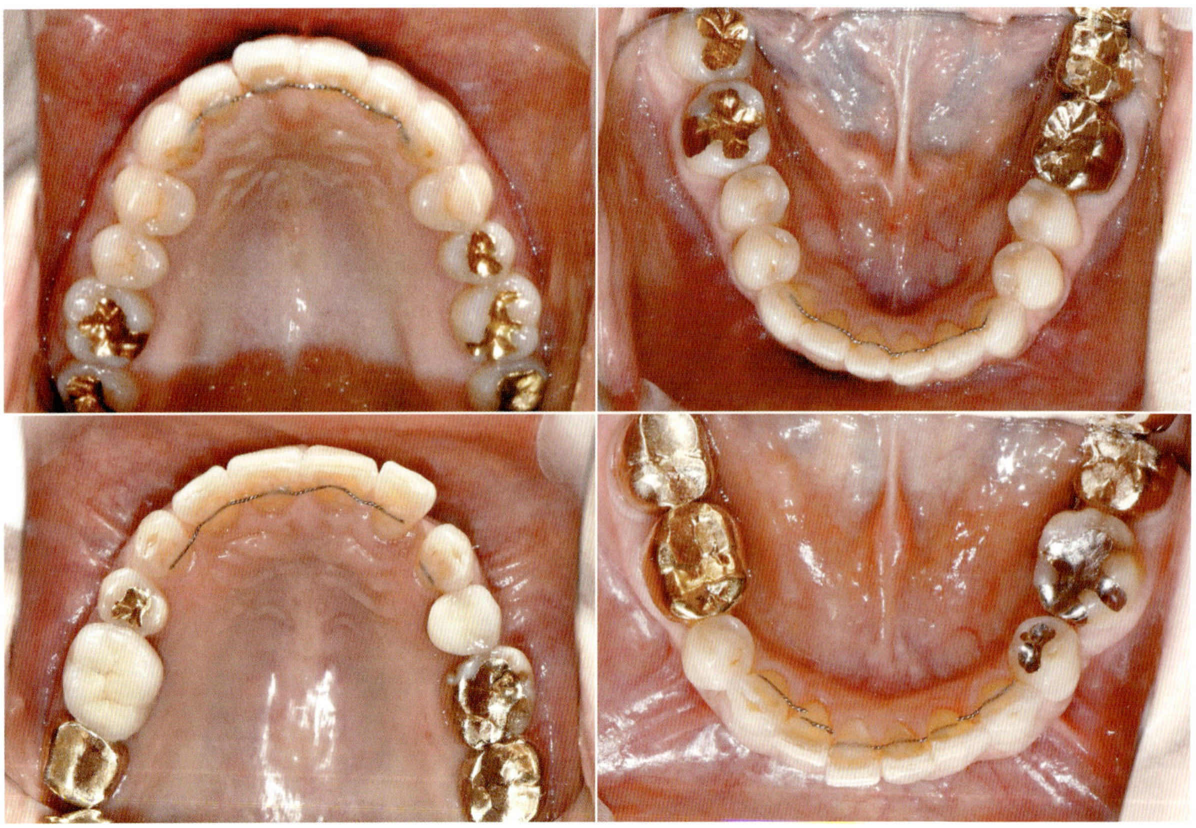

그림 3-1. 교정치료 종료 후 유지장치의 변형이나 탈락으로 총생이 재발되는 경우가 많다.

총생 재발 증례의 경우 고정식 유지장치를 제거한 후에 일반적인 경미한 총생 증례에 준하여 치료할 수 있다. 고정식 유지장치를 제거한 후에 협측 또는 설측에 교정장치를 부착하여 치료한다. 공간이 부족한 경우에는 치간삭제를 통하여 공간을 확보할 수 있다. 그 양을 예측하기 쉬운 경우에는 바로 교정치료를 진행할 수 있으며, 그 양을 계산하기 어려운 경우 진단용 셋업을 통해 필요한 치간삭제량을 계산할 수 있다. 진단용 셋업 결과에 따라서 필요한 양만큼 치간삭제를 완료한 후 교정치료를 진행한다.

경미한 총생 환자의 교정치료를 위하여 술자의 편의에 따라 벨로드럼 코팅와이어(velodrome coated wire)의 설측 부착방식과 원형 코팅와이어(round coated wire)의 협측 직접 부착방식을 사용할 수 있다. 또한 진단용 셋업을 기반으로 한 맞춤형 와이어(customized wire)의 설측 간접 부착방식도 있다. 벨로드럼 코팅와이어 직접 부착방식과 맞춤형 와이어 설측 간접 부착방식의 경우 교정치료 후 그 자체를 유지장치로 사용할 수 있다는 장점이 있다. 3가지 방법 모두 와이어는 가늘지만 유격(.002~.004")이 최소화되어 있으므로 단기간 내에 최대의 치료성과를 거둘 수 있다. 적은 유격을 사용하기 때문에 가는 철사의 최대의 효과를 발휘할 수 있게 되어, 술자와 환자가 모두 편안하고 즐거운 교정치료를 진행할 수 있게 된다.

경미한 총생 증례의 접근 방법을 정리하면 다음과 같다.

① 벨로드럼 코팅와이어[velodrome coated wire(Velodrome Coated E-WIRE)] 설측 직접 부착(lingual direct bonding)

② 원형 코팅와이어[round coated wire(Round Coated E-WIRE)] 협측 직접 부착(labial direct bonding)

③ 맞춤형 와이어[customized wire(Customized E-WIRE)] 협설측 간접 부착(labial/lingual indirect bonding)

벨로드럼 코팅와이어의 설측 부착방식의 경우 한쪽 견치부터 반대측 견치까지 치아의 설면에 부착하는 방식이다. 주로 경미한 총생 증례에 사용 가능한 방법이며 환자의 치료 시작 내원 당일에 바로 부착하여 치료를 시작할 수 있다(그림 3-2).

원형 코팅와이어의 협측 부착방식의 경우 와이어를 한쪽 제1소구치부터 반대측 제1소구치까지 부착하거나 한쪽 견치부터 반대측 견치까지 치아의 협면에 부착하는 방식이다. 주로 경미한 총생뿐만 아니라 중등도 총생 증례 치료 시에 사용 가능한 방법이며 환자의 치료 시작 내원 당일에 바로 부착하여 치료를 시작할 수 있다(그림 3-3).

맞춤형 와이어 간접 부착방식의 경우 설측뿐만 아니라 협측 부착도 가능하다. 증례에 따라 설측 부착이 어려운 경우는 협측으로 기공 의뢰를 할 수 있다(그림 3-4, 3-5). 환자의 석고모델이나 구강 스캔 파일(STL file)로 기공 의뢰하여 일차적으로 진단용 셋업 후 장치를 제작하는 방식이다. 맞춤형 와이어를 부착하는 과정은 지그(transfer jig)를 이용하여 부착하는 간접 부착방식이기 때문에 치아마다 부착 위치가 정해져 있으며 정확히 부착하기가 편리하다.

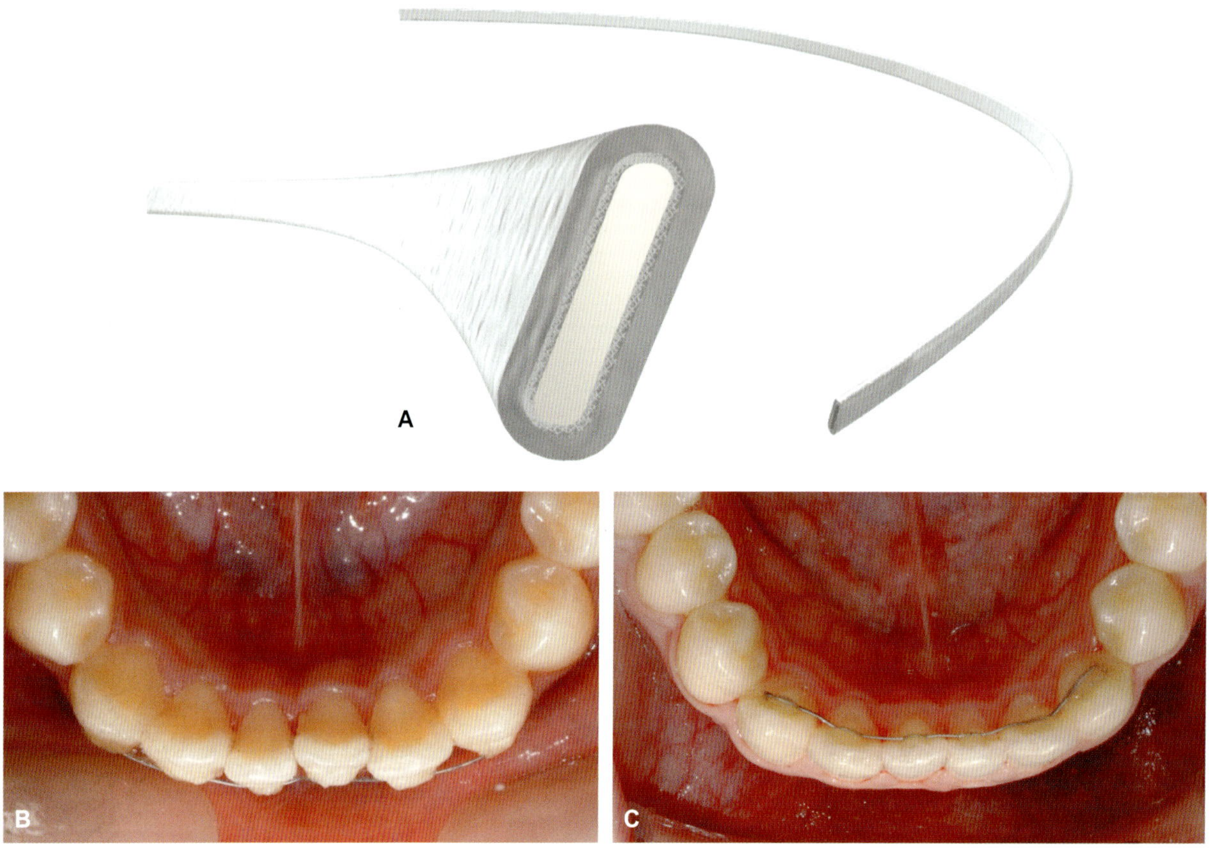

그림 3-2. A, 벨로드럼 코팅와이어[velodrome coated wire(Velodrome Coated E-WIRE)] 설측 직접 부착(lingual direct bonding). B, 부착 전. C, 부착 후.

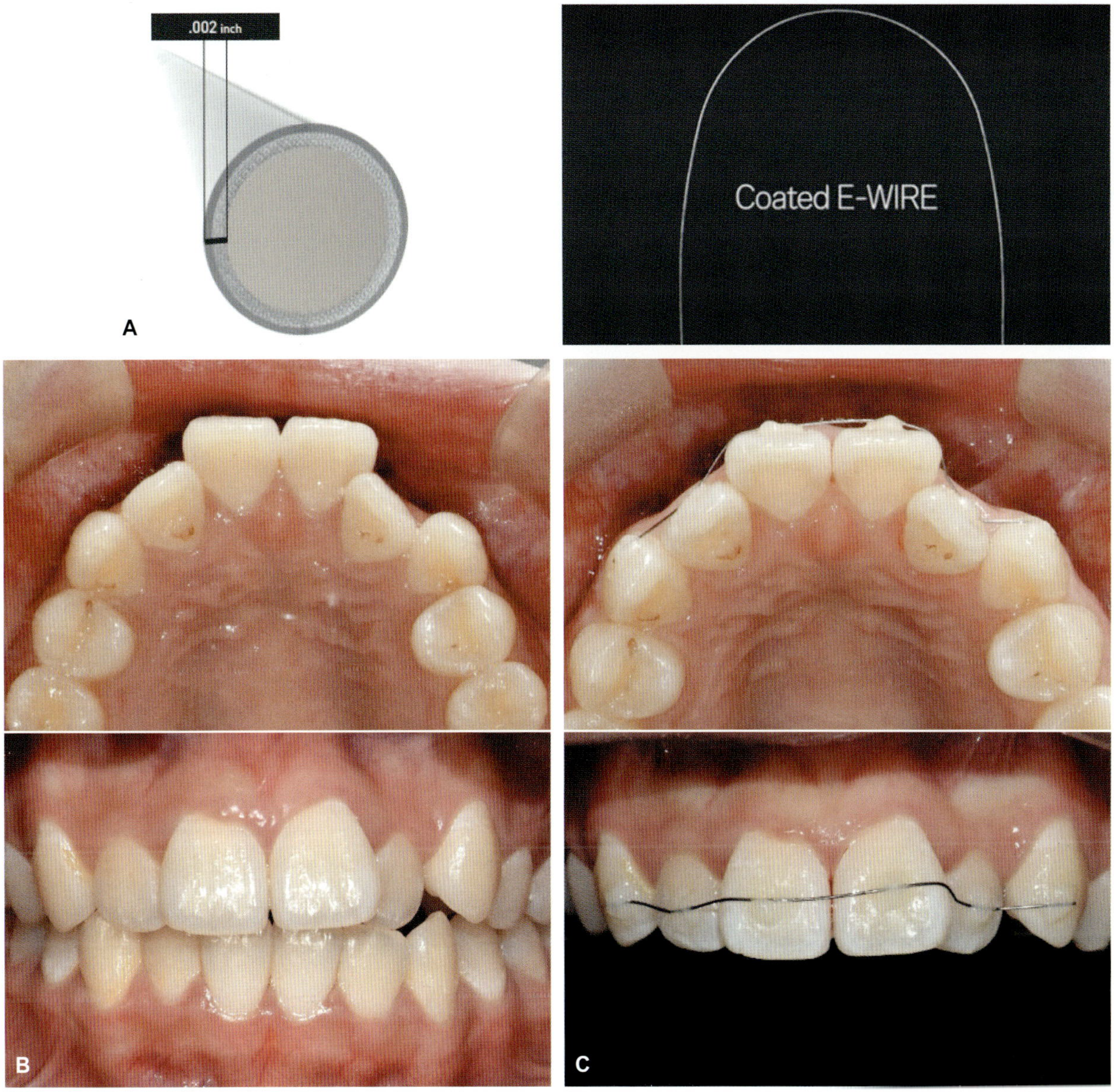

그림 3-3. A, 원형 코팅와이어[round coated wire(Round Coated E-WIRE)] 협측 직접 부착(labial direct bonding). B, 부착 전. C, 부착 후.

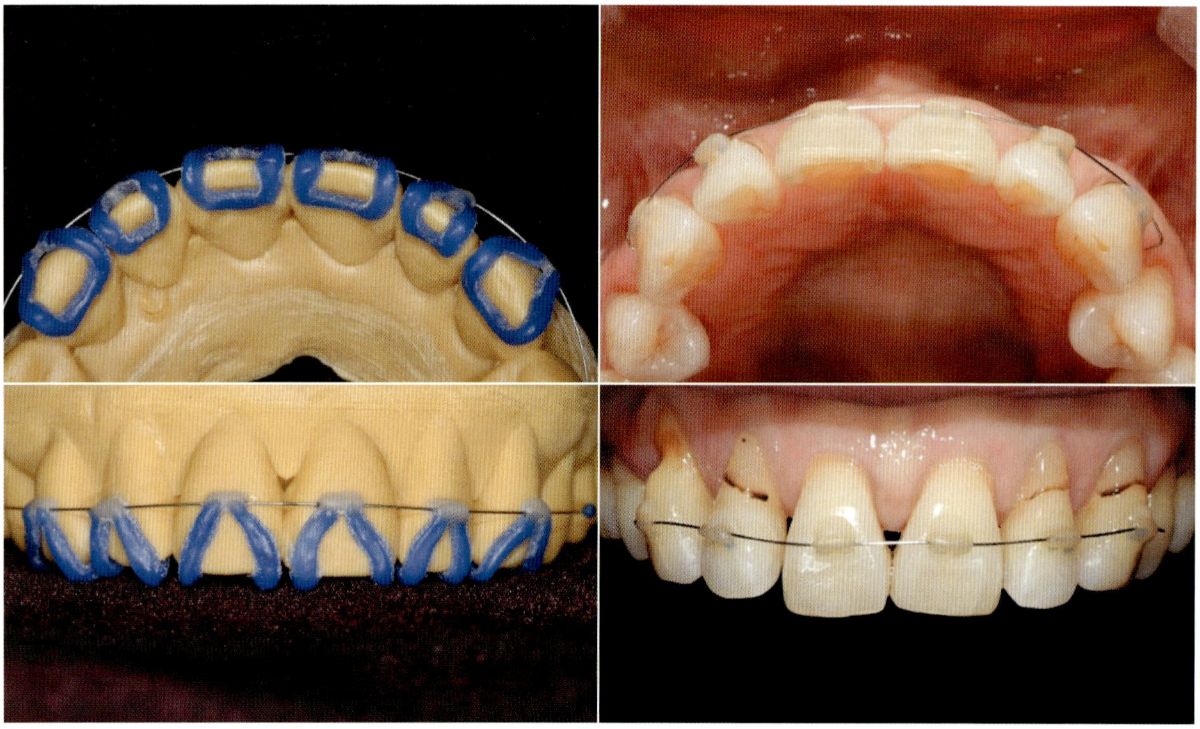

그림 3-4. 협측 부착방식의 맞춤형 와이어[customized wire(Customized E-WIRE)] 초기 디자인으로 트랜스퍼 지그(transfer jig)가 3D 프린팅 방식이 아닌 기공 작업으로 제작되었다. 전치부 심피개교합 증례에서 협측 접근 방법을 사용할 수 있다.

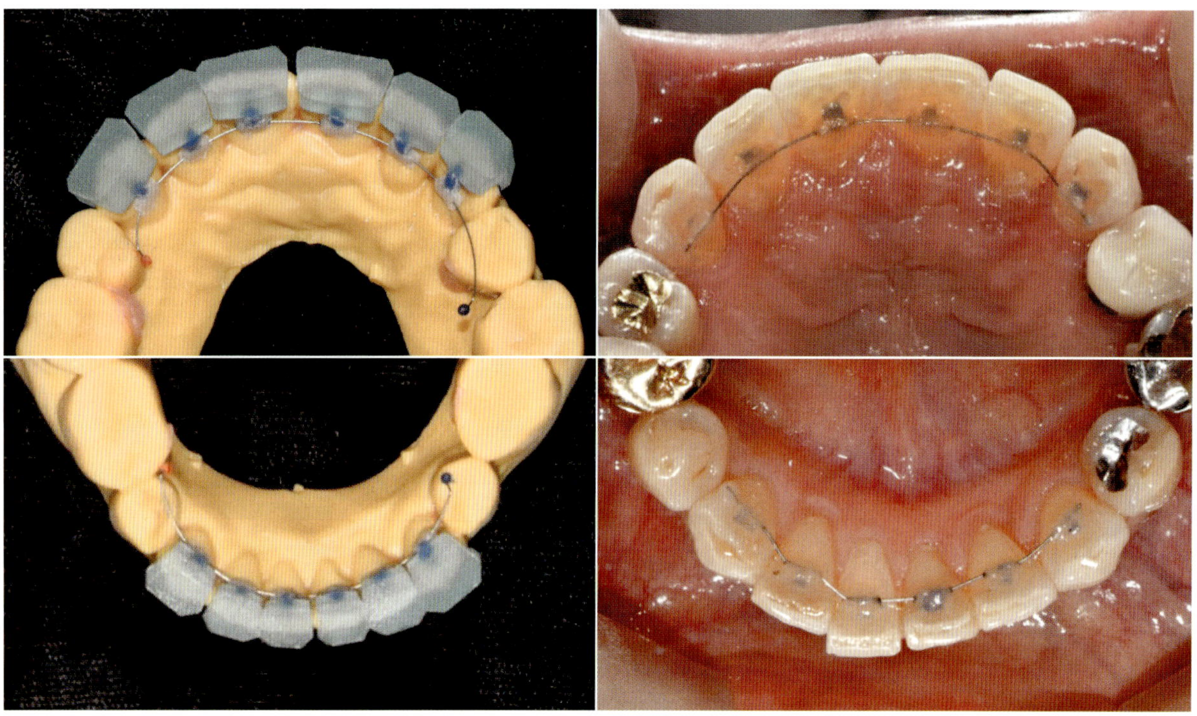

그림 3-5. 설측 부착방식의 맞춤형 와이어[customized wire(Customized E-WIRE)]. 맞춤형 와이어의 트랜스퍼 지그(transfer jig)가 3D 프린팅 방식으로 제작되었다. 트랜스퍼 지그를 사용하여 설측 장치를 편리하게 부착할 수 있다.

치간삭제가 필요한 경우 장치 부착 전에 완료하는 것이 편리하다. 치간삭제는 치간 법랑질 폭의 최대 50%를 넘기지 않는 것이 중요하며 치간삭제량은 두 이웃하는 치아의 인접면상에서 전치부 0.5mm, 구치부 1mm 이내를 추천한다.

치간삭제에는 다양한 기구가 이용된다. 먼저 치아의 외형 변화를 최소화하면서 0.2mm 이하의 치간삭제를 요하는 부위에서 사용할 수 있는 메탈 스트립(metal strip)이 있으며 이를 좀 더 간편하게 진행할 수 있는 치간삭제용 콘트라앵글(contra-angle)이 있다. 치간삭제량이 좀 더 많은 경우(0.2~0.5mm)에 사용할 수 있는 디스크(abrasive disc)도 있다. 디스크는 삭제력이 좋아서 편리하지만 안전을 위하여 조심스럽게 사용해야 하며, 총생이 심한 경우에는 바로 사용하기 어렵고 총생을 어느 정도 개선시킨 후에 사용하는 것이 좀 더 편리하다. 마지막으로 하이스피드 버(high speed bur)를 이용한 치간삭제도 가능하다. 주로 0.3~1mm의 치간삭제 시 편리하게 사용할 수 있으나 치간삭제 과정에서 에나멜 선반(enamel ledge) 형성에 유의하면서 진행하여야 한다.

벨로드럼/원형 코팅와이어나 맞춤형 와이어 부착 전에는 어떤 방법을 사용하든 치간삭제가 가능하지만 장치를 부착한 이후에는 장치 부착물에 치간삭제 기구가 간섭이 될 수 있다. 그러므로 장치 부착 이후에는 주로 메탈 스트립을 수직으로 세워서 치간에 끼워 넣은 후 치간삭제를 하거나 하이스피드 버를 조심스럽게 사용하여 치간삭제를 할 수 있다.

다음의 증례들을 통하여 경미한 총생 증례 접근 방법에 대해 좀 더 자세히 소개하고자 한다.

Case 1 맞춤형 와이어를 활용한 중년 환자의 총생 재발 교정치료

환자 50대 여성
주소 총생 재발(crowding relapse)
치료방법
- 상악 전치부: 구개측 맞춤형 와이어(customized wire)
- 하악 전치부: 설측 맞춤형 와이어(customized wire)

50대 여성으로 고정식 교정장치를 이용한 교정치료 후 고정식 유지장치(fixed retainer) 변형으로 인한 상·하악 전치부의 총생 재발을 주소로 내원하였다. 환자는 기존의 브라켓 교정장치를 이용한 교정치료의 힘들었던 기억 때문에 재치료를 망설였으나 심미적인 맞춤형 와이어[customized wire (Customized E-WIRE)] 교정을 통해 재치료를 진행하기로 결정하였다. #12 회전 개선과 #41 배열(alignment) 개선이 필요한 간단한 증례이다.

상·하악 고정식 유지장치 제거 후 구강내 스캔(intraoral scanning)을 통한 인상채득을 하였다. 목표로 하는 개선 양이 적을수록 더욱 정교한 치료를 요하기 때문에 정확한 치료를 위하여 진단용 셋업을 기반으로 제작된 설측 맞춤형 와이어를 제작하였다. 와이어는 직경 .008″ NiTi 호선을 사용하였다. 상·하악 모두 배열을 위한 공간은 충분하여 치간삭제를 시행하지 않았다. 바로 다음 내원 시에 상·하악 설측 맞춤형 와이어를 설면에 부착하였으며 7주 만에 배열이 완료되었다. 설측 맞춤형 와이어는 유지장치로 사용이 가능하므로 장치를 유지하였으며, 주기적으로 경과를 관찰하였다. 맞춤형 와이어의 부피는 고정식 유지장치와 비슷하거나 더 작기 때문에 환자의 불편감을 최소화하면서 교정치료가 진행되었다(그림 3-6, 3-7).

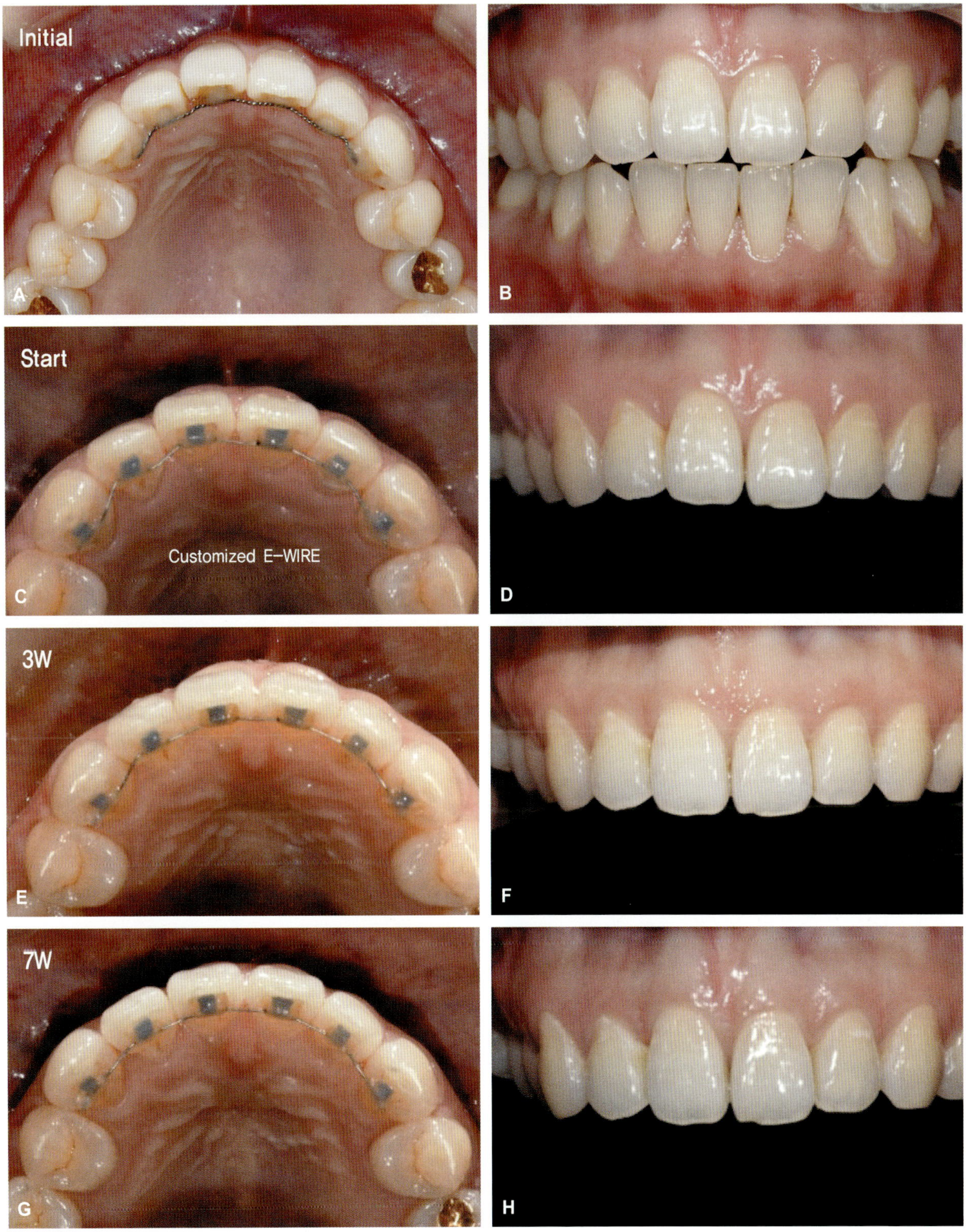

그림 3-6. A, B, 초진 시. C, D, 상악 고정식 유지장치 제거 후 다음 내원 시 상악 6전치 구개면에 맞춤형 와이어 [customized wire(Customized E-WIRE)]를 부착하였다. 간접법으로 부착하기 때문에 정확히 부착하기 용이하다. 부착 완료 후 #11~13 부위에 호선 굴곡이 있으며 총생이 개선될 것으로 예측된다. E, F, 3주 후 총생이 일부 개선되어 #11, 12 간 호선 굴곡이 해소된 것을 볼 수 있다. G, H, 7주 후 호선 굴곡이 모두 해소되었고 배열이 완료되었다.

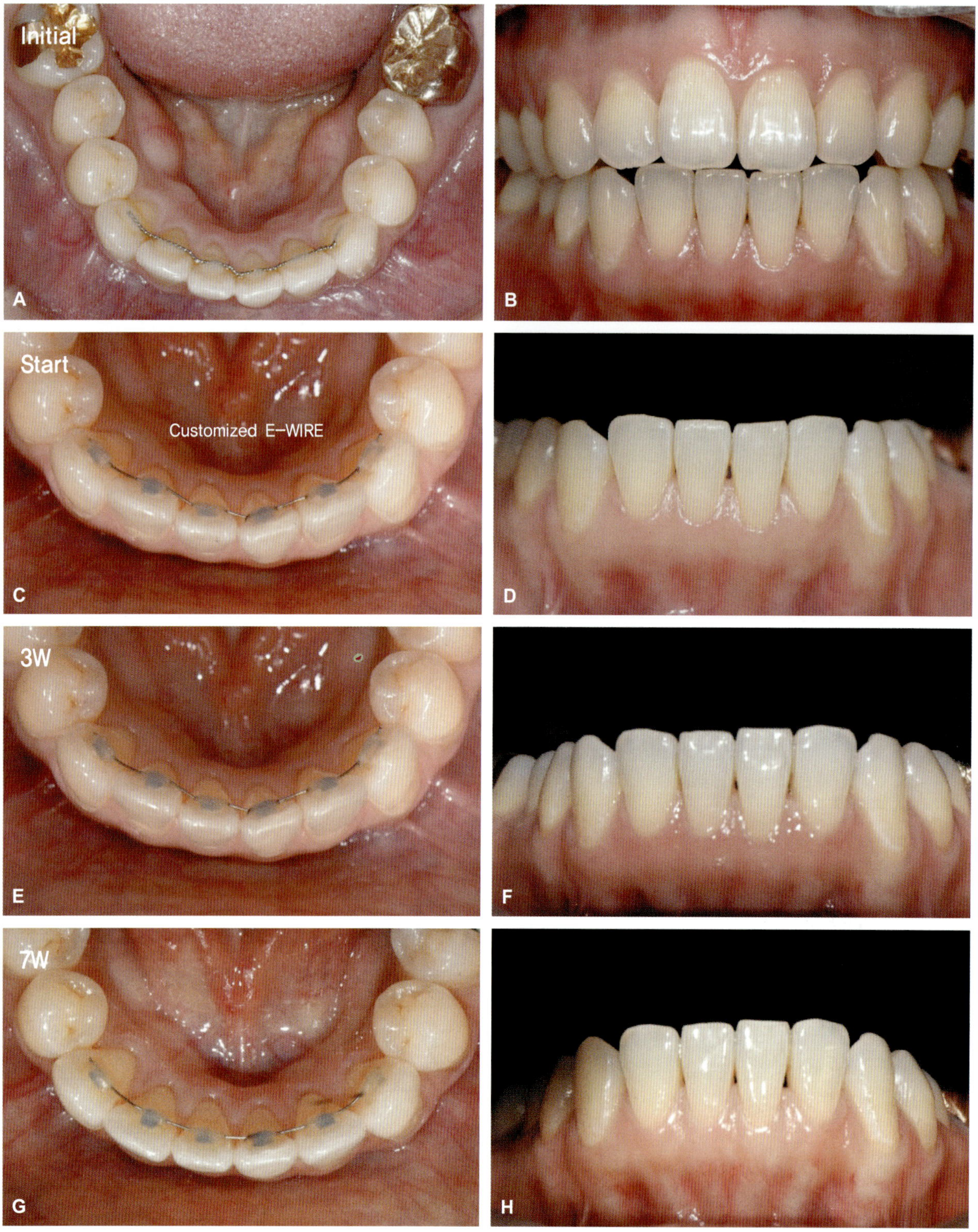

그림 3-7. A, B, 초진 시. C, D, 하악 고정식 유지장치 제거 후 다음 내원 시 하악 6전치 설면에 맞춤형 와이어[customized wire(Customized E-WIRE)]를 부착하였다. 간접법으로 부착하기 때문에 정확히 부착하기 용이하다. 부착 완료 후 #31, 41 부위에 호선 굴곡이 있으며 총생이 개선될 것으로 예측된다. E, F, 3주 후 총생이 일부 개선되어 #31, 41 간 호선 굴곡이 일부 해소된 것을 볼 수 있다. G, H, 7주 후 호선 굴곡이 모두 해소되었고 배열이 완료되었다.

Case 2 성인 환자의 전치부 경미한 총생 교정치료

환자 30대 여성

주소 경미한 총생(mild crowding)

치료방법

- 상악 전치부: 협측 원형 코팅와이어(round coated wire)
- 하악 전치부: 2단계 접근법(2-stage approach)
  - 1st stage: 협측 원형 코팅와이어(round coated wire)
  - 2nd stage: 설측 맞춤형 와이어(customized wire)

30대 여성으로 상·하악 전치부의 경미한 총생을 주소로 내원하였다. 편하고 심미적인 장치를 원하였으며 내원 당일에 치료 시작을 원하여 상·하악 전치부 모두 협측에 원형 코팅와이어[round coated wire(Round Coated E-WIRE)]를 부착하여 치료를 시작하였다. 상악은 협측 원형 코팅와이어만으로 치료가 완료되었으며, 하악은 맞춤형 와이어[customized wire(Customized E-WIRE)]로 교체하여 교정치료를 완료하였다. 즉, 하악은 2단계 접근법으로 치료하였다.

상악 전치부는 소량의 치간삭제가 필요하여 #12, 13 전치부 인접면에 샌드페이퍼 스트립(sandpaper strip)을 이용하여 0.2mm 치간삭제 후 상악 전치부 순면에 직경 .010″ 원형 코팅와이어를 직접 부착하였다. 일반적으로 치간삭제 후에 장치를 부착하는 것이 좀 더 편리하다. 장치 부착 1개월 후 배열이 완료되었으나 #11, 21 사이에 약간의 공간이 발생하여 #11, 13, 21, 23의 협면에 탄성 스레드(elastic thread)를 부착하여 공간을 폐쇄하였다. 이처럼 원형 코팅와이어 장치의 부피가 작기 때문에 필요시 협면에 부가적인 장치들을 부착하는 것이 용이하다. 공간폐쇄가 완료된 후에 6전치 구개면에 고정식 유지장치를 부착한 후 미무리하였다(그림 3-8).

하악 전치부는 40번대 전치부를 0.4mm 치간삭제 후 하악 전치부 순면에 원형 코팅와이어를 직접 부착하였다. 장치 부착 1개월 후 호선 굴곡(wire deflection)이 해소되며 배열은 개선되었으나 전방부 악궁 형태(arch form)가 사각형(square type)인 것을 확인할 수 있었다. 배열을 개선시키고 둥근 형태(ovoid)의 전방부 악궁을 얻기 위해서 진단용 셋업을 기반으로 제작된 설측 맞춤형 와이어 장치로 변경하였다. 설측에 사용하는 NiTi 호선이 둥근 형태(roll type)이므로 사각형의 악궁을 둥근 형태로 개선시키는 데에도 도움이 되었다. 배열과 악궁 형태의 개선이 완료된 후 맞춤형 와이어를 유지장치로 사용하였다(그림 3-9).

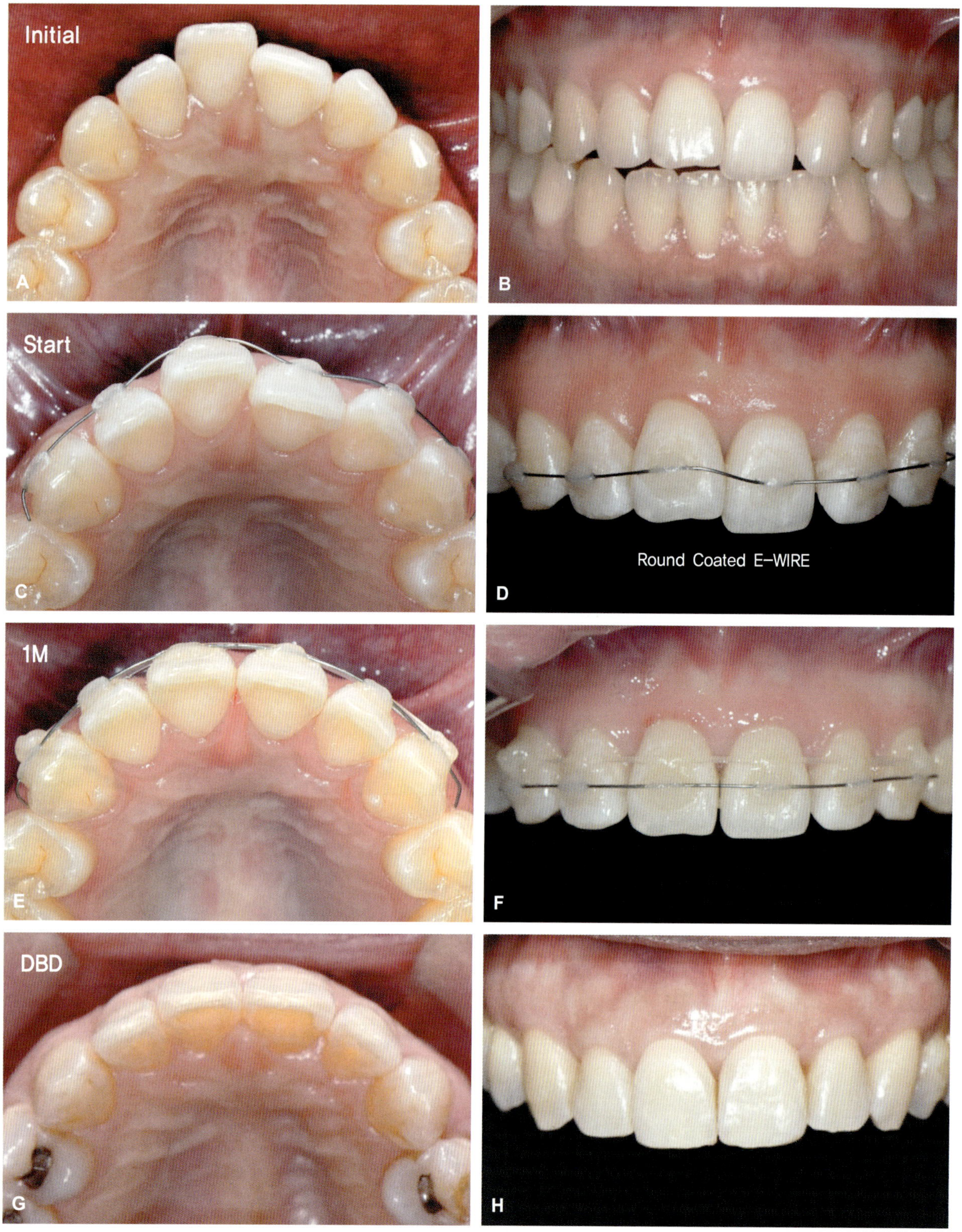

그림 3-8. A, B, 초진 시. C, D, 상악 전치 협면에 원형 코팅와이어[round coated wire(Round Coated E-WIRE)]를 부착하였다. 총생의 정도만큼 호선 굴곡이 관찰된다. E, F, 1개월 후 총생이 대부분 개선되었으나 #11, 21 사이에 약간의 공간(minor spacing)이 남아 #11, 13, 21, 23에 탄성 스레드(elastic thread)를 부착하여 공간을 폐쇄하였다. G, H, 치료가 완료되었으며 고정식 유지장치를 부착할 예정이다.

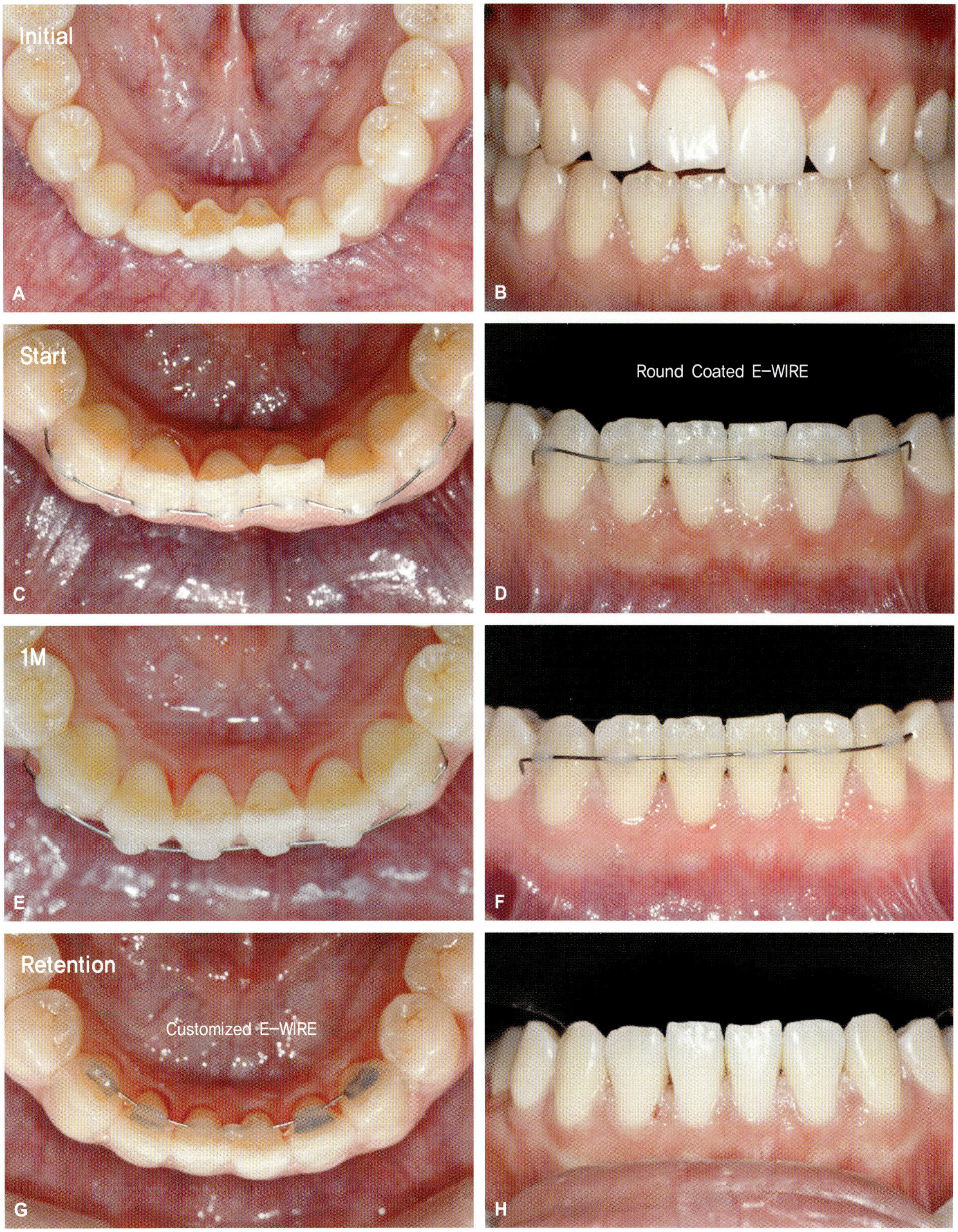

그림 3-9. **A, B,** 초진 시. **C, D,** 하악 전치 협면에 원형 코팅와이어[round coated wire(Round Coated E-WIRE)]를 부착하였다. 총생의 정도만큼 호선 굴곡이 관찰된다. **E, F,** 1개월 후 총생이 대부분 개선되었으나 전방부 악궁 형태가 사각형인 것을 볼 수 있다. 둥근 형태 NiTi 호선을 사용하는 설측 맞춤형 와이어[customized wire(Customized E-WIRE)]로 변경하여 악궁 형태를 개선시키고자 하였다. **G, H,** 배열 개선과 둥근 악궁 형태(ovoid arch form)를 얻은 후 치료가 완료되었다.

Case 3 과개교합과 상악 견치 반대교합을 동반한 성장기 환자의 교정치료

환자 10대 남성
주소 상·하악 전치부 총생(crowding)
치료방법
- 상악 전치부: 협측 원형 코팅와이어(round coated wire)
- 하악 전치부: 설측 벨로드롬 코팅와이어(velodrome coated wire)

10대 남성으로 상·하악 전치부 총생(crowding)을 주소로 내원하였다. 과개교합과 #13 반대교합을 동반하고 있으므로 해당 부위 개선에 집중하여 치료를 진행하였다. 1차 치료로는 과개교합 개선을 위한 전방교합 거상판(anterior bite plate) 치료를 진행하였다. 6개월간 전방교합 거상판을 사용하여 과개교합을 개선시켰다. 그다음 상·하악 전치부 총생 개선을 위한 2차 치료를 시작하였다. 상악 전치부에는 협측 원형 코팅와이어[round coated wire(Round Coated E-WIRE)]를 직접 부착하였으며, 하악 전치부에는 설측 벨로드롬 코팅와이어[velodrome coated wire(Velodrome Coated E-WIRE)]를 직접 부착하여 치료하였다.

상악 6전치 협측에 원형 코팅와이어를 부착하여 과정출된 #11, 21의 압하와 배열 개선을 유도하였다. 4개월 후 배열이 개선되었으나 #13 반대교합은 해결되지 않아, #12, 13, 15 치경부에 원형 코팅와이어를 추가로 부착하여 #13의 압하 및 반대교합 개선을 유도하였다. 1개월 후 #13 압하가 완료되었으며 #15~25 레진 슬롯에 NiTi 호선을 재삽입하였다. 추후 상악 전치부 교정 치료를 종료하기로 하였다(그림 3-10).

하악 전치부는 벨로드롬 코팅와이어를 설측에 부착하여 치료하였다. 부착 완료 후 #32, 42 부위에 호선 굴곡(wire deflection)이 관찰되었다. 1개월 후 총생이 일부 개선되어 #32, 42의 호선 굴곡이 일부 해소되었으며, 2개월 후 호선 굴곡이 모두 해소되고 배열이 완료되었다. 벨로드롬 코팅와이어를 부착한 후 치간삭제를 하지 않았음에도 2개월 후 대부분의 총생이 해결되었다. 부착된 벨로드롬 와이어를 그대로 유지하여 유지장치로 사용하였다(그림 3-11).

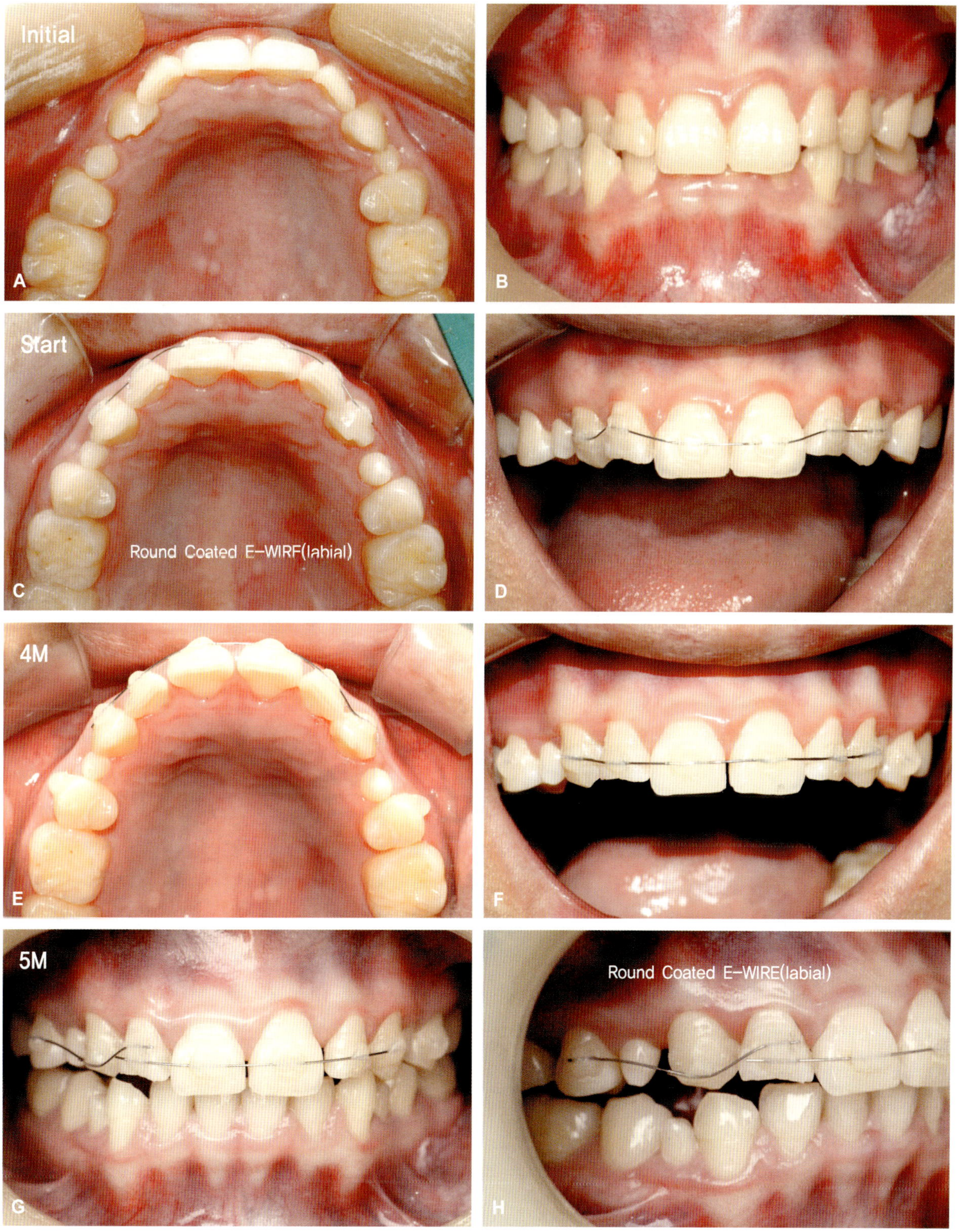

그림 3-10. A, B, 초진 시. C, D, 상악 6전치 협측에 원형 코팅와이어[round coated wire(Round Coated E-WIRE)]를 부착하여 과정출된 #11, 21의 압하와 배열 개선을 유도하였다. E, F, 4개월 후 배열이 개선되었으나 #13 반대교합은 해결되지 못하였다. G, H, #12, 13, 15 치경부에 원형 코팅와이어를 추가로 부착하여 #13의 압하 및 반대교합 개선을 유도하였다. *(계속)*

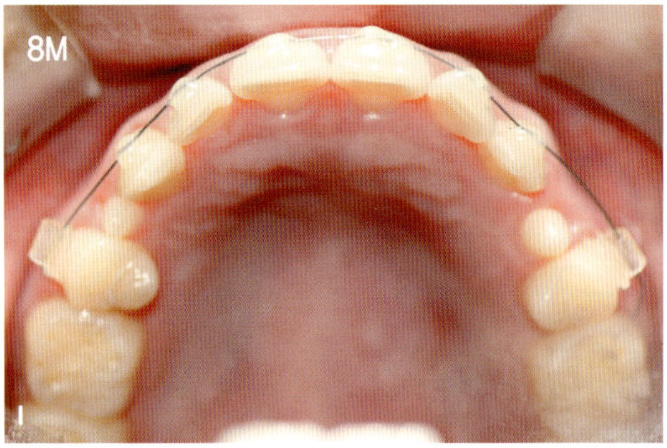

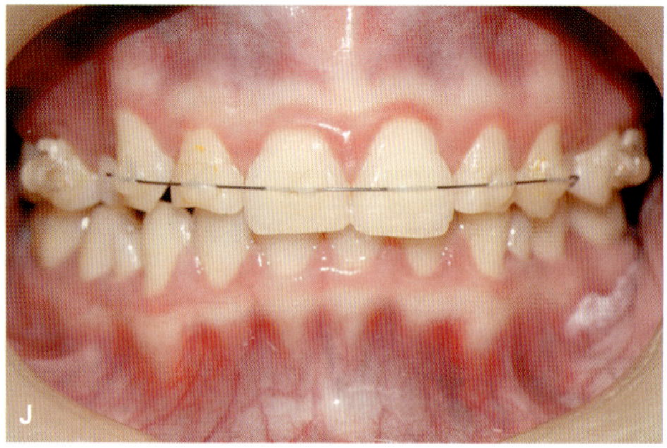

그림 3-10. *(계속)* I, J, #13 압하 후 #15~25 레진 슬롯에 NiTi 호선을 재삽입하였다. 추후 상악 전치부 치료를 종료하기로 하였다.

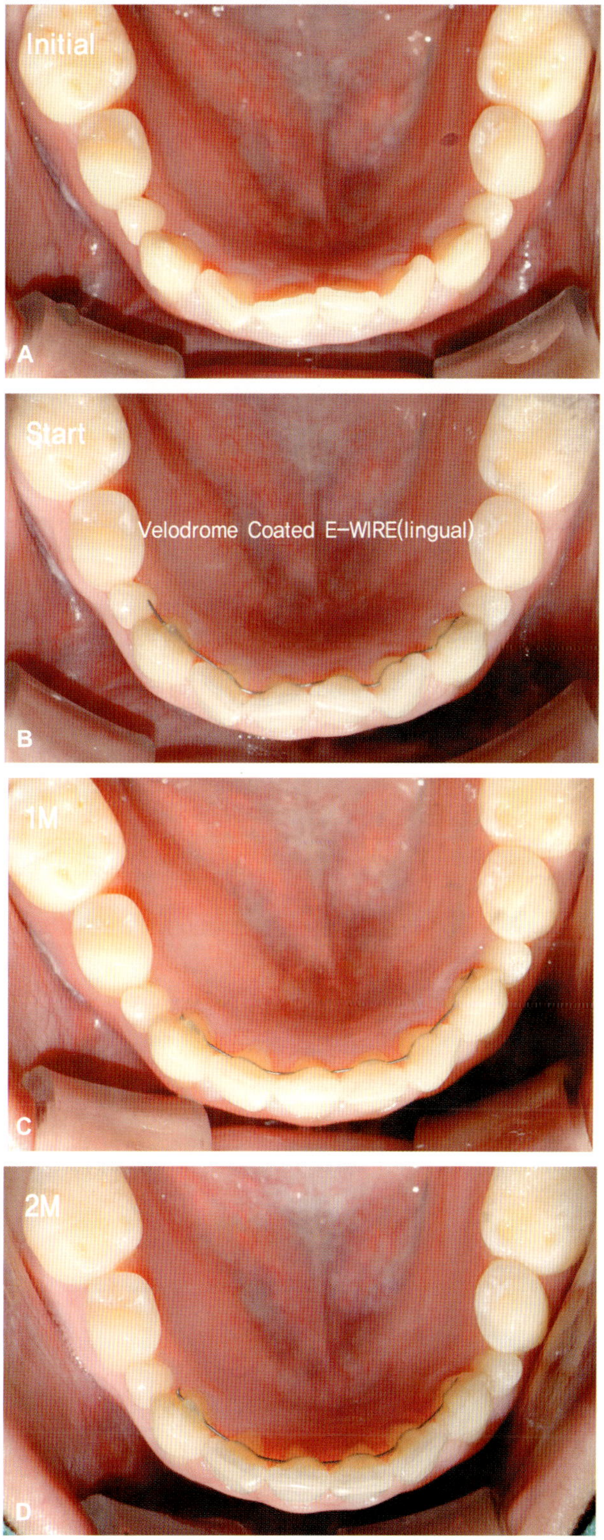

그림 3-11. **A,** 초진 시. **B,** 벨로드럼 코팅와이어[velodrome coated wire(Velodrome Coated E-WIRE)]를 하악 설측 치면에 부착하였다. 부착 완료 후 #32, 42 부위에 호선 굴곡(wire deflection) 관찰되었다. **C,** 1개월 후 총생이 개선되어 #32, 42의 호선 굴곡이 일부 해소되었다. **D,** 2개월 후 호선 굴곡이 모두 해소되고 배열이 완료되었다. 부착된 벨로드럼 와이어를 유지장치로 사용하였다.

2. 중등도~심한 총생(Moderate~severe crowding)

중등도~심한 총생 증례에서는 전치부 배열에 필요한 공간 양이 많이 부족하다. 따라서 증례에 따라 소구치 발치, 구치부의 후방이동, 악궁 확장(arch expansion), 치간삭제, 전치부 순측 경사 등을 통하여 전치부 배열을 위한 공간을 확보해야 한다.

전치부 부분교정에서 손쉽게 사용할 수 있는 공간 확보 방법으로 치간삭제와 전치부 순측 경사가 있다. 전치부의 전방 한계(anterior limit of teeth alignment)를 어느 위치에 설정하는지에 따라 치간삭제 없이 순수하게 전치부 순측 경사를 유도하기도 하고, 치간삭제를 동반하여 전치부 배열을 위한 공간을 확보하기도 한다. 교정치료에 필요한 정확한 치간삭제량을 계산하기 위하여 진단용 셋업이 필요하며 이를 통해 맞춤형 와이어[customized wire(Customized E-WIRE)]를 제작할 수 있다.

중등도~심한 총생 증례에서는 대부분의 경우 설측 장치(customized wire, velodrome coated wire)만 사용하여 교정치료를 완료하기는 어렵다. 총생이 심하기 때문에 설측 장치를 부착하기 위한 설측 치면이 충분히 노출되어 있지 않기 때문이다. 그 대신 협측 장치와 설측 장치를 모두 활용한 2단계 접근법(2-stage approach)을 통해 완성도 있는 전치부 부분교정 치료를 할 수 있다.

2단계 접근법을 정리하면 다음과 같다(그림 3-12).

2단계 접근법(2-stage approach)

- **첫 번째 단계(1st stage):** 70~80% 총생의 개선[major correction of irregularity(70~80%)]
  - 원형 코팅와이어 협측 직접 부착[round coated wire(Round Coated E-WIRE) direct bonding (labial)]
- **두 번째 단계(2nd stage):** 나머지 20~30% 총생의 개선[Minor correction of irregularity(20~30%)]
  - 벨로드럼 코팅와이어 설측 직접 부착[velodrome coated wire(Velodrome Coated E-WIRE) direct bonding(lingual)]
    또는
    맞춤형 와이어 설측 간접 부착[customized wire(Customized E-WIRE) indirect bonding(lingual)]

2단계 접근법이란 전치부의 중등도~심한 총생을 치료하기 위한 효과적인 방법으로 먼저 협측으로 처음 부착하는 장치(1st stage)인 원형 코팅와이어를 부착하여 70~80% 정도의 총생을 해결한 후, 그다음으로 설측에 벨로드럼 코팅와이어나 맞춤형 와이어를 부착(2nd stage)하여 마무리하는 과정이다.

약력 장치를 활용한 2단계 접근법

1. 첫 번째 단계(1st stage): 70~80% 총생의 개선[major correction of irregularity (70~80%)]

- 원형 코팅와이어 협측 직접 부착[round coated wire(Round Coated E-WIRE) direct bonding(labial)]

❶ 부착 전(initial)

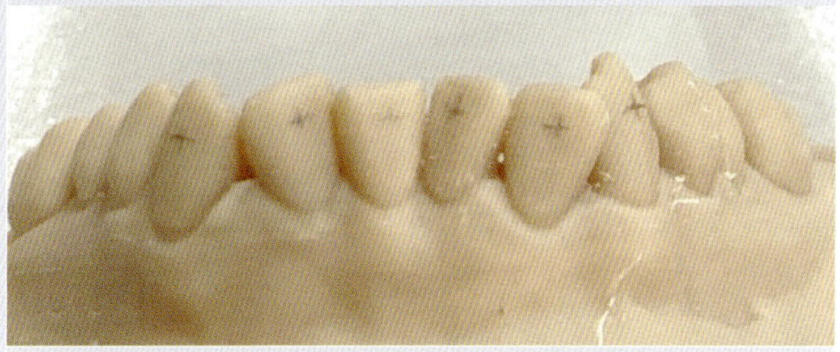

❷ 원형 코팅와이어 부착(Round Coated E-WIRE bonding)

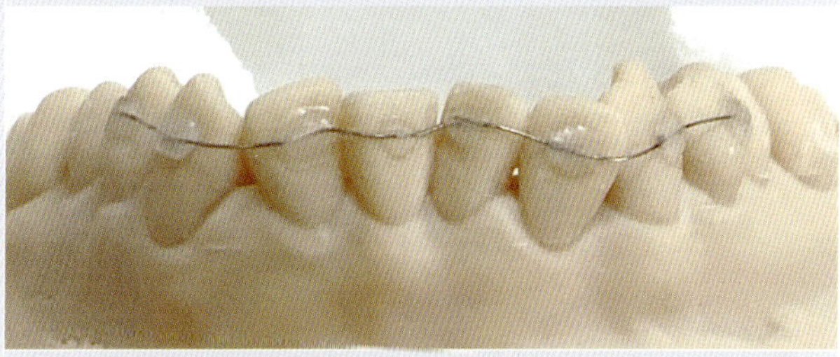

❸ 70~80%의 총생 개선[correction of irregularity(70~80%)]

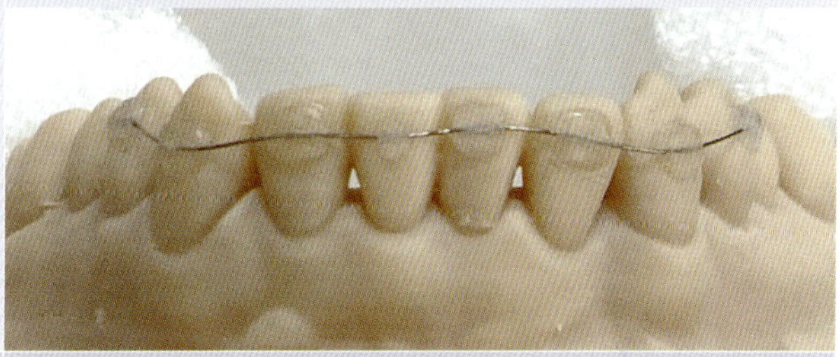

2. 두 번째 단계(2nd stage): 나머지 20~30% 총생의 개선[Minor correction of irregularity(20~30%)]

- 벨로드럼 코팅와이어 설측 직접 부착[velodrome coated wire(Velodrome Coated E-WIRE) direct bonding(lingual)]
  또는
  맞춤형 와이어 설측 간접 부착[customized wire(Customized E-WIRE) indirect bonding(lingual)]

❹ 벨로드럼 코팅와이어 부착(Velodrome Coated E-WIRE bonding)

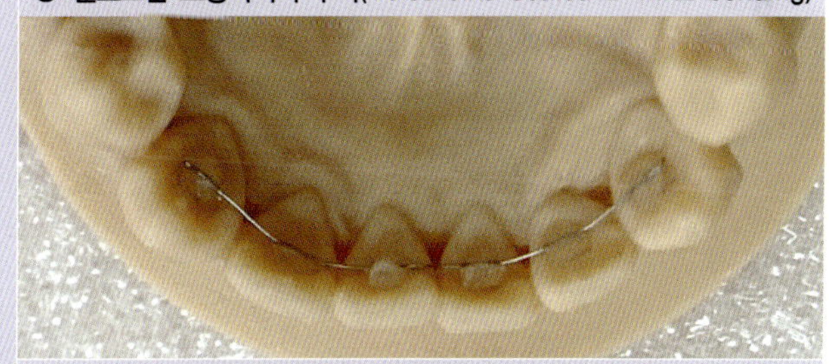

❺ 20~30% 총생 개선[correction of irregularity(20~30%)]

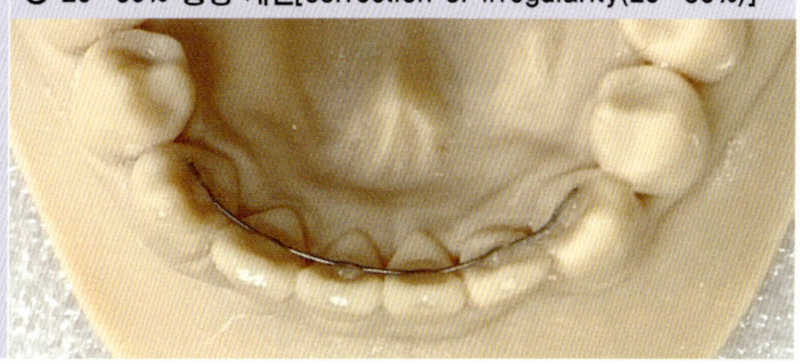

그림 3-12. 2단계 접근법(2-stage approach). 협측으로 처음 부착하는 장치(1st stage)인 원형 코팅와이어를 부착하여 70~80% 정도의 총생을 해결한 후, 그다음으로 설측에 벨로드럼 코팅와이어나 맞춤형 와이어를 부착(2nd stage)하여 마무리하는 과정이다.

중등도~심한 총생 증례에서는 치간삭제가 필요한 경우가 많다. 이때 코팅와이어나 맞춤형 와이어 부착 전에 치간삭제를 완료하는 것이 좀 더 편리하지만, 장치가 부착되어 있는 상태에서도 치간삭제를 할 수 있다. 치간삭제는 치간 법랑질 폭의 최대 50%를 넘기지 않는 것이 중요하며 치간삭제량은 두 이웃하는 치아의 인접면상에서 전치부 0.5mm, 구치부 1mm 이내를 추천한다. 치아 간 인접면 접촉(proximal contact)이 안정적으로 형성되어 있는 부위 위주로 먼저 시행하고, 치료가 진행되어 치아 간 인접면 접촉이 추가로 형성되면 추가로 진행할 수 있다.

만약 6전치 모두 인접면 접촉이 형성되어 있지 않은 증례인 경우에는 6전치 중 배열이 용이한 치아들을 선택하여 협측 코팅와이어를 부착해 선택적으로 배열하고, 해당 치아 간의 안정적인 인접면 접촉이 형성되고 나면 치간삭제를 진행할 수 있다. 치간삭제를 진행하여 나머지 치아를 배열할 수 있는 공간이 형성되면 해당 치아에도 와이어를 부착하여 배열을 시도할 수 있다.

중등도~심한 총생 전치부 부분교정 시 6전치에 장치를 부착하여 배열하는 과정에서 흔히 발생하는 현상은 견치 원심부가 악궁의 바깥쪽으로 회전(distal out rotation)하여 악궁 형태가 사각형(square arch)으로 변하는 현상이다. 이러한 현상은 특히 견치~견치 간에 탄성체를 이용하여 공간을 폐쇄한 경우에도 눈에 띄게 나타난다. 이러한 현상을 줄이기 위한 접근법은 다음과 같다.

먼저 코팅와이어를 견치 협면에 부착 시 견치 협면의 중앙보다는 협면의 근심측에 부착하는 것이다. 견치가 측절치와 함께 배열되는 과정에서 견치의 근심측이 바깥으로 나오면서 배열되고 이를 통해 견치의 원심부가 악궁 바깥쪽을 향하여 배열되는 것을 방지할 수 있다(그림 3-13). 두 번째는 양측 제1소구치까지 포함하여 협측에 코팅와이어를 부착하거나, 견치와 제1소구치 간 초기배열이 양호한 경우 견치와 소구치의 협면 또는 설면 치경부에 트리플렉스 호선(triplex wire)을 부착하여 배열을 유지하는 방법이다(그림 3-14). 마지막으로 2nd stage 장치인 벨로드럼 코팅와이어와 맞춤형 와이어를 치면에 부착할 때 본래의 악궁 크기에 맞춘 와이어를 부착하기보다는 본래 악궁 너비보다 폭이 좁은 와이어를 부착하면 더 둥근 형태의 악궁(ovoid arch)을 얻을 수 있게 된다.

이미 사각형의 악궁(square arch) 형태로 치아의 배열이 완료되어 다른 방법을 사용하기가 어려운 경우에는 .014″ 원형 코팅와이어를 제1소구치~제1소구치 협면에 부착하여 일정 기간 유지하면 사각형 악궁을 둥근 형태의 악궁으로 개선시킬 수 있다.

구체적인 접근법은 증례를 통해 알아보자.

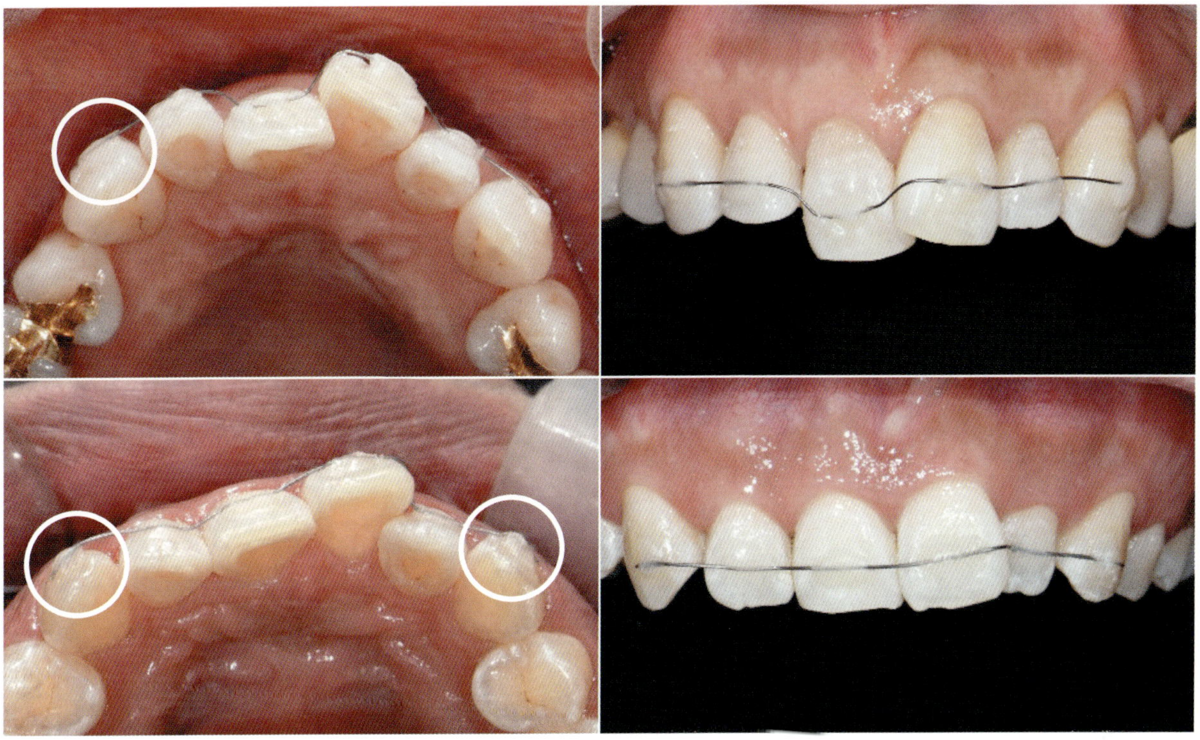

그림 3-13. 원형 코팅와이어[round coated wire(Round Coated E-WIRE)]를 전치부에 부착할 때 견치 협면의 중잉보다 근심측에 부착하면 측절치~제1소구치 간 배열의 개선을 유도할 수 있고, 사각형보다는 둥근 형태의 악궁이 되도록 유도할 수 있다.

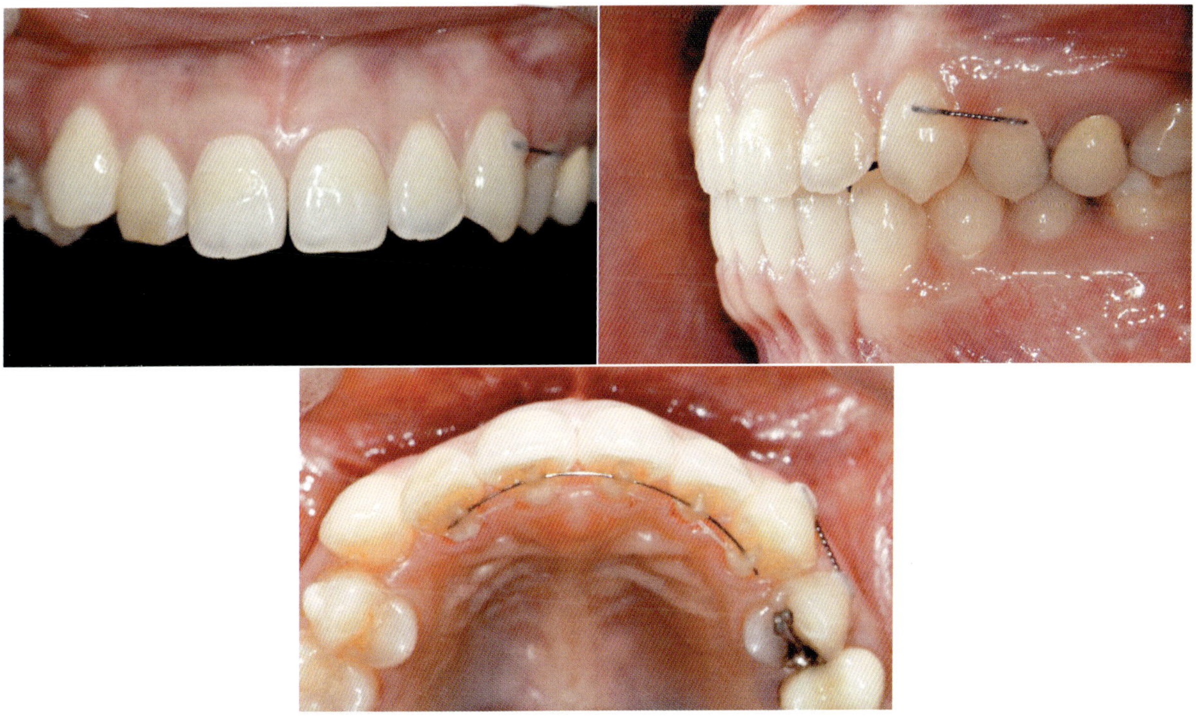

그림 3-14. 견치와 제1소구치의 배열을 유지하거나 고정원을 보강할 목적으로 견치와 제1소구치에 트리플렉스 호선(triplex wire)을 부착할 수 있다. 부착 시에는 최대한 육안에 보이지 않도록 설측이나 치경부에 부착하는 것이 유리하다.

Case 4 2단계 접근법을 활용한 하악 전치부 총생 교정치료

환자 20대 남성

주소 하악 전치부 총생(crowding)

치료방법

- 하악 전치부: 2단계 접근법(2-stage approach)
  - 첫 번째 단계(1st stage): 협측 원형 코팅와이어(round coated wire)
  - 두 번째 단계(2nd stage): 설측 벨로드럼 코팅와이어(velodrome coated wire)

20대 남성으로 하악 전치부 총생을 주소로 내원하였다. 상악 전치부는 투명교정장치로 치료했으나 하악은 좀 더 간편한 장치로 치료하기를 원해서 협측 원형 코팅와이어[round coated wire(Round Coated E-WIRE)]와 설측 벨로드럼 코팅와이어[velodrome coated wire(Velodrome Coated E-WIRE)]를 사용한 2단계 접근법(2-stage approach)을 시행하였다.

먼저 하악 6전치 협측에 코팅와이어를 직접 부착하였다. 2개월에 걸쳐 하악 전치부 배열이 개선되었으며 모자란 공간은 하악 전치부 인접면 치간삭제를 통해 공간을 확보하였다. 배열이 개선된 후 하악 견치와 소구치 간 배열을 개선시키기 위하여 소구치까지 연장하여 코팅와이어를 부착하였다. 총생의 70~80% 정도가 해결된 후 협측 장치를 제거하고 나서 설측에 벨로드럼 코팅와이어를 치면에 밀착하여 부착하였다. 부착 후 2개월 만에 나머지 총생 20~30% 정도가 해결되면서 치료가 마무리되었다. 하악 전치부 배열이 완료된 후 벨로드럼 와이어를 제거하지 않고 유지장치로 사용하였다(그림 3-15).

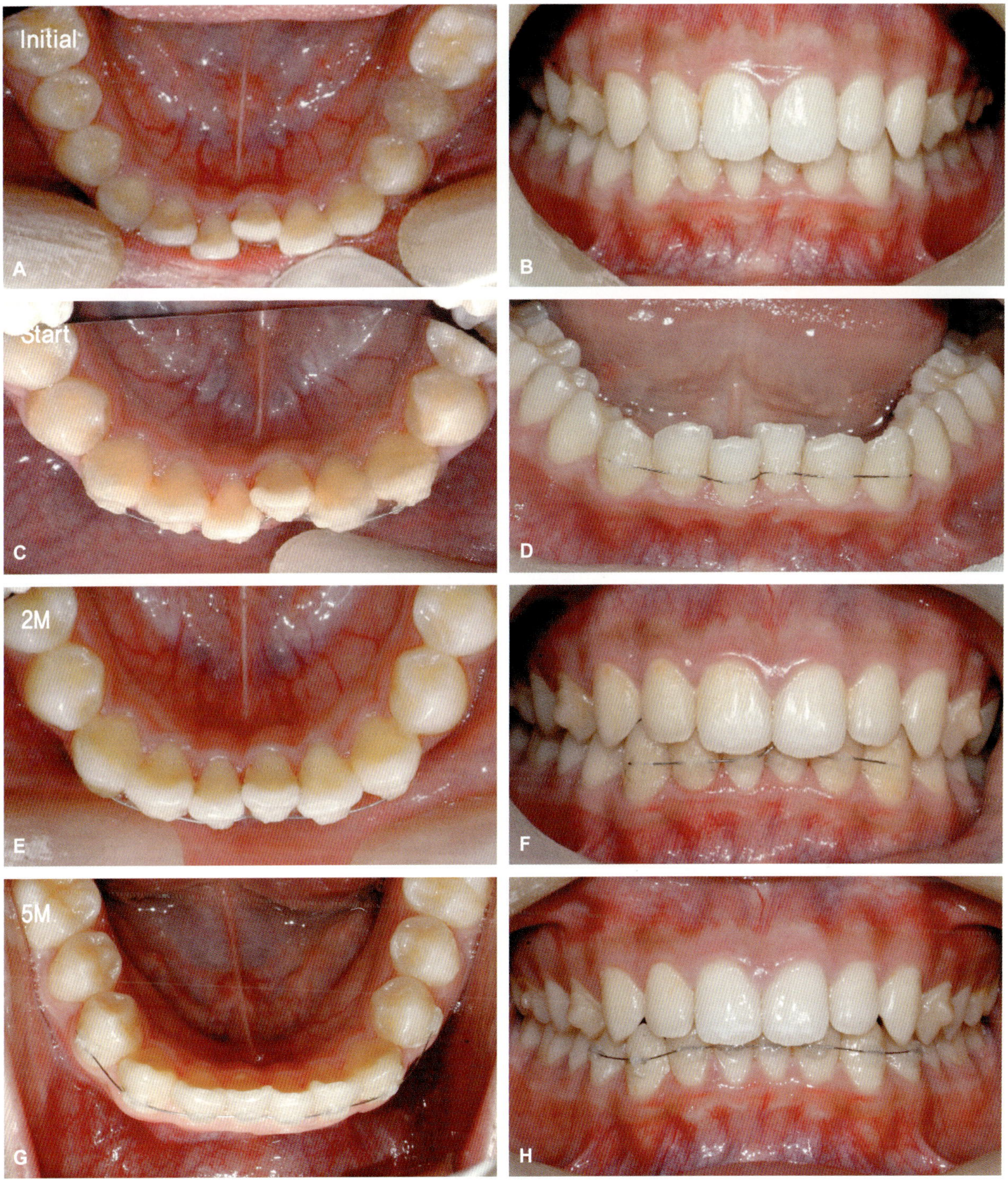

그림 3-15. 2단계 접근법(2-stage approach)으로 하악 전치부를 치료한 사진이다. **A, B,** 초진 시. **C~F,** 협측에 원형 코팅와이어[round coated wire(Round Coated E-WIRE)]를 부착하여 총생의 70~80%를 해결하였다. **G, H,** 견치와 소구치 간 배열 개선을 위하여 제1소구치까지 연장하여 호선을 부착하였다. *(계속)*

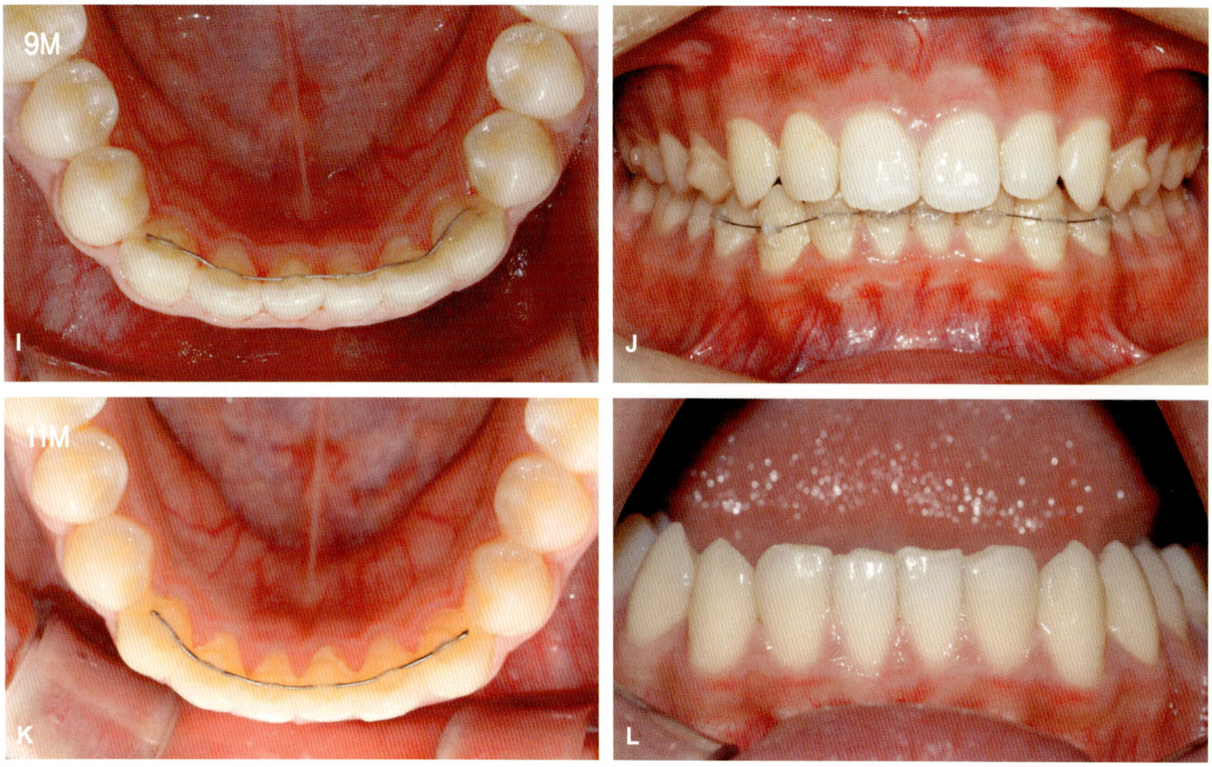

그림 3-15. *(계속)* I, J, 하악 설측에 벨로드럼 코팅와이어[velodrome coated wire(Velodrome Coated E-WIRE)] 부착 후 배열이 개선되었다. K, L, 벨로드럼 와이어는 제거하지 않고 유지장치로 사용하기로 하였다.

Case 5 골격성 및 치성 제II급 중년 환자의 전치부 중등도 총생 교정치료

환자 50대 여성

주소 총생(crowding)

치료방법

- 상악 전치부: 2단계 접근법(2-stage approach)
  - 첫 번째 단계(1st stage): 협측 원형 코팅와이어(round coated wire)
  - 두 번째 단계(2nd stage): 설측 맞춤형 와이어(customized wire)
- 하악 전치부: 2단계 접근법(2-stage approach)
  - 첫 번째 단계(1st stage): 협측 원형 코팅와이어(round coated wire)
  - 두 번째 단계(2nd stage): 설측 맞춤형 와이어(customized wire)

50대 여성으로 상·하악 전치부 총생을 주소로 내원하였다. 오랜 기간 콤플렉스였던 덧니를 해결하고 싶었으나 그동안 브라켓 교정에 대한 부담감 때문에 교정을 망설였다고 한다. 좀 더 편안하고 심미적인 장치로 치료를 진행하기로 하였으며, 환자의 나이를 고려하여 구치부 교합은 최대한 보존하면서 치료의 범위를 전치부로 제한하여 치료하기로 하였다.

#11, 21 배열을 먼저 개선시키는 것이 중요한데 #21 설측 치면이 #11 치아에 의해 가려져 있으므로 한 번에 설측 맞춤형 와이어[customized wire(Customized E-WIRE)]를 치면에 부착하여 치료를 완료하기는 어렵다. 그러므로 우선 배열을 70~80% 정도 개선시키기 위해 협측 코팅와이어[coated wire(Coated E-WIRE)]로 치료를 진행하고, 그다음 설측 맞춤형 와이어로 치료를 진행하는 2단계 접근법(2-stage approach)으로 진행하기로 하였다. 환자가 골격성 II급 교합, 치성 II급 교합을 보이고 있으므로 배열 후 발생하는 수평피개를 최소화하기 위해서 상악 전치부는 치간삭제를 동반한 전치부 순측 경사, 하악 전치부는 치간삭제 없이 순측 경사를 통해 배열하기로 하였다.

상악 전치부 2단계 접근법은 다음과 같이 진행하였다. 내원 당일 교정치료 시작을 위하여 인접면 접촉이 형성되어 있는 #21~23 전치부에 샌드페이퍼(sandpaper)를 이용하여 치간삭제를 시행하고 상악 전치부 순면에 코팅와이어를 직접 부착하였다. 부착하는 과정에서 #11의 높이 조절과 순측 경사(labioversion)를 유도하기 위해서 #11에 코팅와이어를 근원심으로 넓게 부착하였다. 상악 전치부 배열이 개선된 후 #11~13 전치부 인접면에 추가로 치간삭제를 시행하였고 구개측에 맞춤형 와이어를 부착하여 마무리하였다. 상악 전치부 배열이 완료된 후 맞춤형 와이어를 제거하지 않고 유지장치로 사용하였다(그림 3-16).

하악 전치부도 2단계 접근법으로 치료하였다. #32, 42 설측 치면이 인접치에 가려져 있어서 한 번에 맞춤형 와이어를 부착할 수 있는 상태는 아니었으며, #32, 42 회전 개선과 #32~42 배열을 위한 공간이 부족한 상태였다. 그래서 먼저 하악 전치부 협측에 코팅와이어를 직접 부착하였다. 특히 하악 중절치의 순측 경사를 유도하기 위해서 코팅와이어를 양측 견치와 중절치 협면에만 부착하되 철사가 남도록 부착하였으며, 동시에 #33, 43 원심 치면에 철사를 부착하였다. NiTi 호선의 확장력(expansion force)을 이용하여 #31, 41의 순측 경사를 최대한 유도하였다. 하악 중절치의 순측 경사(anterior flaring)가 완료된 후 맞춤형 와이어를 부착하여 마무리하였다. 하악 전치부 배열이 완료된 후 맞춤형 와이어를 제거하지 않고 유지장치로 사용하였다(그림 3-17).

본 증례에서 #31, 41을 순측 경사시키기 위하여 코팅와이어를 #31, 33, 41, 43 협면에 부착한 후 전방부 잉여 호선이 확장력(expansion force)을 가하도록 #33, 43 원심 치면에 호선을 부착하였다. 코팅와이어를 사용하지 않는 경우 일반 NiTi 호선을 동일하게 #31, 33, 41, 43에 부착하되 #31, 33과 #41, 43 사이에는 철사가 남도록 부착하는 것도 하악 전치부 순측 경사를 유도하기 위한 효과적인 방법이다.

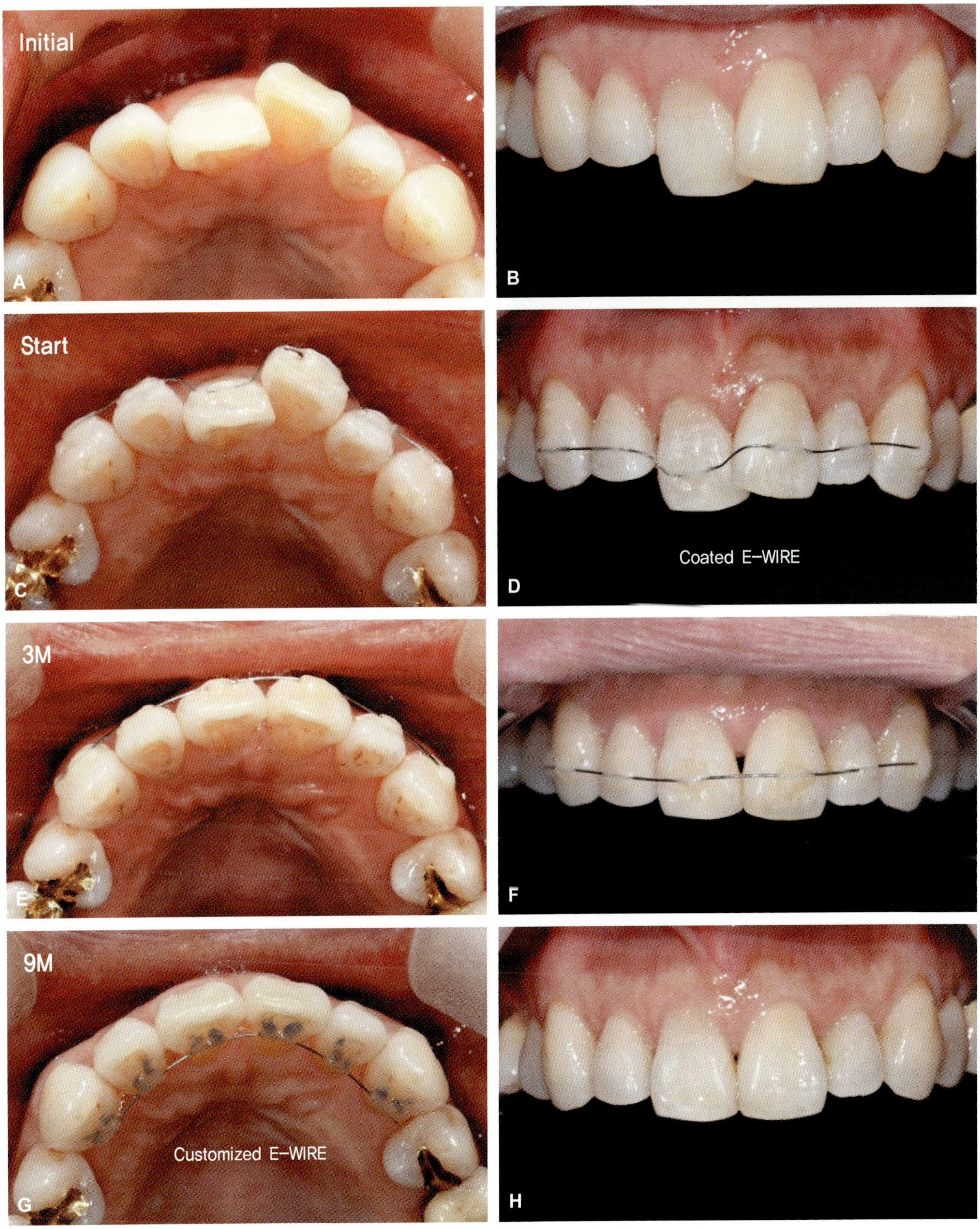

그림 3-16. 2단계 접근법(2-stage approach)으로 상악 전치부를 치료하였다. A, B, 초진 시. C, D, 먼저 치간삭제 후 상악 6전치에 코팅와이어[coated wire(Coated E-WIRE)]를 부착하였다. 특히 #11의 압하와 순측 경사를 적극적으로 유도하는 것이 중요하다. 호선 굴곡이 최대한 발생하도록 근원심으로 넓게 호선을 부착하였다. E, F, 3개월 후 호선 굴곡이 모두 해소되었으며 배열이 상당량 개선되었다. G, H, 구개측에 맞춤형 와이어[customized wire(Customized E-WIRE)]를 부착하여 마무리하였다.

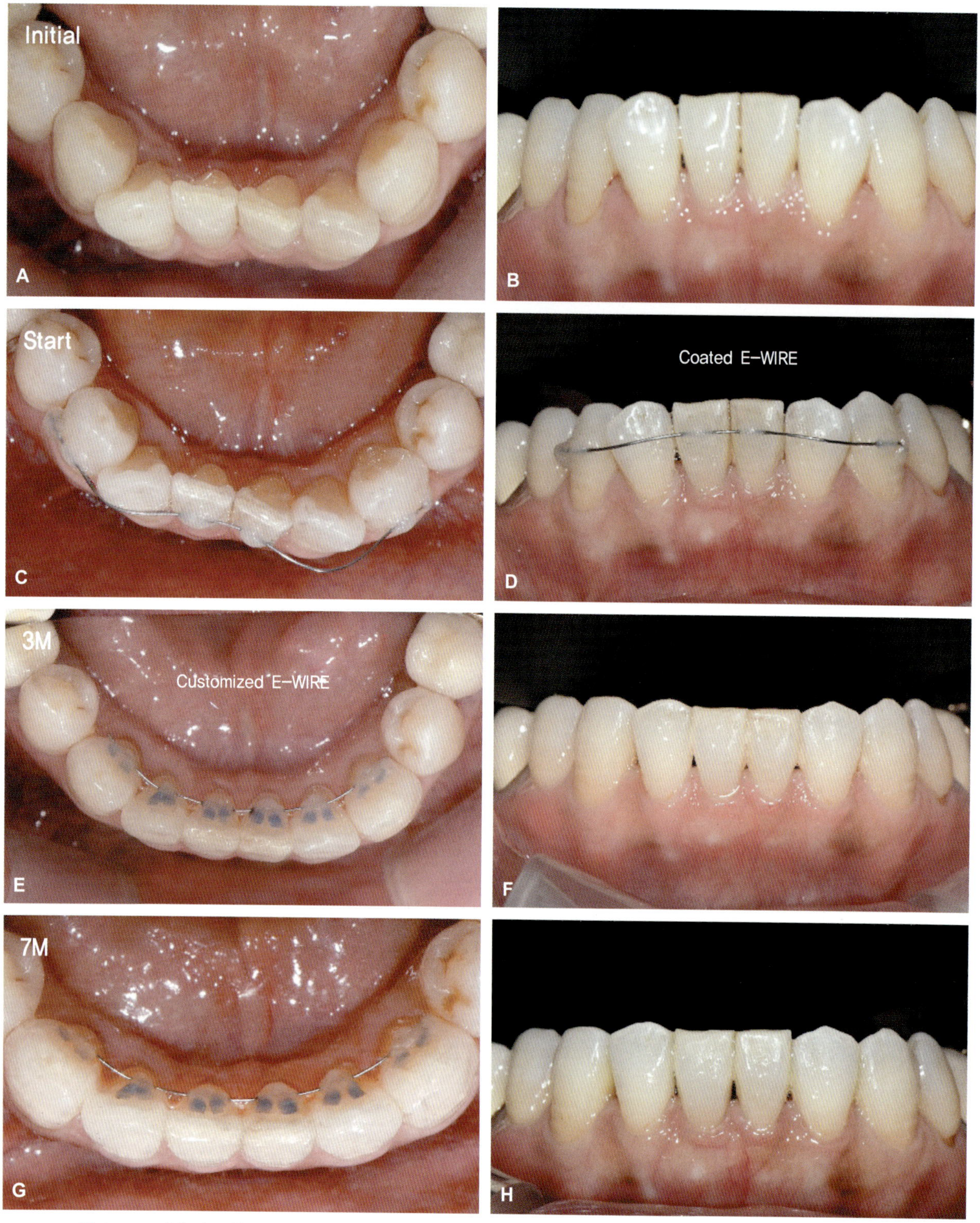

그림 3-17. 2단계 접근법(2-stage approach)으로 하악 전치부를 치료하였다. A, B, 초진 시. C, D, 치간삭제 없이 적극적인 전치부 순측 경사(anterior flaring)를 유도하기 위하여 #31, 33, 41, 43 협면에 코팅와이어[coated wire(Coated E-WIRE)]를 부착하되, 전방부에 호선 굴곡이 발생하면서 호선이 남도록 #33, 43 원심 치면에 호선을 부착하였다. E, F, #31, 41의 순측 경사가 적극적으로 유도되었으며 하악 설측 치면에도 장치를 부착할 수 있는 상태가 되어 맞춤형 와이어[customized wire(Customized E-WIRE)]를 설측에 부착하였다. G, H, 배열이 개선된 후 그대로 와이어를 유지하며 마무리하였다.

Case 6 상악 치열 정중선 변위 및 상악 측절치 교차교합을 동반한 성인 환자의 교정치료

환자 20대 여성

주소 총생(crowding), #12 교차교합(anterior crossbite)

치료방법

- 상악 전치부: 2단계 접근법(2-stage approach)
  - 첫 번째 단계(1st stage): 협측 원형 코팅와이어(round coated wire)
  - 두 번째 단계(2nd stage): 설측 맞춤형 와이어(customized wire)
- 하악 전치부: 2단계 접근법(2-stage approach)
  - 첫 번째 단계(1st stage): 협측 원형 코팅와이어(round coated wire)
  - 두 번째 단계(2nd stage): 설측 맞춤형 와이어(customized wire)

20대 여성으로 #12 교차교합과 상·하악 총생, 비심미적인 미소를 주소로 내원하였다. 환자의 가족 또한 맞춤형 와이어[customized wire(Customized E-WIRE)]를 통한 전치부 교정치료를 받은 경험이 있어 가족의 소개로 내원하여 치료를 진행하게 되었다. 환자는 골격성 I급 관계, 치성 I급 구치관계를 가지고 있었으며 입술의 돌출도 관찰되지 않았다(그림 3-18, 3-19). 따라서 발치교정이나 비발치 전체 브라켓 교정보다는 최대한 구치관계를 보존하면서 전치부를 배열하는 방향으로 치료계획을 수립하였다. 코팅와이어[coated wire(Coated E-WIRE)]와 맞춤형 와이어를 최대한 활용하고 치간삭제와 전치부 순측 경사를 동반한 2단계 접근법(2-stage approach)으로 교정치료를 진행하였다.

환자의 맞춤형 와이어를 제작하는 과정에서 진단용 셋업을 실시하여 진단 모델상에서 치간삭제 필요량을 미리 확인하였다(그림 3-20, 3-21).

먼저 상악 치료 과정을 살펴보자. 상악 치열 정중선이 우측으로 1mm 정도 변위되어 있으므로, 정중선을 개선시키면서 #12 배열을 위한 공간을 확보하기 위해 먼저 인접면 접촉이 형성되어 있는 20번대 전치부에 샌드페이퍼(sandpaper)를 이용한 치간삭제를 시행하였다. 그다음 #23~26 구치부 협면에 트리플렉스 호선(triplex wire)을 부착하여 고정원을 보강한 후 #11~23 협면에 약력 탄성 밴드(E-Band)를 부착하여 치간삭제를 진행한 공간으로 치아가 이동하도록 유도하였으며, #11의 원심부가 악궁 바깥쪽으로 회전하도록(distal out rotation) 유도하였다(그림 3-22A~D).

#12 배열을 위한 약간의 공간이 형성된 후 추가적으로 #12 배열을 위한 공간을 형성하고 #12 교차교합을 해소하기 위해 초탄성 나이타이 폐쇄 코일 스프링[superelastic NiTi closed coil spring(E-Coil spring)]을 순측에 부착하여 #12의 압하와 순측 경사를 유도하였다. 또한 #12 배열을 위한 공간 확보(space gaining)를 위하여 스프링 부착 시에 NiTi 호선의 굴곡이 발생하도록 하였다. #12 압하와 순측

경사가 유도되면서 #12의 배열이 개선되었다. 그다음 #13~21 순면에 코팅와이어를 부착함으로써 #12의 적극적인 압하와 순측 경사가 진행되어 #12 교차교합이 해소되었다. 코팅와이어를 부착하는 과정에서 호선을 좀 더 치아의 절단연 쪽으로 부착하여 압하가 과교정(overcorrection)되도록 하였다. 과교정이 필요한 이유는 #12 교차교합을 해소하기 위함이다. 구치부에 바이트 레진을 추가하여 교차교합을 손쉽게 해결하는 방법도 있으나, 환자의 불편감을 최소화하고 장치 부착을 전치부에 국한시키기 위해서는 #12 압하의 과교정이 좀 더 효과적이다(그림 3-22E~J).

#12 교차교합이 해소된 후 배열이 개선되어서 인접치에 가려져 있던 #11 설면이 노출되었고 설측에 장치를 부착할 수 있는 상태가 되었다. 상악 전치부 설측에 맞춤형 와이어를 부착하였다.

구개측 맞춤형 와이어를 통해 상악 6전치의 배열이 개선되었으나 전치부 교합이 깊고 4전치의 치축 조절과 토크 조절이 부족한 것을 관찰할 수 있었다. 이를 추가적으로 조절하기 위해 상악 협측 맞춤형 와이어를 #14~24로 연장하여 부착하였다. 또한 #14~16, 24~26 치아에 트리플렉스 호선을 부착하여 치성 고정원으로 사용하고 #14, 24 치경부에 .016 NiTi 호선을 치면에 직접 부착하여 압하 호선(intrusion arch)으로 사용하였다. 상악 전치부 치축 개선과 얕아진 전치부 교합을 얻은 후 상악은 고정식 유지장치로 교체하고 치료를 마무리하였다(그림 3-22K~P).

하악 전치부는 순측 경사를 동반하여 치료가 진행되어야 하므로 #12 교차교합이 해소된 후에 치료를 시작하였다. #41~32 인접면 치간삭제 후 순측에 코팅와이어를 부착하여 치아 배열은 개선되었으나 #31 회전이 개선되지 않았다. 이를 해결하기 위한 회전 모멘트(rotation moment)를 추가로 부여하기 위해 #41~32 치경부에 코팅와이어를 추가로 부착하였다. 코팅와이어는 프로파일이 작기 때문에 순면에 추가로 부착한 후에도 환자의 불편감은 크게 증가하지 않았고, 하악 전치부 배열의 80~90%가 개선되었다. 마지막으로 하악 전치부 설측에 맞춤형 와이어를 부착하여 마무리하였다(그림 3-23).

상·하악 전치부 부분교정 치료 결과 어긋나 있던 상·하악 치열의 정중선이 일치하게 되었으며 양호한 수직, 수평 피개를 확보하였다. 환자는 치료 과정과 치료 결과에 상당히 만족하였고 아름다운 미소를 갖게 되었다(그림 3-24).

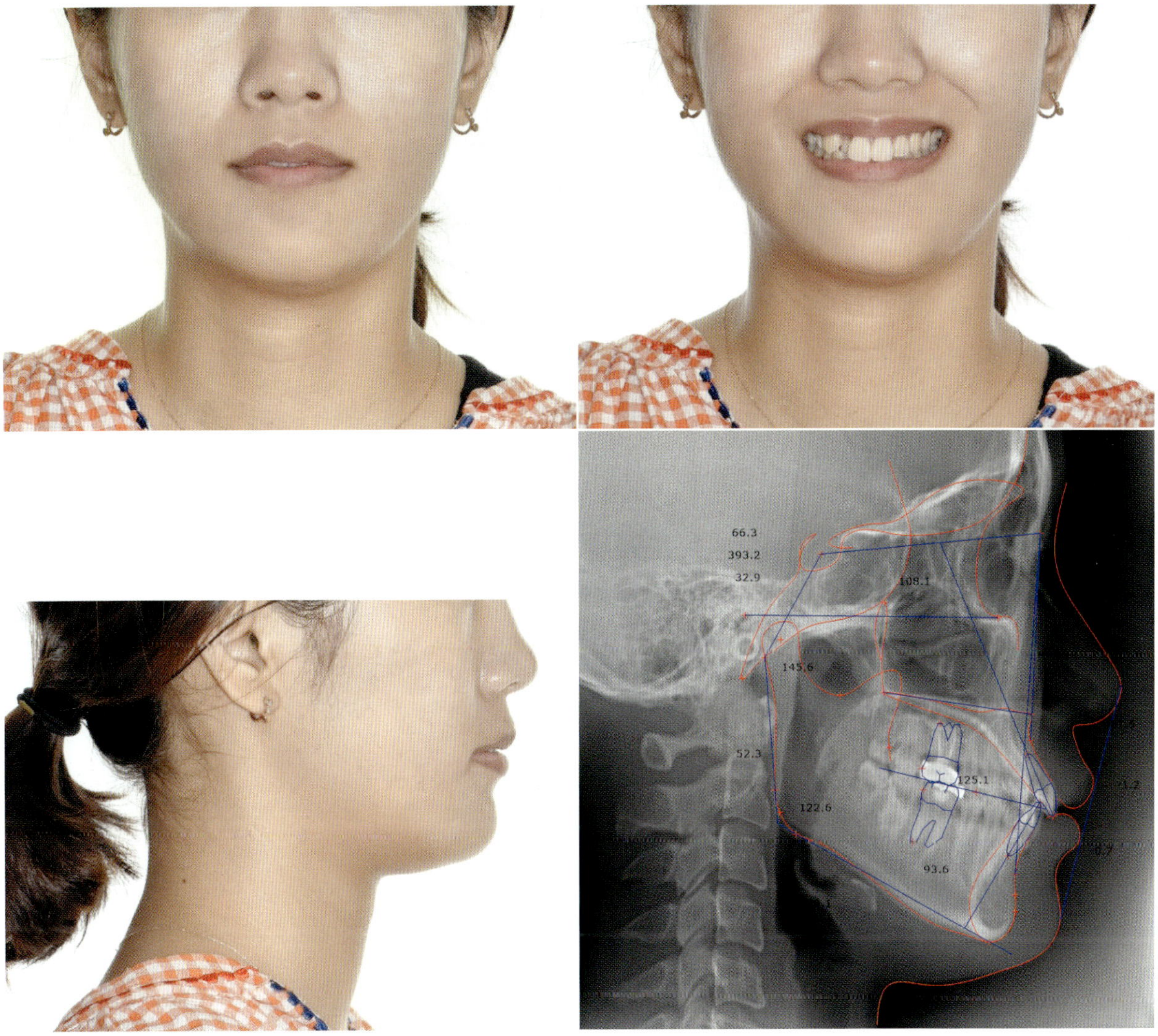

그림 3-18. 환자의 초진자료(구외 사진 및 측모두부 방사선사진). 상·하악 전치부는 정상 각도이며 특별한 골격적인 문제나 연조직 문제는 관찰되지 않는다. 미소(posed smile) 시에 #12 교차교합이 관찰된다.

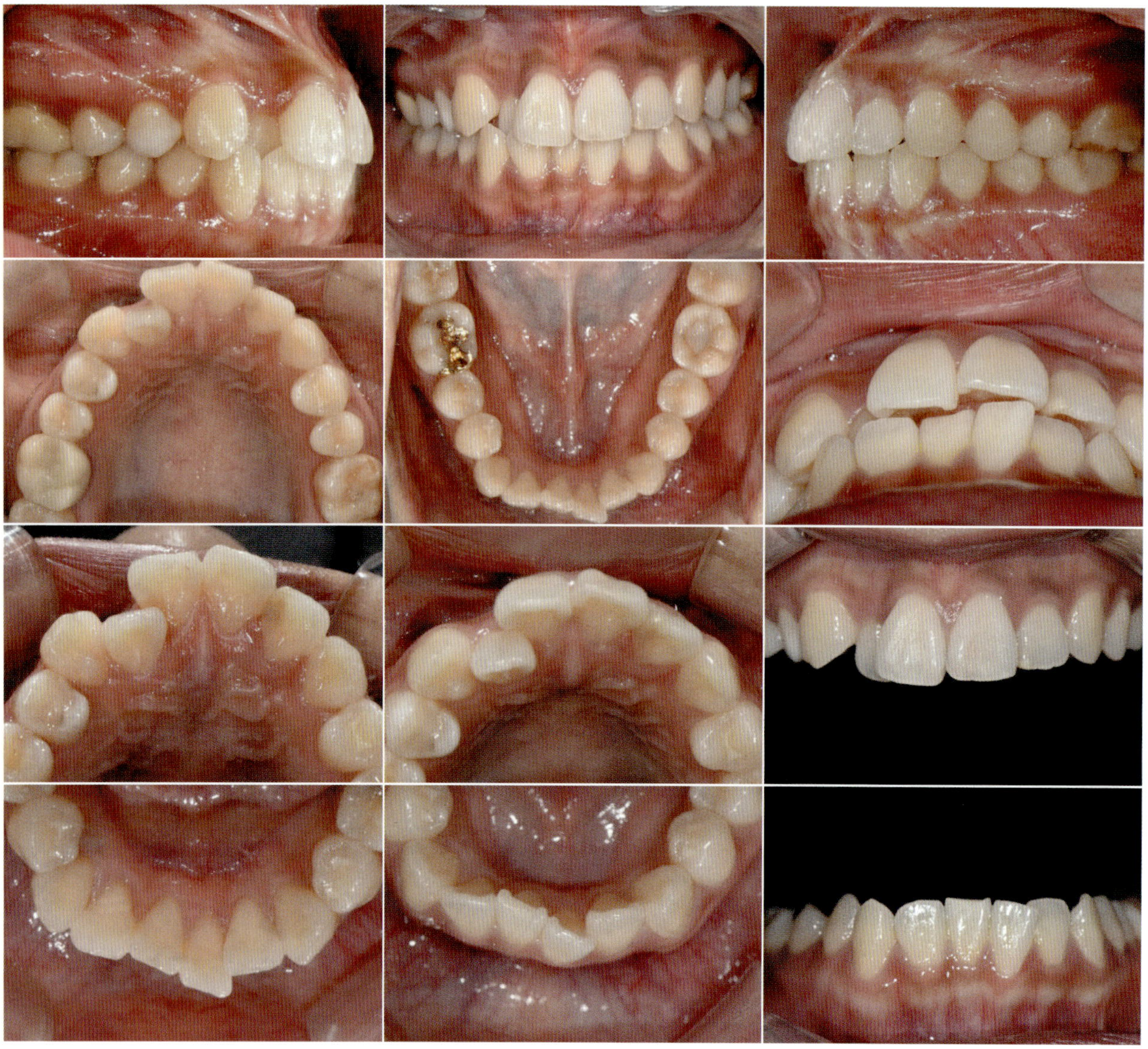

그림 3-19. 환자의 초진자료(구내 사진). 양측 구치관계와 견치관계는 1급이며 #12 교차교합, 상·하악 전치부 총생이 관찰된다.

Stripping (단위:mm)

5		4		3		2		1	
D	M	D	M	D	M	D	M	D	M
			0.2	0.15	0.15	0.15	0.15	0.15	0.15

1		2		3		4		5	
M	D	M	D	M	D	M	D	M	D
0.15	0.15	0.15	0.15	0.15	0.15				

5		4		3		2		1	
D	M	D	M	D	M	D	M	D	M
			0.2	0.15	0.15	0.15	0.15	0.15	0.15

1		2		3		4		5	
M	D	M	D	M	D	M	D	M	D
0.15	0.15	0.15	0.15	0.15	0.15				

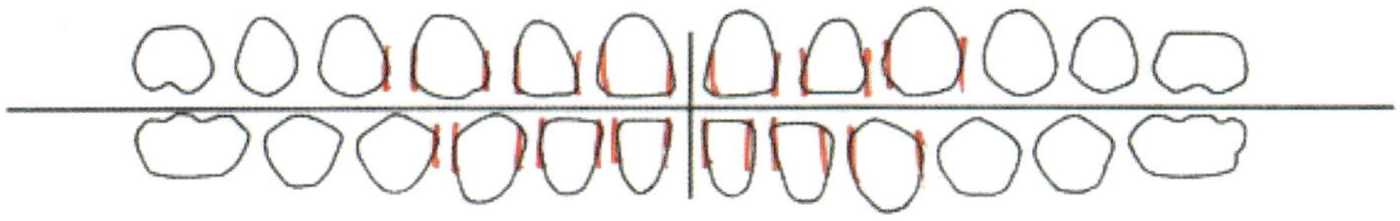

Grinding

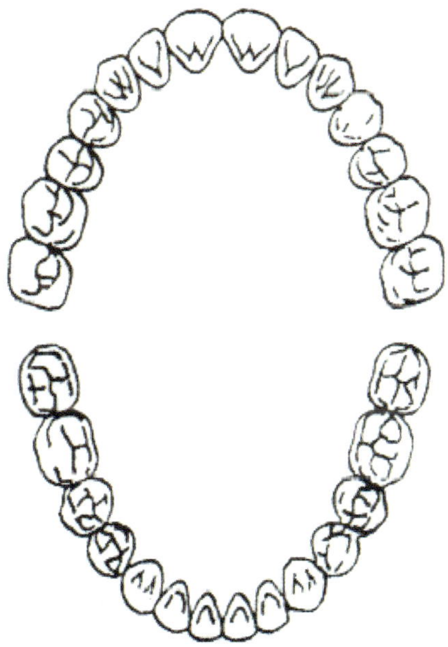

Memo

그림 3-20. 진단용 셋업 결과. 치간삭제량 측정.

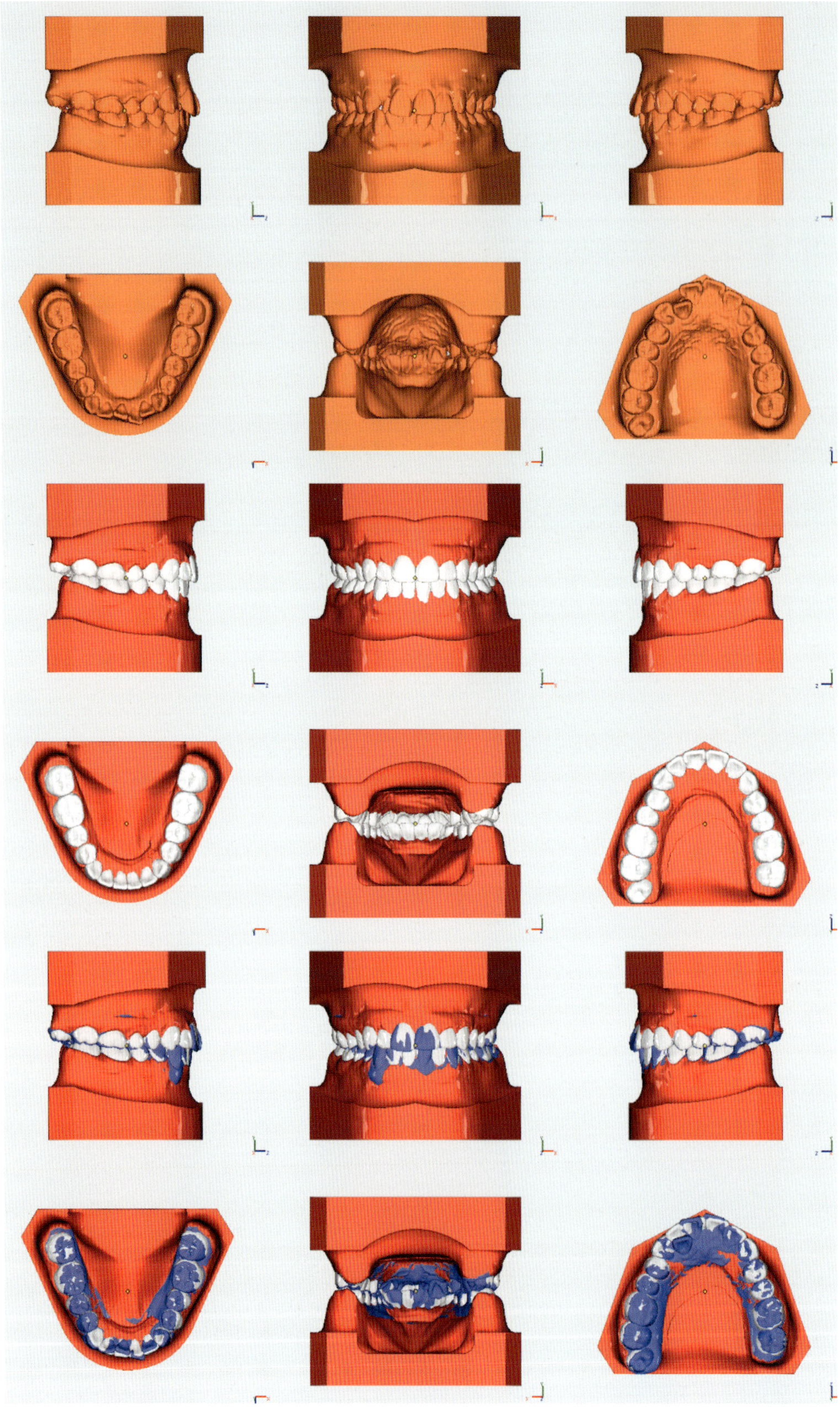

그림 3-21. 진단용 셋업 결과. 치료 전과 치료 후 치아 배열 시뮬레이션.

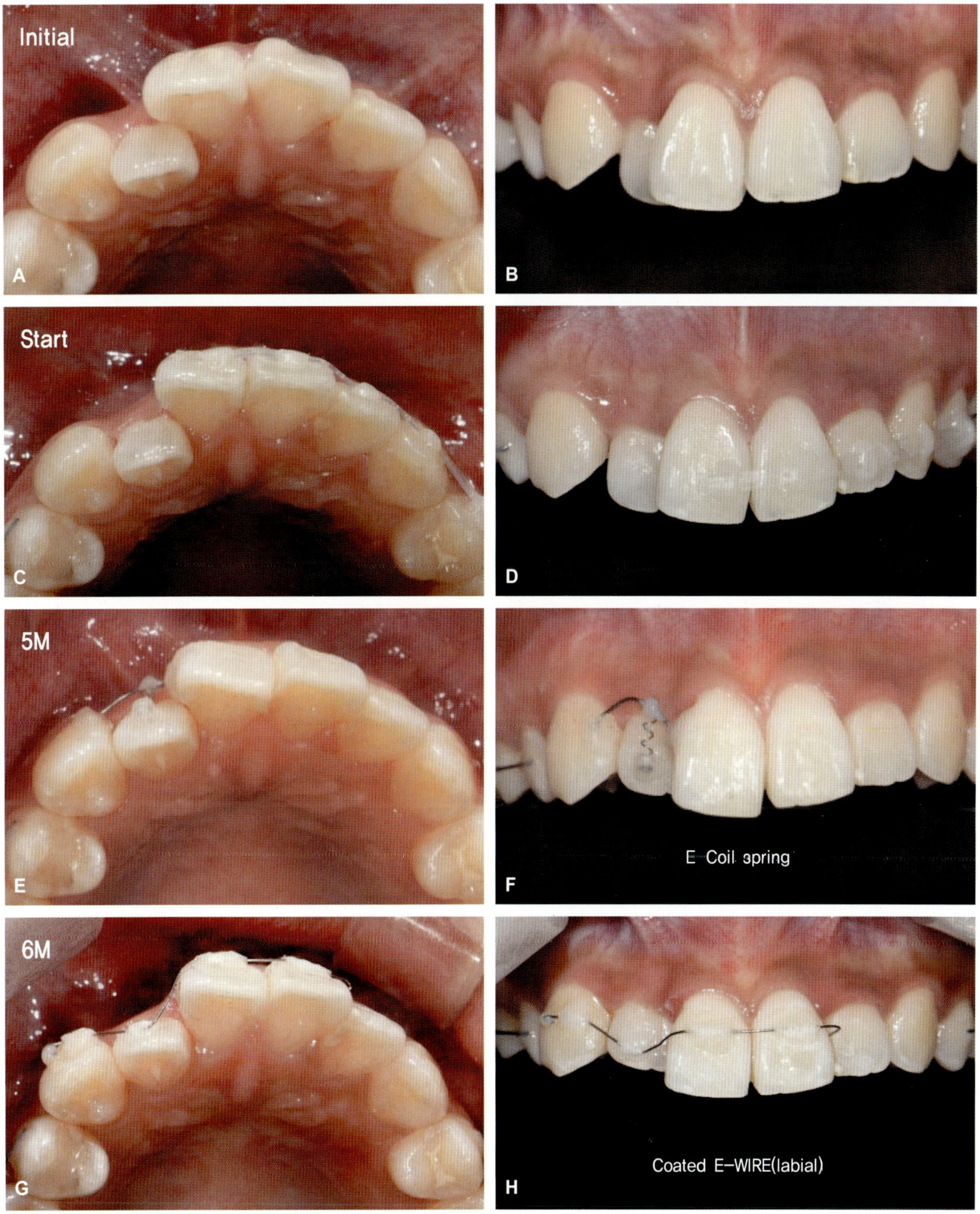

그림 3-22. 2단계 접근법(2-stage approach)으로 상악 전치부를 치료한 사진. **A, B,** 초진 시. **C, D,** 먼저 #20번대 전치부 치간삭제 후 약력 탄성 밴드(E-Band)를 #11~23 협면에 부착하여 #12을 배열하기 위한 공간을 확보하였다. **E, F,** #12 순측 경사와 공간 확보를 추가로 유도하기 위해서 NiTi 호선의 굴곡이 발생하도록 부착하고, 초탄성 나이타이 폐쇄 코일 스프링[superelastic NiTi closed coil spring(E-Coil spring)]을 #12 협면에 부착하였다. **G, H,** #12 공간 확보가 완료된 후 #12 압하와 순측 경사를 유도하기 위하여 #13~21 순측에 코팅와이어(coated wire)를 부착하였다. #12의 압하 및 과교정을 유도하기 위하여 호선을 절단연 쪽으로 부착하였다. *(계속)*

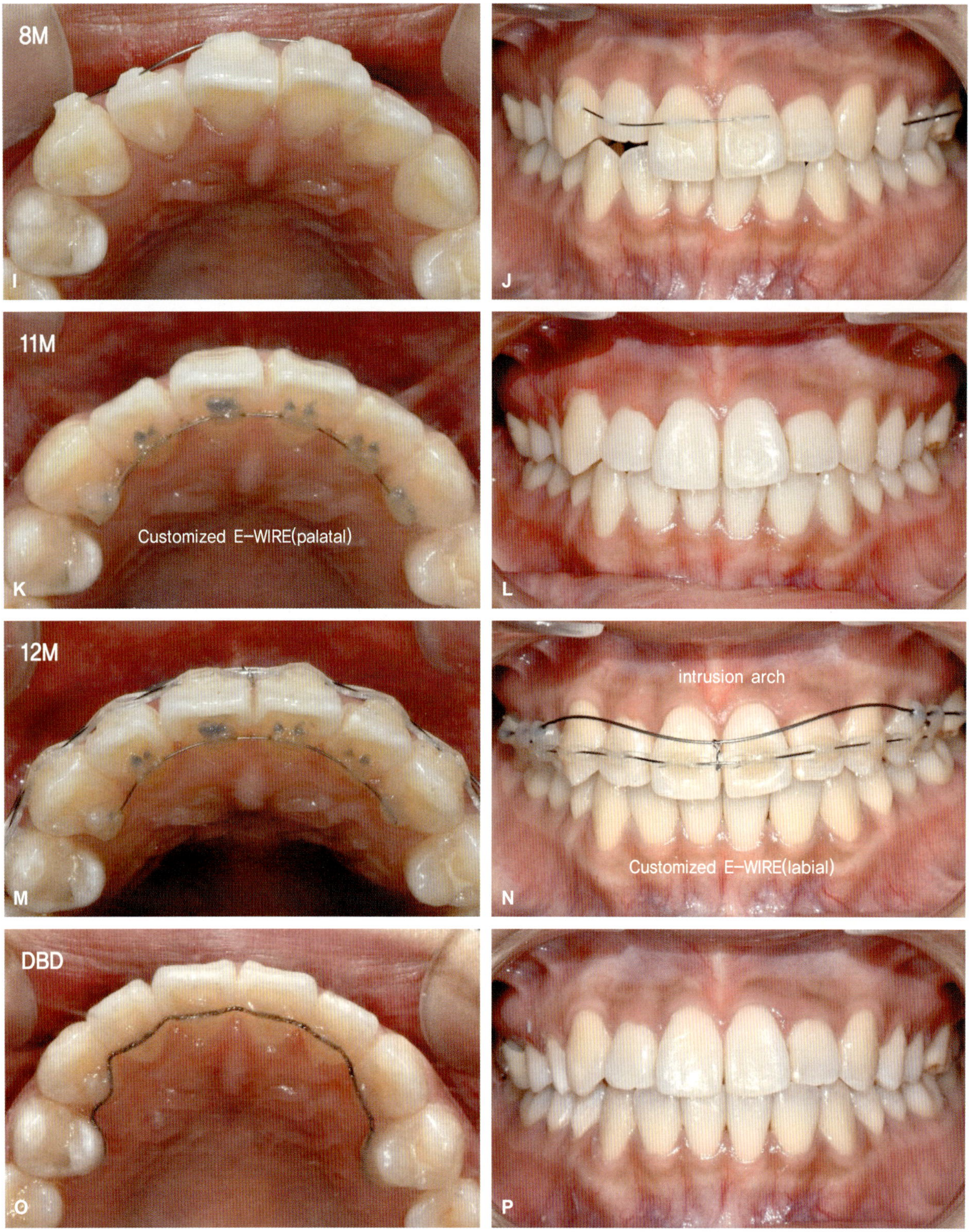

그림 3-22. *(계속)* **I, J,** 코팅와이어(coated wire)를 사용하여 #12 압하 과교정이 진행되었다. **K, L,** 설측 맞춤형 와이어[customized wire(Customized E-WIRE)]를 부착하였고 배열이 거의 완료되었다. **M, N,** 상악 전치부의 전반적인 압하와 부가적인 각도, 토크 조절을 위하여 순측에 맞춤형 와이어(#14~24)를 부착하였고 .016″ NiTi 호선을 이용한 압하 호선을 추가하였다. **O, P,** 배열의 개선과 전치부 압하가 완료된 후 치료를 종료하였다.

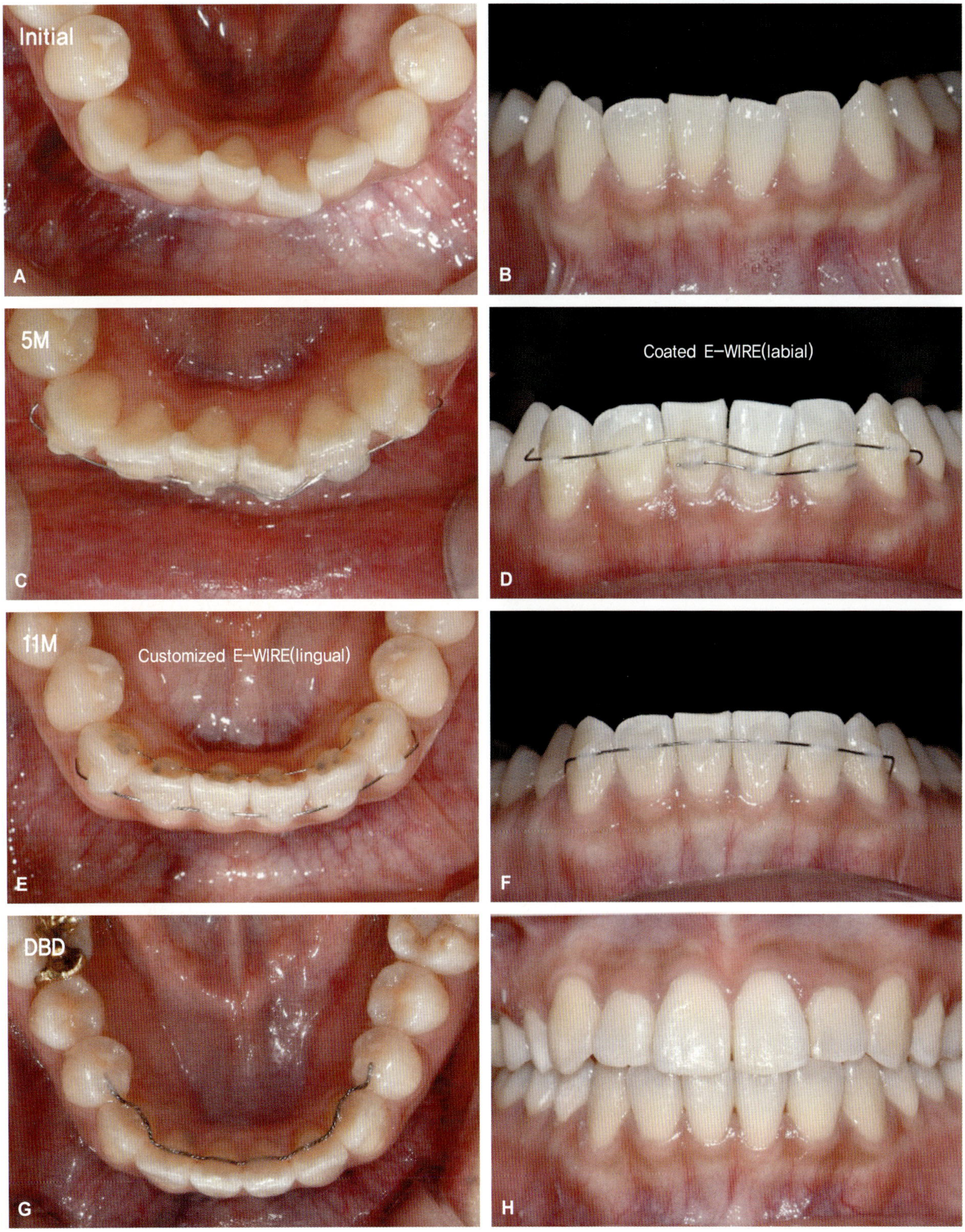

그림 3-23. 2단계 접근법(2-stage approach)으로 하악 전치부를 치료한 사진. **A, B,** 초진 시. **C, D,** 코팅와이어[coated wire(Coated E-WIRE)]를 하악 6전치 협면에 부착하여 배열 개선이 개선되었다. #31 회전 개선 속도가 느려서 부가적인 회전 모멘트를 가하기 위해 치경부에 #41~32 코팅와이어를 부가적으로 부착하였다. **E, F,** 마무리를 위하여 설면에 맞춤형 와이어[customized wire(Customized E-WIRE)]를 부착하였다. **G, H,** 고정식 유지장치를 설측에 부착한 후 마무리하였다.

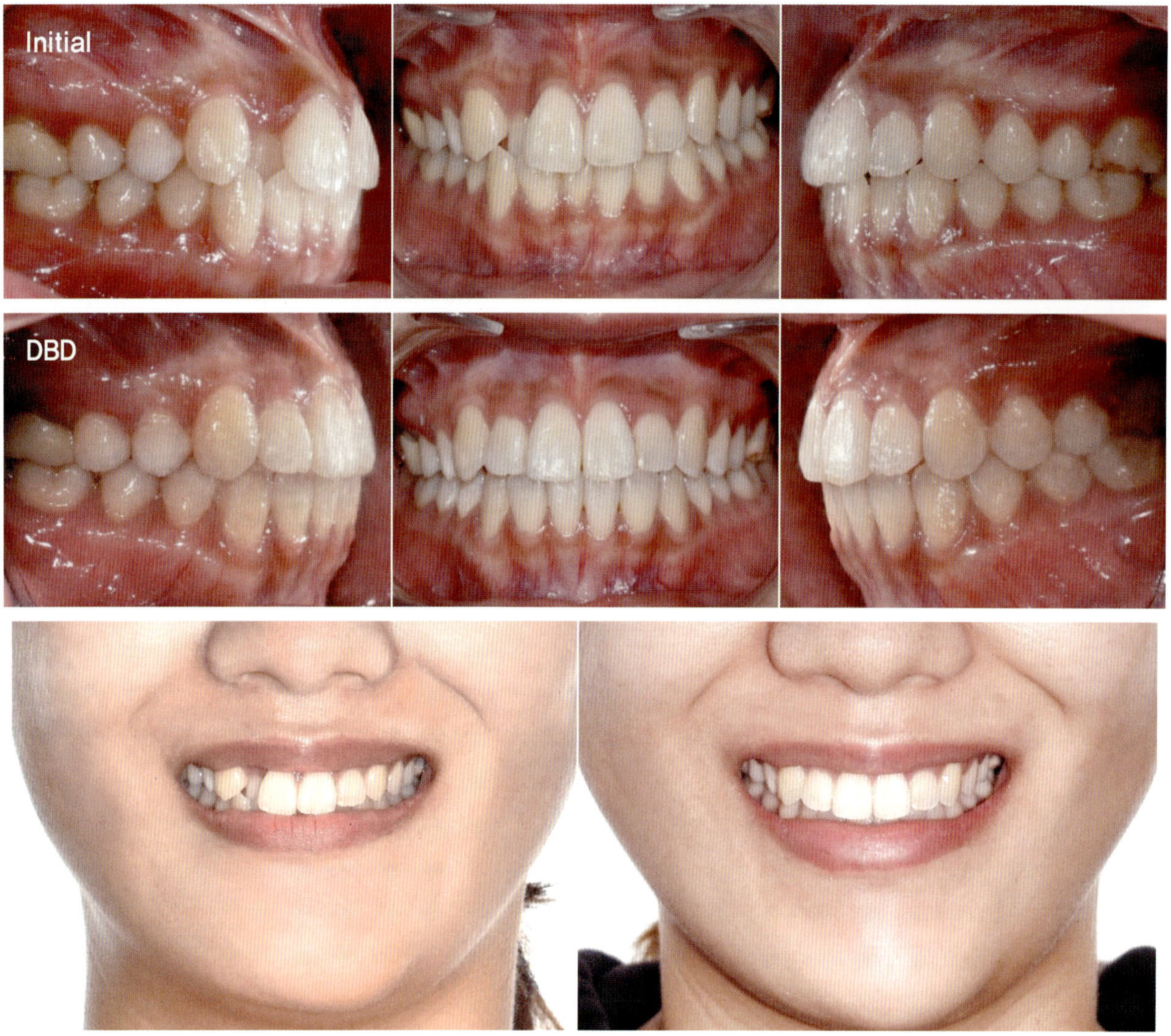

그림 3-24. 치료 전과 치료 후 구내 및 안모 사진 비교.

Case 7 벨로드럼 와이어를 활용한 성장기 환자의 교정치료

환자 10대 여성
주소 상악 전치부 총생(crowding)
치료방법

- 상악 전치부: 변형된 2단계 접근법(modified 2-stage approach)
  - 첫 번째 단계(1st stage): 설측 맞춤형 와이어(customized wire)
  - 두 번째 단계(2nd stage): 설측 벨로드럼 코팅와이어(velodrome coated wire)
- 하악 전치부: 설측 벨로드럼 코팅와이어(velodrome coated wire)

10대 여성으로 상악 전치부 총생(crowding)을 주소로 내원하였다. 타원에서 투명교정장치를 사용하여 교정치료를 진행하다가, 코팅와이어를 이용한 교정치료를 받기 위하여 내원하였다. 하악 전치부에 비해 상악 전치부의 총생이 심한 환자이다. 상악 전치부는 변형된 2단계 접근법(modified 2-stage approach)으로 치료하였으며, 하악 전치부는 설측 벨로드럼 코팅와이어[velodrome coated wire(Velodrome Coated E-WIRE)] 직접 부착방식으로 치료하였다.

먼저 상악 전치부 총생의 치료를 위해 변형된 2단계 접근법의 첫 번째 단계(1st stage)로 상악 6전치에 설측 맞춤형 와이어[customized wire(Customized E-WIRE)]를 부착하였다. 통상적인 2단계 접근법에서는 맞춤형 와이어를 두 번째 단계(2nd stage)에서 사용하지만, 본 증례에서는 첫 번째 단계에서 맞춤형 와이어를 부착하여 80%의 총생을 해결하였다. 4개월에 걸쳐 상악 전치부 총생이 개선되었다.

상악 전치부 총생의 80%가 해결된 후 장치를 제거하고 나서 벨로드럼 코팅와이어를 설측 치면에 밀착해 부착하였다. 이후 4개월 만에 총생의 나머지 20% 정도가 해결되면서 치료가 마무리되었다. 상악 전치부의 배열이 완료된 후 벨로드럼 와이어를 유지장치로 사용하였다(그림 3-25).

하악 전치부 총생은 벨로드럼 코팅와이어를 설측 치면에 부착하여 해결하였다. 총생 개선을 위하여 벨로드럼 와이어를 최대한 치면에 밀착시켜 부착하였다. 밀착시키기 위하여 치실과 익스플로러를 활용하였다. 3개월 후 총생이 대부분 해결되었으나 #41, 42 부위 총생은 잔존하는 상태였다. 현 상태로 관찰하다가 추후 코팅젤을 사용한 재부착(coating gel for wire repositioning)을 통해 잔존 총생을 해결하기로 하였다(그림 3-26).

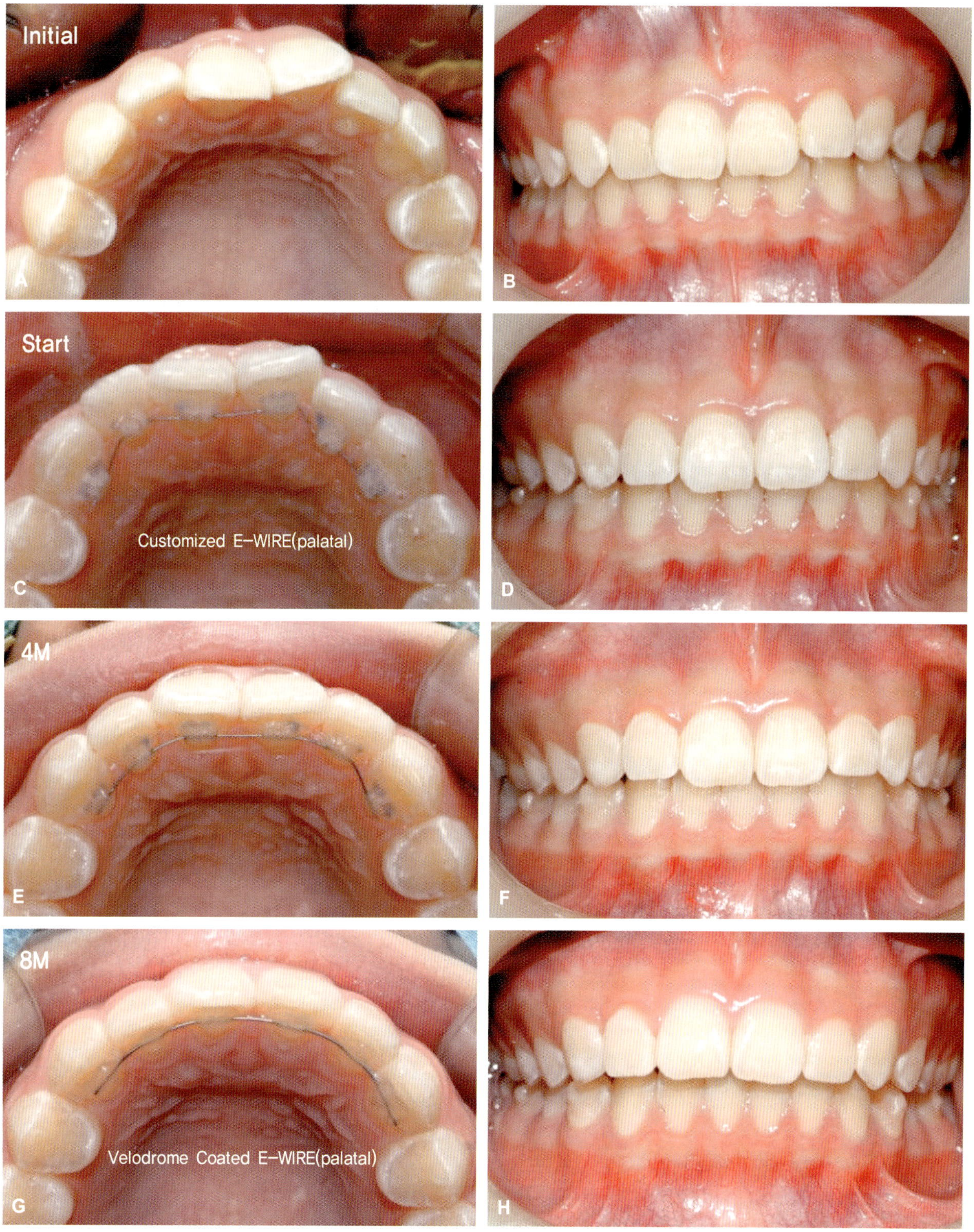

그림 3-25. 변형된 2단계 접근법(modified 2-stage approach)으로 상악 전치부 치료. A, B, 초진 시. C, D, 상악 6전치에 설측 맞춤형 와이어[customized wire(Customized E-WIRE)]를 부착하여 배열이 개선되었다. E, F, 마무리를 위하여 설면에 벨로드럼 코팅와이어[velodrome coated wire(Velodrome Coated E-WIRE)]를 부착하였다. G, H, 완료 후 벨로드럼 와이어를 유지장치로 사용하였다.

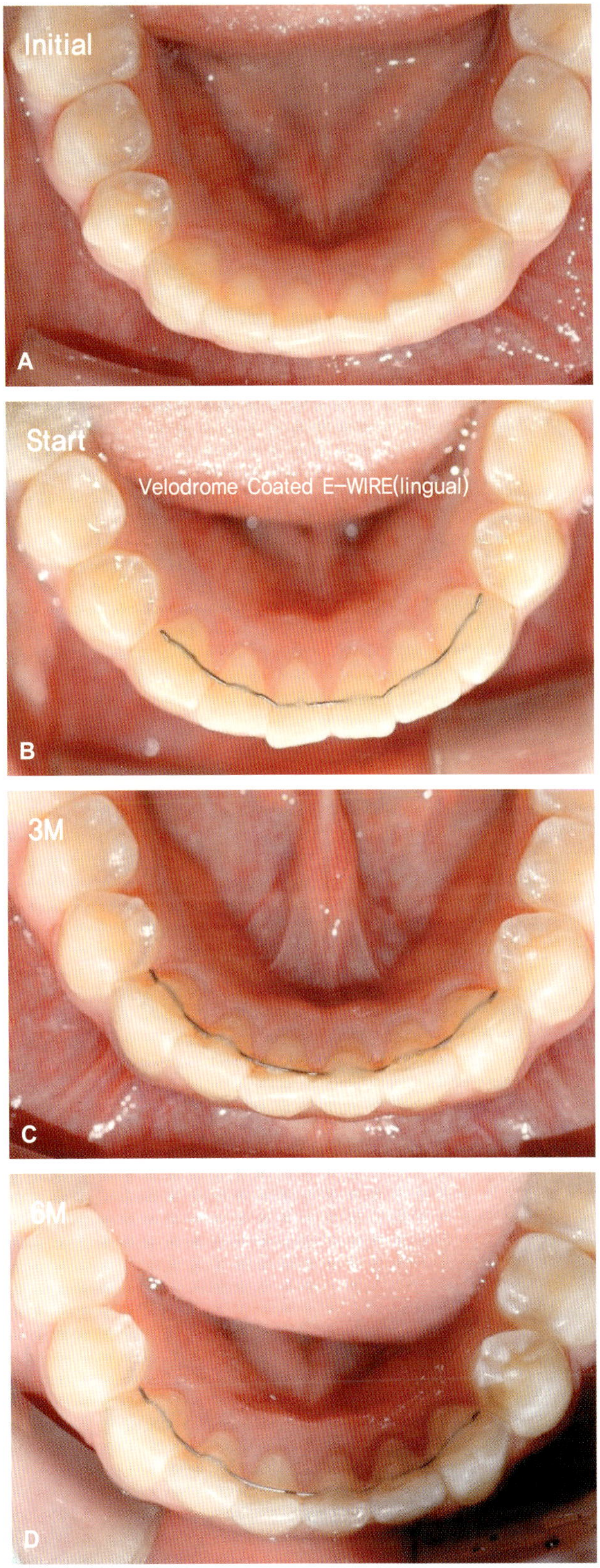

그림 3-26. A, 초진 시. B, 하악 6전치 설면에 벨로드럼 코팅와이어[velodrome coated wire(Velodrome Coated E-WIRE)]를 부착하였다. C, 3개월 후 배열이 개선되었다. D, 추후 코팅젤을 사용한 재부착(coating gel for wire repositioning)을 통해 잔존 총생을 해결하기로 하였다.

3. 치간 공극(*Interdental spacing*)

치간 공극 증례는 주의가 필요한 증례이다. 치료 과정 자체는 총생 증례에 비해 좀 더 간단할 수 있으나 치료 후 재발에 대한 고려가 필요하다. 재발을 최소화하기 위해서는 공극이 발생한 원인을 파악하는 것이 중요하다. 근본적인 원인이 해결되지 않을 경우 재발 확률이 높으므로 높은 순소대(high labial frenum), 혀내밀기 습관(tongue-thrusting habit), 치주질환(periodontitis), 왜소치(microdontia), 왜소 측절치(peg lateralis), 선천적 치아결손(congenital missing teeth), 치아 크기 부조화[tooth size discrepancy(Bolton ratio)] 등의 다양한 원인에 대한 고려가 필요하다. 또한 교정적인 치아이동을 통한 공간폐쇄에만 집중할 것이 아니라 공극이 발생한 근본적인 원인에 대한 고찰과 그 원인 해소에 대한 계획이 중요하다.

공극은 전치부 후방견인(anterior retraction), 구치부 전방견인(molar protraction)과 공간 재분배(space redistribution)로 개선시킬 수 있다. 왜소 측절치, 왜소치, 부족한 수평피개(minimal OJ) 환자에서 구치부 전방견인 또는 공간 재분배로 공간을 폐쇄하게 되며, 그 외의 증례에서는 전치부 후방견인으로 공간을 폐쇄한다.

전치부 후방견인으로 공간을 폐쇄할 때에는 고정원에 대한 고려가 필요하다. 1mm 이하의 전치부 공간을 폐쇄할 때에는 양측 견치를 고정원으로 공간을 폐쇄할 수 있으나, 전치부 공간이 1mm를 초과하는 경우에는 다수의 구치나 TAD를 이용하여 고정원을 확보하는 것이 좋다.

전치부 후방견인을 통한 공간폐쇄 치료 과정[space closure(anterior retraction) protocol]은 다음과 같다.

① 원형/벨로드럼 코팅와이어 부착[Round/Velodrome Coated E-WIRE(or Customized E-WIRE) bonding]
② 고정원 준비(anchorage preparation)
③ 약력 탄성 밴드 부착(E-Band bonding)
④ 고정식 유지장치 부착(fixed retainer bonding)

먼저 맞춤형 와이어[customized wire(Customized E-WIRE)]나 코팅와이어[coated wire(Coated E-WIRE)]를 부착하여 전치부의 배열을 개선시킨다. 보통 협면에는 약력 탄성 밴드(E-Band)를 부착하여야 하므로 설측 벨로드럼 코팅와이어나 맞춤형 와이어를 사용하는 것이 편리하지만, 협측에 원형 코팅와이어나 맞춤형 와이어를 부착하여 치료하는 것도 가능하다.

그다음 견치~제2소구치 또는 견치~제1대구치 협면에 트리플렉스 호선(triplex wire)이나 스테인리스 스틸 호선(stainless steel wire)을 부착하여 고정원 준비(anchorage preparation)를 한다. 공간의 양이 많을 경우 TAD를 이용한 간접골성 고정원을 통하여 고정원을 보강할 수도 있다. 공간폐쇄 후에는 재발을 방지하기 위하여 고정성 유지장치를 부착하는 것이 좋다.

재발 여부를 평가하기 위하여 치료 종료 후 1년간 주의 깊게 관찰한다. 증례에 따라서 공간 양이 많은 경우 약력 탄성 밴드를 이용하여 공간을 상당량 폐쇄한 후에 맞춤형 와이어나 코팅와이어를 부착하여 배열을 개선시킬 수 있다.

공간 재분배를 통한 공간폐쇄를 진행할 경우 고정원 준비 과정이 생략될 수 있으며 잔존 공간은 레진이나 보철 수복을 통하여 마무리하게 된다. 공간 재분배를 통해 치료할 경우 재발 가능성을 낮추고 좀 더 안정적인 결과를 얻을 수 있다.

Case 8 공간 재분배와 공간 폐쇄를 통한 전치부 치간이개 교정치료

환자 20대 여성
주소 전반적 공극(generalized spacing)
치료방법
- 상악 전치부: 공간 재분배(space redistribution)
  - 협측 원형 코팅와이어(round coated wire)
  - 탄성 스레드(elastic thread)
- 하악 전치부: 전치부 후방견인(anterior retraction)
  - 설측 맞춤형 와이어(customized wire)
  - 약력 탄성 밴드(E-Band)

20대 여성으로 상·하악 전치부의 전반적 공극을 주소로 내원하였다. 특히 상악 중절치 사이의 공간 때문에 웃을 때 항상 입을 가리고 웃는 습관이 있었다. 상악 전치부는 양측 측절치가 왜소 측절치이므로 공간 재분배로, 하악 전치부는 전치부 후방견인으로 치료계획을 세웠다.

상악 전치부는 상악의 공간을 상악 양측 측절치 후방으로 모은 후 상악 측절치의 보철적 수복을 통하여 마무리하였다. 먼저 탄성 스레드(elastic thread)를 상악 4전치 협면에 부착하여 공간을 상악 양측 측절치 후방으로 모았다. 상악 6전치 협면에 원형 코팅와이어[round coated wire(Round Coated E-WIRE)]를 부착하여 상악 전치부 배열을 개선시켰다. 공간이 측절치 후방 공간에만 유지되도록 #12, 22 치면 원심부위에 호선을 부착하였고, #13, 23 치면 원심부위에도 호선을 부착하였다. 상악 전치부 배열과 공간 재분배가 완료된 후 보철적 수복을 통하여 상악 측절치 후방 공간폐쇄를 완료하였고 구개면에는 고정성 유지장치를 부착하여 마무리하였다(그림 3-27).

하악 전치부 공간 양은 총 1mm 미만이므로 견치를 고정원으로 공간폐쇄를 하였다. 하악 전치부의 배열 개선과 공간폐쇄를 위한 유도 호선을 형성하기 위하여 맞춤형 와이어[customized wire(Customized E-WIRE)]를 설면에 부착하였다. 배열이 개선된 후 #31(협면 중앙), #33(근심면), #41(협면 중앙), #43(근심면)에 약력 탄성 밴드(E-Band)를 부착하여 공간을 폐쇄시켰다. 이 증례에서는 약력 탄성 밴드를 제거한 후에도 특별히 공간 재발이 관찰되지 않아서 맞춤형 와이어를 유지장치로 사용하였으나, 통상적으로는 고정성 유지장치로 교체하는 것을 권장한다(그림 3-28).

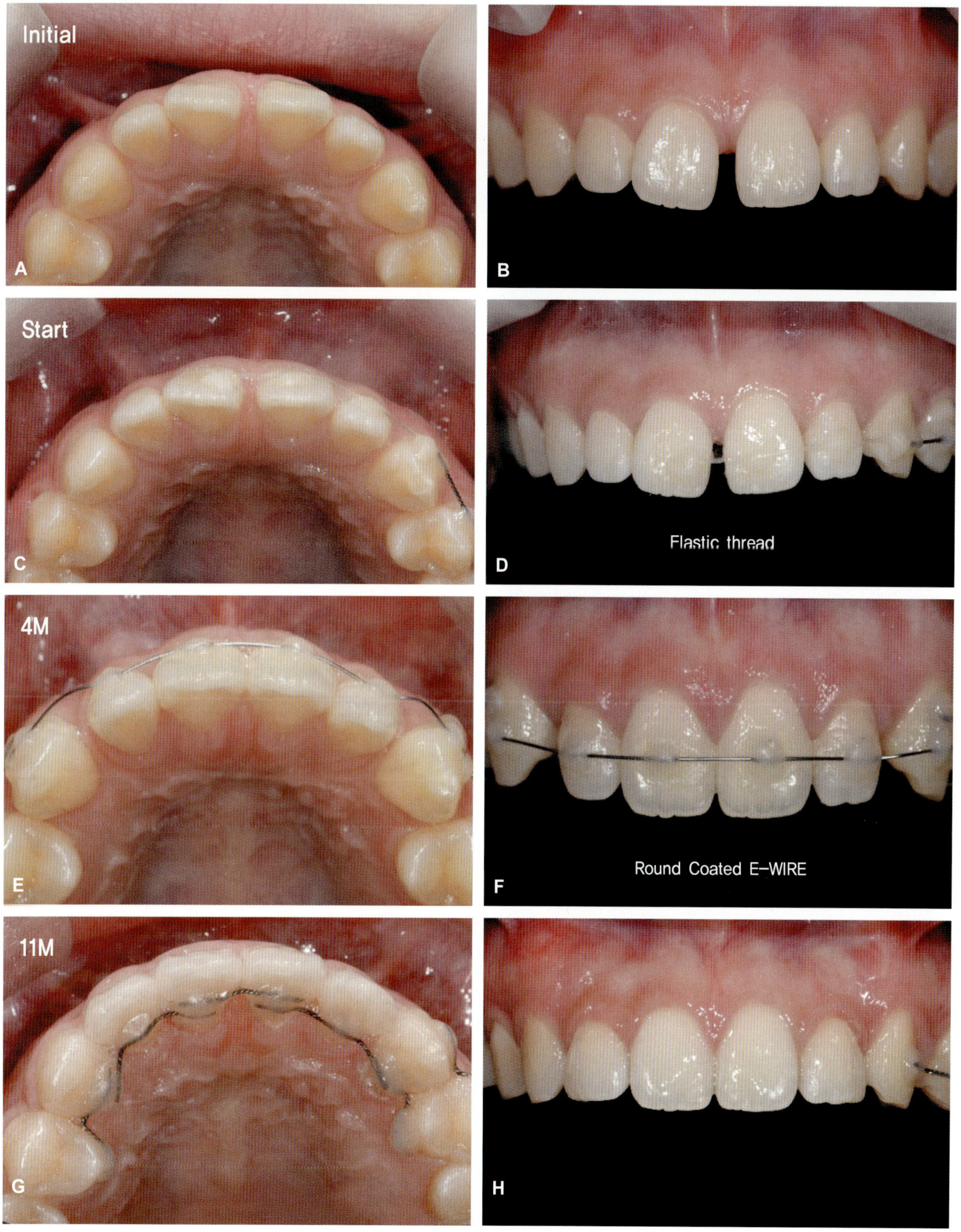

그림 3-27. 상악 전치부 공간 재분배 증례이다. **A, B,** 초진 시. **C, D,** 먼저 상악 4전치의 공간에 탄성 스레드(elastic thread)를 부착하여 공간을 폐쇄하였다. **E, F,** 상악 6전치에 원형 코팅와이어[round coated wire(Round Coated E-WIRE)]를 부착하여 배열을 개선하고 폐쇄된 공간을 유지하였다. **G, H,** #12, 22 원심 공간을 보철적 수복을 통하여 폐쇄하고 구개면에 고정성 유지장치 부착 후 마무리하였다.

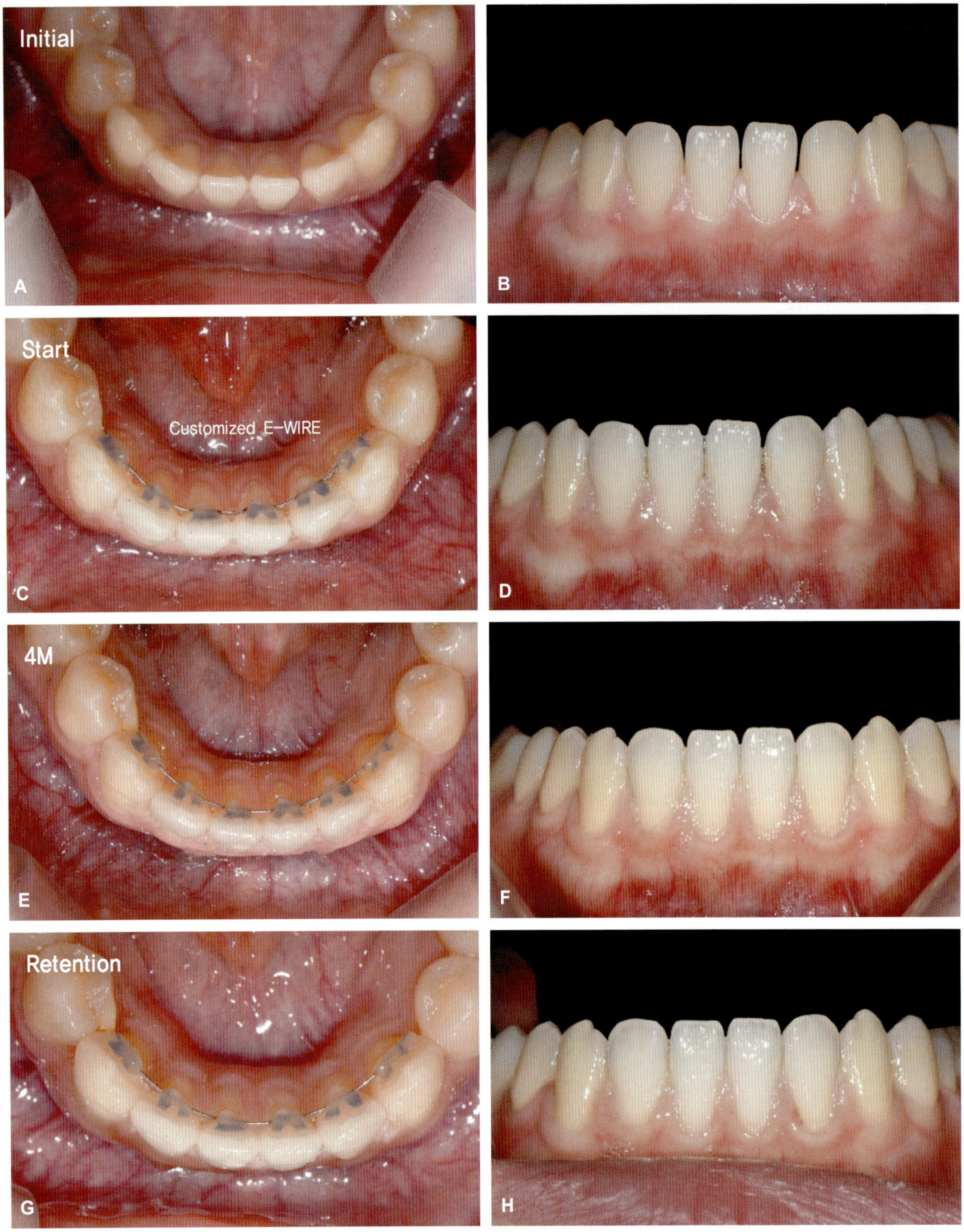

그림 3-28. 하악 전치부 후방견인 증례이다. 전반적인 공극이 관찰되나 공간 양은 1mm 이하이므로 특별히 구치부 고정원 없이 견치만을 고정원으로 사용하여 공간을 폐쇄하였다. **A, B,** 초진 시. **C, D,** 먼저 맞춤형 와이어[customized wire (Customized E-WIRE)]를 설측에 부착하였다. **E, F,** #31(협면 중앙), #33(근심면), #41(협면 중앙), #43(근심면)에 약력 탄성 밴드(E-Band)를 부착하여 공간을 폐쇄시켰다. **G, H,** 폐쇄된 공간은 안정적으로 유지되었다.

Case 9 치주질환을 동반한 중년 환자의 전치부 치간이개 교정치료

환자 40대 남성

주소 상악 전치부 총생(crowding) 및 공극(spacing), 하악 전치부 전반적 공극 (generalized spacing)

치료방법

- 상악 전치부: 2단계 접근법(2-stage approach)
  - 첫 번째 단계(1st stage): 협측 원형 코팅와이어(round coated wire)
  - 두 번째 단계(2nd stage): 설측 맞춤형 와이어(customized wire)
- 하악 전치부: 전치부 후방견인(anterior retraction)
  - 설측 맞춤형 와이어(customized wire)
  - 탄성 스레드(elastic thread)

40대 남성으로 하악 전치부의 전반적인 공극과 상악 전치부 총생 및 공극을 주소로 내원하였다. 환자는 교정치료에 대한 막연한 두려움으로 치료를 받지 않다가 코팅와이어(coated wire) 교정장치의 편안함과 심미성에 대한 설명을 듣고 치료를 결심하였다. 구치부에는 보철물이 있었으며 치주염이 동반되어 있었기 때문에 치료의 범위는 전치부로 한정하여 진행하였다.

특히 혀내밀기 습관(tongue thrusting habit)과 하악 전치부의 치주염을 동반하고 있었기 때문에 교정치료 시작 전에 치주치료(periodontal treatment)와 습관 조절(habit control)을 통하여 공극의 원인요소를 충분히 조절하였다.

상악 전치부는 총생과 공극을 동반하고 있어 2단계 접근법(2-stage approach)을 적용하여 치료하였다. 먼저 상악 전치부 6전치 순면에 원형 코팅와이어[round coated wire(Round Coated E-WIRE)]를 부착하였고 배열의 80~90%가 개선된 후 설면에 맞춤형 와이어[customized wire(Customized E-WIRE)]를 부착하여 마무리하였다. 공극은 총생을 해소하는 과정에서 자연스럽게 개선되었다. 초진 시 공극이 있었기 때문에 고정성 유지장치를 부착하였다(그림 3-29).

하악 전치부는 큰 공극량과 하악 전치의 순측 경사된 치축을 개선시키기 위하여 공간폐쇄부터 시행하였다. 먼저 #33~36, 43~46에 트리플렉스 호선을 부착하여 고정원을 준비한 후 #31(협면 중앙), #33(근심면), #41(협면 중앙), #43(근심면)에 탄성 스레드(elastic thread)를 부착하여 공간을 폐쇄하였다. 탄성 스레드를 유지한 상태에서 하악 6전치 설측에 맞춤형 와이어를 부착하여 배열을 개선시킨 후 마무리하였다. 재발을 방지하기 위하여 고정성 유지장치를 부착하였다(그림 3-30).

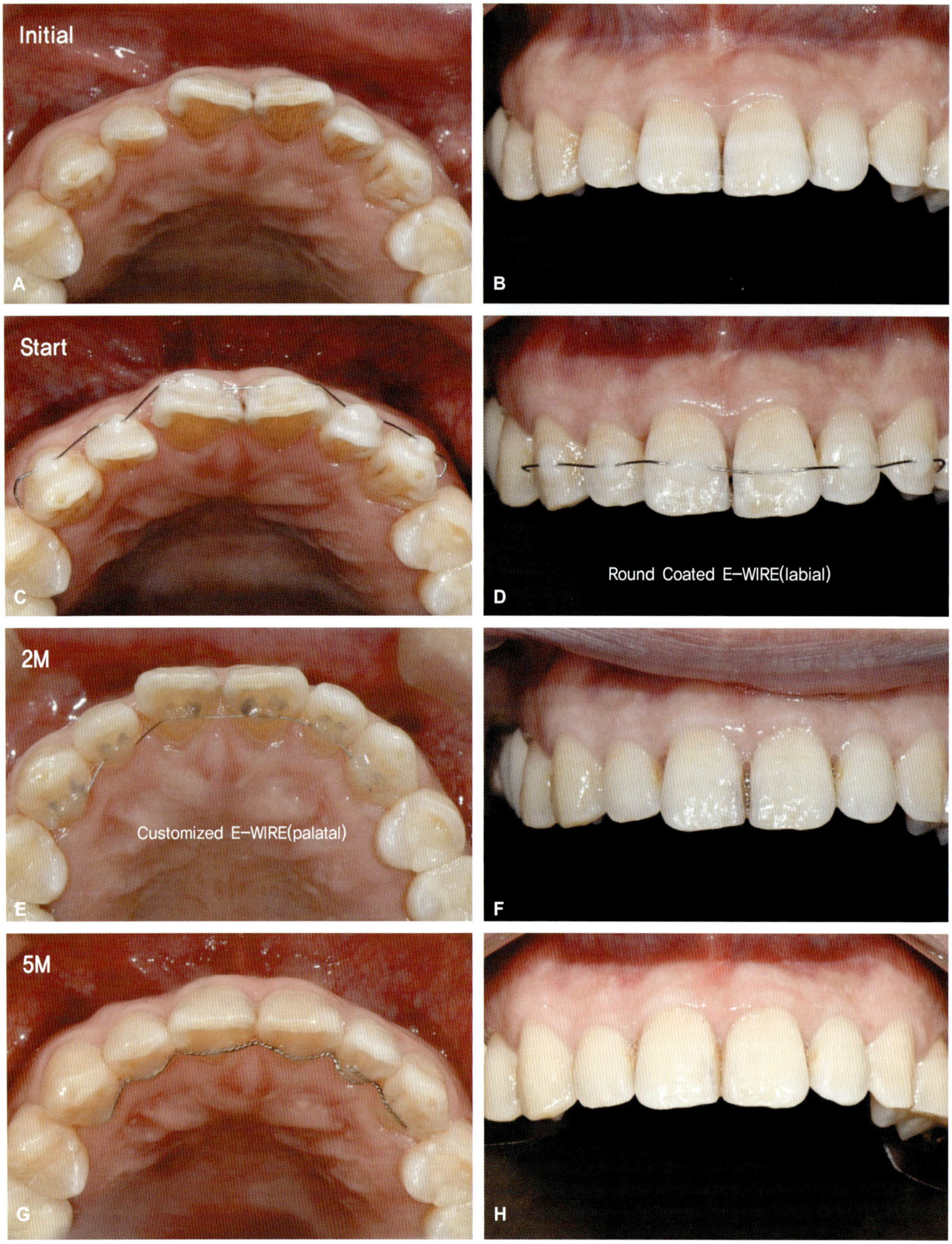

그림 3-29. 상악 전치부는 2-stage approach로 치료하였다. A, B, 초진 시. C, D, 먼저 협측에 원형 코팅와이어[round coated wire(Round Coated E-WIRE)]를 부착하여 총생을 개선시켰다. E, F, 그다음 맞춤형 와이어[customized wire(Customized E-WIRE)]를 설측에 부착하여 마무리하였다. G, H, 설측에 고정성 유지장치를 부착하였다.

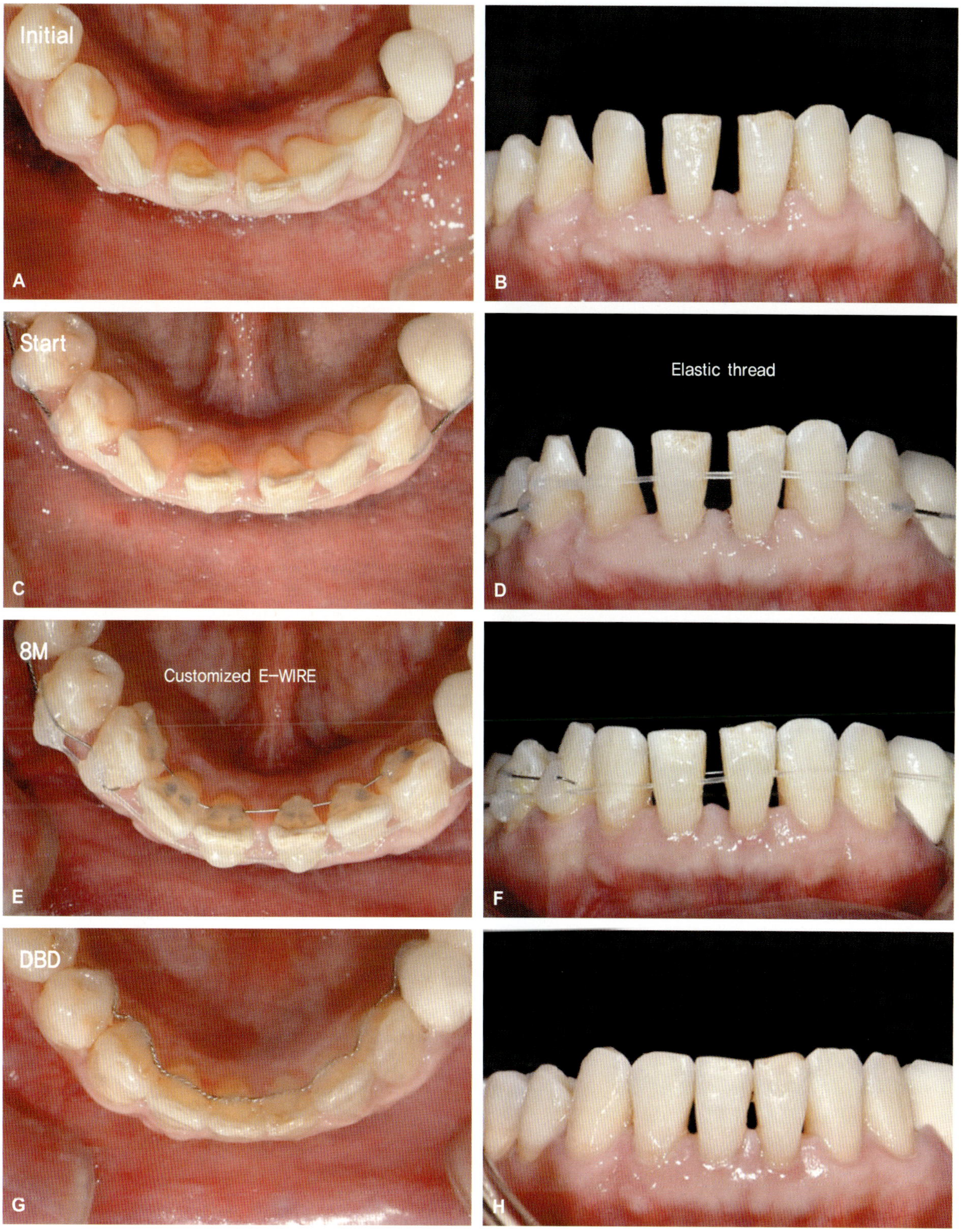

그림 3-30. 하악 전치부 치료. **A, B,** 초진 시. **C, D,** 먼저 #33~36, 43~46 협면에 트리플렉스 호선을 부착하여 고정원을 준비하였다. #33~43에 탄성 스레드(elastic thread)를 부착하여 전치부 후방견인을 진행하였다. **E, F,** 공간폐쇄가 진행된 후 설측에 맞춤형 와이어[customized wire(Customized E-WIRE)]를 부착하여 배열을 개선시켰다. **G, H,** 공간폐쇄가 완료된 후 설측에 고정성 유지장치를 부착하였다.

4. 블랙 트라이앵글 *(Black triangle)*

블랙 트라이앵글은 중년 환자들이나 총생이 심한 증례의 교정치료 후 많이 발견된다. 환자들은 이를 "치아가 벌어졌다"라고 이야기하는 경우가 많으나 실제로는 블랙 트라이앵글인 경우가 많다.

블랙 트라이앵글의 흔한 발생 원인은 치주염으로 인해 발생한 전치 치간부 치조골 및 치간유두 소실이다. 총생이 심한 부위의 치아 배열이 완료된 후 치간 치조골이 부족한 부위에서도 관찰할 수 있다. 특히 전치부 치아 순면 형태에 따라 사각형(rectangular shape)보다는 사다리꼴(trapezoid shape)에서 좀 더 흔하게 관찰할 수 있다.

치간부 치조골소실이 진행될 경우 치간유두 소실이 진행되며 치간 공극이 넓어져서 전치부 심미성이 훼손된다. 넓어진 치간 공극인 블랙 트라이앵글을 감소시키기 위해서는 일차적으로 치주치료를 통하여 추가적인 치간부 치조골소실을 막는 것이 중요하다. 그다음 치간삭제와 공간폐쇄를 병행하여 치간 접촉점 높이를 치경부로 낮출 수 있다.

Tarnow's rule에 따르면 치간 치조골정과 치간 접촉점 사이의 거리를 측정해서 5mm 이하인 경우 치간 공극의 100%가 메워지고 6mm인 경우 56%, 7mm 이상인 경우 27%가 메워진다고 한다. 따라서 치조골 높이가 소실되었다 하더라도 치간삭제와 공간폐쇄를 통해 치간 접촉점 높이를 낮춤으로써 블랙 트라이앵글을 개선시킬 수 있다(그림 3-31).[3]

그러나 모든 경우에 치간삭제가 가능한 것은 아니다. 가장 적합한 것은 전치 치아 순면이 삼각 형태일 때이다. 사각 형태의 치아인 경우는 치간삭제의 금기증이다. 추가적인 고려사항으로는 법랑질 저형성증(enamel hypoplasia), 민감증(hypersensitivity), 높은 우식 활성(high caries activity) 등이 있으며, 이러한 경우에는 치간삭제보다는 기타 보존적 또는 보철적인 방법으로 블랙 트라이앵글을 개선시키는 것이 필요하다.

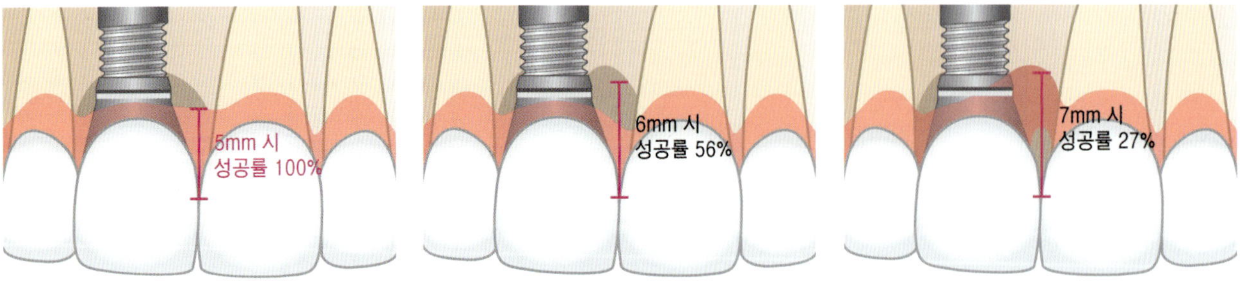

그림 3-31. Tarnow's rule. 치간 치조골정과 치간 접촉점 사이의 거리를 측정해서 5mm 이하인 경우 치간 공극의 100%가 메워지고 6mm인 경우 56%, 7mm 이상인 경우 27%가 메워진다.

블랙 트라이앵글 증례의 치료 방법(black triangle treatment protocol)은 다음과 같다.

① 치간삭제[interproximal reproximation(IPR)]

② 원형/벨로드럼 코팅와이어 부착[Round/Velodrome Coated E-WIRE(or Customized E-WIRE) bonding]

③ 고정원 준비(anchorage preparation)

④ 약력 탄성 밴드 부착(E-Band bonding)

⑤ 고정식 유지장치 부착(fixed retainer bonding)

치간삭제를 시행한 이후에는 공극 증례에 준하여 치료를 진행하면 된다. 블랙 트라이앵글이 있는 치간부 인접면에 치간삭제를 시행하며, 블랙 트라이앵글이 여전히 잔존할 경우 치료 중간에 추가로 치간삭제를 진행한다. 공간폐쇄 과정에서는 견치~제1, 2 소구치 또는 견치~제1대구치 협면에 트리플렉스 호선이나 스테인리스 호선을 부착하여 고정원을 준비한다. 공간폐쇄 후에는 재발을 방지하기 위하여 고정성 유지장치를 부착하는 것이 좋다.

Case 10 치주질환을 동반한 중년 환자의 블랙 트라이앵글 해소를 위한 교정치료

환자 40대 여성

주소 상악 전치부 블랙 트라이앵글(black triangle), 총생(crowding)

치료방법

- 상악 전치부: 2단계 접근법(2-stage approach)
  - 첫 번째 단계(1st stage): 협측 원형 코팅와이어(round coated wire)
  - 두 번째 단계(2nd stage): 설측 맞춤형 와이어(customized wire), 탄성 스레드 (elastic thread)

40대 여성으로 상악 전치부의 총생을 주소로 내원하였다. 나이가 들면서 치은퇴축(gingival recession)으로 인해 블랙 트라이앵글이 눈에 띄기 시작하자 블랙 트라이앵글을 감소시키고 싶다고 하였다. 협측 원형 코팅와이어[round coated wire(Round Coated E-WIRE)]와 구개측 맞춤형 와이어 [customized wire(Customized E-WIRE)]를 동반한 2단계 접근법(2-stage approach)과 탄성 스레드(elastic thread)를 이용하여 총생을 개선시키고 블랙 트라이앵글을 폐쇄하였다(그림 3-32).

먼저 상악 전치부 순면에 첫 번째 단계 장치인 원형 코팅와이어를 부착하여 배열을 개선시켰다. 그다음 원형 코팅와이어를 제거하고 나서 상악 중절치 인접면에 치간삭제를 시행하였다. 일반적으로 치간삭제는 호선이 없는 상태에서 진행하는 것이 좀 더 편리하기 때문에 장치 제거 후 치간삭제를 하였다.

그 후 상악 전치부 설면에 두 번째 단계 장치인 맞춤형 와이어를 부착하여 좀 더 정교한 배열의 개선을 유도하였고, 맞춤형 와이어를 공간폐쇄용 유도 호선으로 사용하였다.

다음으로 고정원을 준비하였다. 폐쇄해야 하는 공간의 양이 1mm이므로 치성 고정원(tooth-borne anchorage)을 #13, 14과 #23, 24까지만 사용하기로 하였다. 고정원 준비에 사용할 트리플렉스 호선이 최대한 육안으로 보이지 않게 하기 위하여 치아의 협면 치경부에 부착하였다. 협면에 부착하는 트리플렉스 호선은 특별한 구부림 없이 길이만 맞추어 잘라서 부착하였다.

고정원 준비 후 #11(협면 중앙), #13(근심면), #21(협면 중앙), #23(근심면)에 탄성 스레드를 부착하여 상악 중절치 사이의 공간을 폐쇄하였다. 그 결과 #11, 21 치간부 블랙 트라이앵글이 만족스러운 수준으로 감소하였다. 만약 유도 호선이 없다면 탄성 스레드를 6전치 모두 부착하는 것이 배열을 유지하는 데 좀 더 안전한 방법일 수 있으나, 설측에 유도 호선이 있는 상태이므로 6전치에 모두 탄성 스레드를 부착할 필요는 없었다. 블랙 트라이앵글이 폐쇄된 후 치료가 종료되었다.

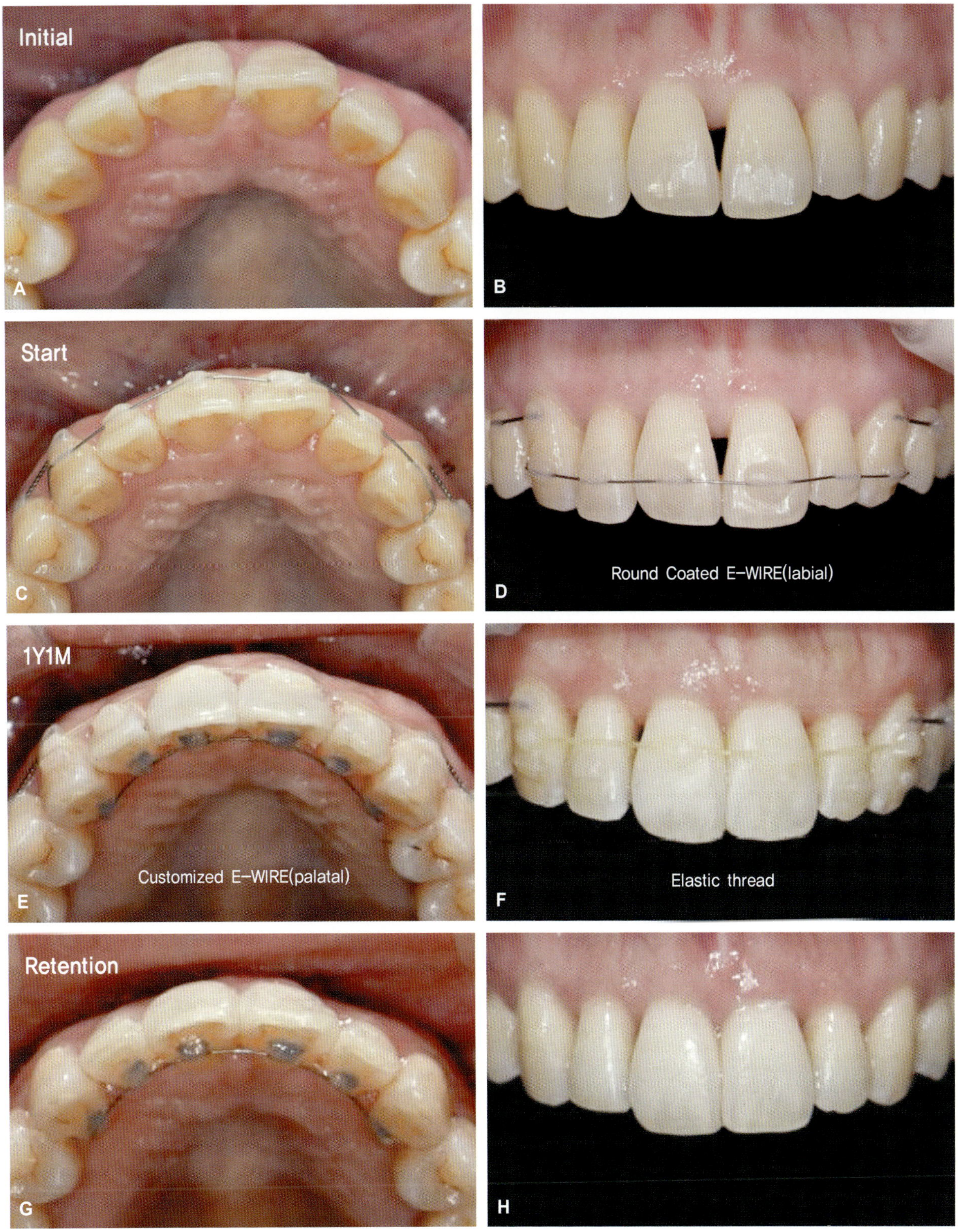

그림 3-32. 상악 중절치 사이의 블랙 트라이앵글을 폐쇄한 증례이다. A, B, 초진 시. C, D, 먼저 순측 원형 코팅와이어[round coated wire(Round Coated E-WIRE)]를 사용하여 배열을 개선시켰다. E~H, 그 후 #11(협면 중앙), #13(근심면), #21(협면 중앙), #23(근심면)에 탄성 스레드를 부착하여 상악 중절치 사이의 공간을 폐쇄하는 동시에 설측 맞춤형 와이어[customized wire(Customized E-WIRE)]를 유도 호선으로 사용하여 블랙 트라이앵글을 폐쇄하였다.

5. 압하(*Intrusion*)

교정적 치아이동을 위한 최적의 힘은 치주인대 내에서 혈관을 완전히 폐쇄시키지 않으면서 세포 활성을 자극할 수 있는 것이어야 한다. 최적의 힘은 치아이동 양상에 따라서 차이가 있는데 압하는 그중 가장 약한 힘을 필요로 하는 치아이동이다. 그 이유는 치근단의 좁은 부위에 교정력이 집중되기 때문이다. 따라서 매우 약한 힘을 가할 때 압하가 가능하다.[4]

치아당 10~20gm 내외의 최적의 힘을 사용할 때에 직접 골흡수 기전을 통한 지속적인 치아이동을 유도할 수 있으며 치근흡수 및 치조골 파괴와 같은 부작용을 최소화할 수 있다.

치아를 압하할 때 고려해야 할 사항은 다음과 같다.

먼저 치주적 측면을 고려하여야 한다. 치아를 압하시킬 경우 치은연상 치태가 치은연하 치태로 변화하므로 치주 상태가 악화될 수 있다. 따라서 치주질환이 안정적으로 조절된 이후 압하를 시도해야 한다.

또한 치조골과 치은조직의 높이를 고려해야 한다. 해당 치아가 정출된 상태인지 아니면 주변 치조골이 정출된 상태인지 방사선사진과 임상검사를 통해 감별해야 한다. 예를 들어, 구치의 치조골 상태가 주변 골조직과 평탄한 상태에서 구치를 압하할 경우 수직적 골소실(vertical bone loss)이 발생되거나 치주낭 깊이(periodontal pocket depth)가 증가하여 치주 건강이 악화될 수 있다. 이러한 경우 무리해서 많은 양의 압하를 시도하기보다는 적은 양의 압하와 함께 교합면 삭제(구치)나 절단면 삭제(전치)를 동반하는 것이 장기적인 치주 건강 예후의 측면에서 바람직하다고 할 수 있다.

그리고 경사이동 없이 순수한 압하를 유도하기 위하여 치아의 장축과 일치하게 장치를 부착하는 것이 중요하며 방사선사진을 통해 치아의 각도(angulation)를 정확히 평가하는 것이 중요하다.

약한 힘을 가하는 안전하고 효율적인 압하를 위하여 초탄성 나이타이 폐쇄 코일 스프링[superelastic NiTi closed coil spring(E-Coil spring)]을 부착할 수 있다. 초탄성 나이타이 폐쇄 코일 스프링은 길이를 많이 연장하더라도 힘의 세기가 크게 증가하지 않으므로 약한 힘으로 압하를 유도하기에 적합한 장치이다. 이 장치는 압하를 유도하고자 하는 치아의 치축에 맞도록 협면 또는 설면에 부착하며 치아당 40gm 미만(20gm이 이상적)의 힘이 가해지도록 연장하여 부착하게 된다. 그리고 치성 고정원 또는 간접골성 고정원을 사용하여 고정원을 준비한다. TAD를 치아의 협측이나 설측에 여러 개 식립하여 구치를 직접 압하하는 방법(직접골성 고정원)도 있으나, 다음과 같은 장점으로 인해 간접골성 고정원을 사용하여 압하를 시행한다(그림 3-33).

먼저 최소한의 TAD를 사용하여 성공적인 압하를 진행할 수 있다. 이 방법은 1개의 TAD를 협측이나 구개측에 식립하여 압하를 진행하게 되므로 직접골성 고정원 사용에 비해 비침습적인 치료(less invasive orthodontic treatment)로 진행되어, 환자의 입장에서 편안하고 안전한 교정치료를 받을 수 있다.

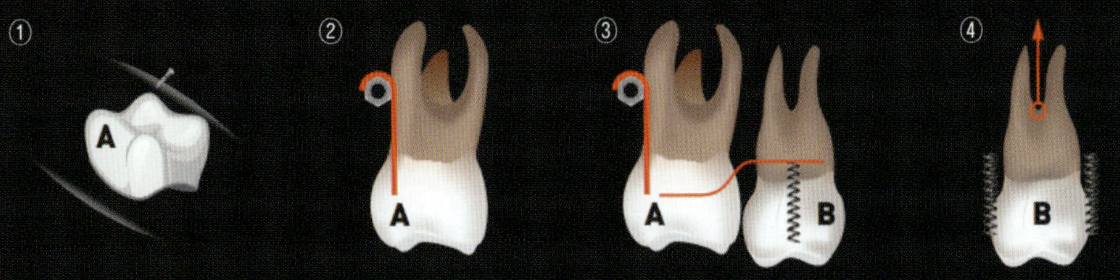

① 먼저 압하하고자 하는 구치(**B**) 전방의 고정원 치아(**A**) 근심 협측 치조골에 TAD를 식립한다.
② 고정원 치아(**A**)와 스크루를 .017×.025″ 스테인리스 스틸 호선으로 연결하여 간접골성 고정원을 준비한다.
③ 고정원 치아(**A**)의 협설면에서 .016×.022″ 스테인리스 스틸 호선을 연장한 후, 와이어와 압하하고자 하는 구치(**B**)를 E-Coil spring으로 연결한다.
④ 3~6개월 후 압하가 완료된다.

그림 3-33. 초탄성 나이타이 폐쇄 코일 스프링과 간접골성 고정원을 활용한 구치 압하 장치(molar intrusion device using E-Coil spring & indirect anchorage system).

또한 TAD 식립 위치를 해부학적으로 더 안전한 곳이나 탈락률이 적은 위치로 설정할 수 있다. 직접골성 고정원을 사용하는 경우에는 치아에 힘을 가하는 위치를 고려해야 하기 때문에 TAD 식립 위치를 설정하기가 어렵지만, 간접골성 고정원 사용 시 TAD 식립 위치를 술자의 편의에 따라 설정한 뒤 고정원 치아와 TAD를 별도로 연결할 수 있다.

마지막으로 힘을 가하는 방향도 보다 효과적으로 설정할 수 있다. 초탄성 나이타이 폐쇄 코일 스프링이나 파워체인을 사용하여 압하를 시도하는 경우 힘을 가하는 방향이나 위치에 따라서 진성 압하(true intrusion)가 발생하기도 하지만, 원치 않는 구개측/협측 경사(palatal/buccal tipping)나 회전을 동반하기도 한다. 이는 힘을 가하는 위치를 정확히 설정하지 못했을 때 발생하는 현상이다. 간접골성 고정원을 사용하는 경우에는 힘의 방향을 설정하기가 용이하다. 진성 압하를 유도하고자 하는 경우 그에 맞는 장치 부착 방향을 설정할 수 있고, 약간의 경사이동이나 회전을 유도하고자 하는 경우에도 그에 맞는 장치 부착 방향을 쉽게 설정할 수 있다.

Case 11 간접골성 고정원과 초탄성 나이타이 폐쇄 코일 스프링을 활용한 상악 대구치 압하 교정치료

환자 40대 여성

주소 #26 압하(intrusion) 필요

치료방법

- #36 임플란트 식립 후 임플란트 보철 수복 전에 대합치(#26) 압하를 위해 교정치료 진행 (2.5mm intrusion)
- 간접골성 고정원과 초탄성 나이타이 폐쇄 코일 스프링(E-Coil spring) 사용

40대 여성으로 #36 임플란트 식립 후 임플란트 보철 수복 전에 대합치(#26) 압하를 위하여 교정치료를 시작하였다. 2.5mm 정도의 압하가 필요한 상태였다. 임플란트 픽스처 식립 후 상부 보철물을 수복하기 위해서는 3~6개월을 기다려야 하는데 그 기간 동안에 교정치료를 진행하였다. 간접골성 고정원과 초탄성 나이타이 폐쇄 코일 스프링[superelastic NiTi closed coil spring(E-Coil spring)]을 사용하여 4개월 만에 성공적으로 압하를 완료하였다(그림 3-34).

먼저 간접골성 고정원을 활용한 고정원을 준비하였다. #25 근심의 치조골 부위에 TAD를 식립하였으며 TAD와 #25 치아를 스테인리스 스틸 호선으로 연결하였다.

#26의 근원심 각도(mesiodistal angulation)와 협설측 경사(buccopalatal inclination)가 양호하였기 때문에 경사이동 없이 진성 압하를 유도하였다. 먼저 #26 근원심 중앙부위에 초탄성 나이타이 폐쇄 코일 스프링을 부착하였고 협면뿐만 아니라 구개면에도 스프링을 부착하였다. 이 스프링을 고정원 치아인 #25과 스테인리스 스틸 호선으로 연결하여 #26의 압하를 유도하였다.

4개월 후에 압하가 완료되었으며 #25, 26 협면에 트리플렉스 호선을 부착하여 유지하였다. 만약 압하 직후에 대합 임플란트의 임시보철물이 장착될 수 있는 경우에는 압하된 치아에 특별히 유지용 철사를 부착하지 않아도 된다.

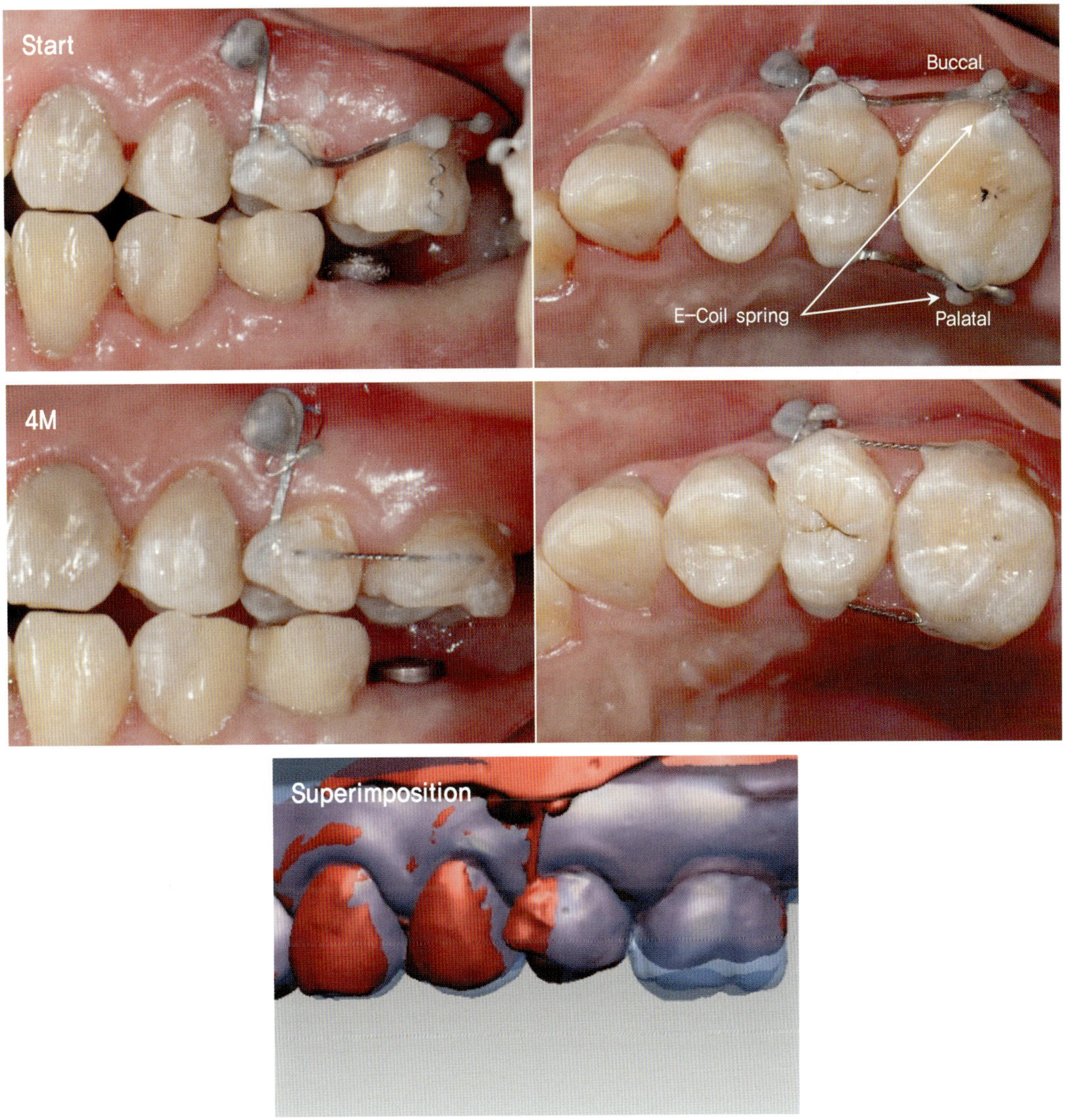

그림 3-34. 본 증례는 간접골성 고정원을 사용하여 #26을 압하한 증례이다. #25과 TAD는 .016×.022″ 스테인리스 스틸 호선으로 연결되어 있으므로 #25은 고정원 치아이다. 스테인리스 스틸 호선이 #25 치아에 부착된 상태로 #26 치아의 협면, 구개면 쪽으로 연장되어 있으며 스테인리스 스틸 호선에 부착된 초탄성 나이타이 폐쇄 코일 스프링[superelastic NiTi closed coil spring(E-Coil spring)]이 #26의 협면, 구개면에 부착되어 있다. 본 증례에서는 #26 진성 압하가 필요한 증례이므로 #26 치아의 협면 중앙과 구개면 중앙에 스프링이 부착되어 있다. 4개월 후 약 2.5mm의 압하가 성공적으로 이루어졌다.

Case 12 과개교합 환자의 하악 전치부 압하를 위한 교정치료

환자 50대 여성

주소 전치부 심피개교합(anterior deep bite), 총생(crowding)

치료방법

- 하악 전치부: 설측 맞춤형 와이어(customized wire), 협측 초탄성 나이타이 폐쇄 코일 스프링(E-Coil spring)

50대 여성으로 전치부 심피개교합, 총생을 주소로 내원하였다. 맞춤형 와이어[customized wire (Customized E-WIRE)]를 통해 하악 전치부의 배열은 개선되었으나 전치부 심피개교합은 해소되지 못한 상태이므로 초탄성 나이타이 폐쇄 코일 스프링[superelastic NiTi closed coil spring(E-Coil spring)]을 사용하여 하악 전치부를 압하하였다(그림 3-35).

본 증례에서는 환자의 요구로 자연치 고정원을 사용하였으며 고정원 상실(anchor loss)을 최소화하기 위하여 2단계에 걸쳐 압하를 진행하였다. 1단계에서는 #34~36, #44~46 협면에 스테인리스 스틸 호선을 부착하여 고정원을 준비하고, #33, 43 협면 중앙에 초탄성 나이타이 폐쇄 코일 스프링을 부착하여 먼저 압하하였다. 2단계에서는 압하가 완료된 #33, 43까지 포함시켜서 #33~36, #43~46을 고정원으로 준비한 후 초탄성 나이타이 폐쇄 코일 스프링을 #32, 42 협면 중앙에 부착하여 하악 4전치를 압하하였다.

1단계에서 설측 맞춤형 와이어의 철사를 #32, 42 원심에서 절단하여 견치만 압하될 수 있도록 하였고, 2단계에서는 #32~42 설측에 철사가 존재하므로 한 번에 하악 4전치 압하를 유도할 수 있었다.

본 증례에서는 스프링이나 탄성 체인을 브라켓에 거는 브라켓 교정과는 달리 스프링을 치아 협면에 직접 밀착하여 부착함으로써 전치의 순측 경사를 최소화하면서 압하를 유도하였다.

하악 전치부 압하가 완료된 후에는 #33~43 맞춤형 와이어 레진 슬롯(resin slot)에 철사를 재삽입하고 #33, 34(설측), 43, 44(설측)에 트리플렉스 호선을 부착하여 치료 결과가 잘 유지되도록 하였다.

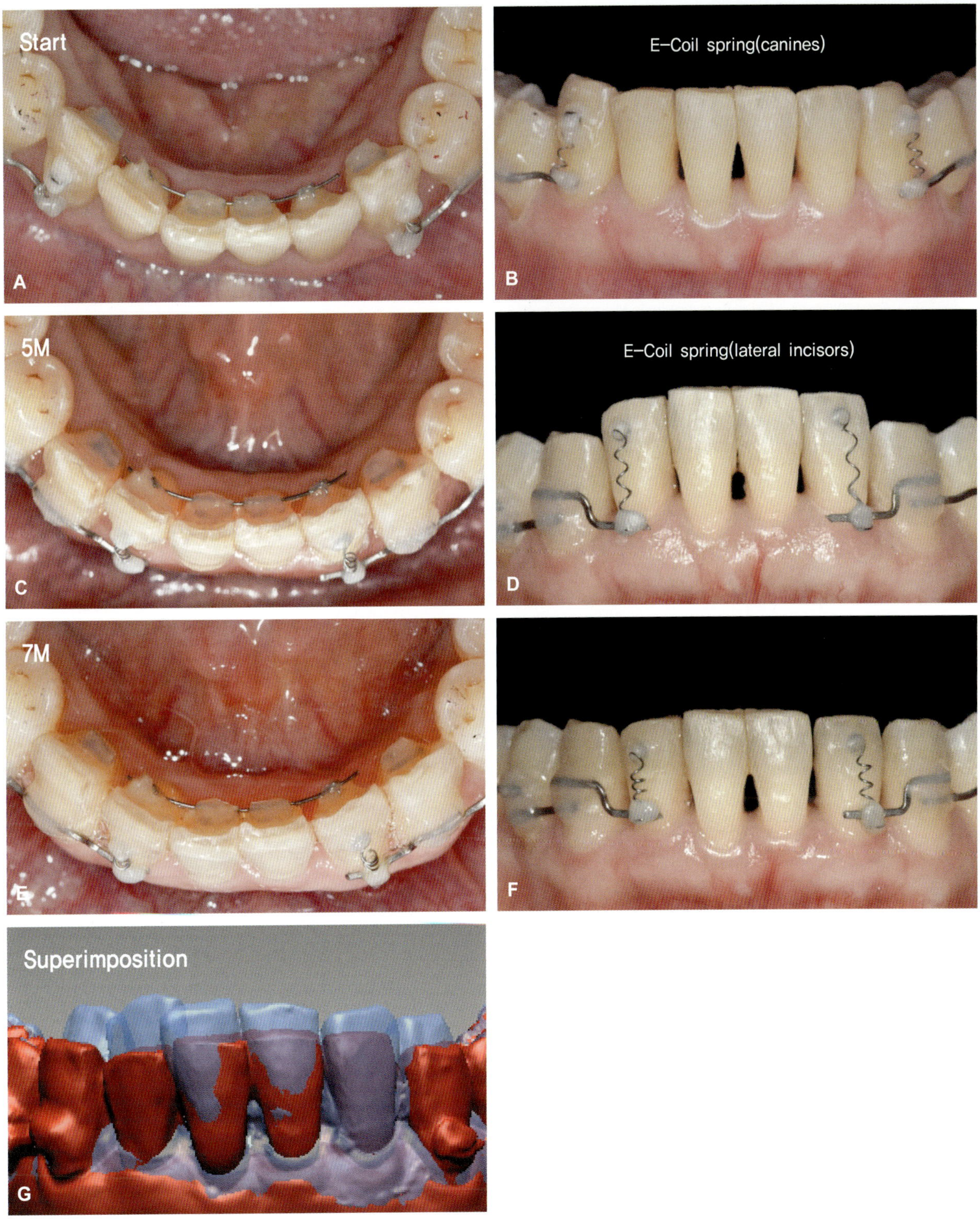

그림 3-35. 본 증례에서는 자연치 고정원을 사용하여 2단계에 걸쳐 전치부 압하를 진행하였다. **A, B,** 1단계에서는 #34~36, #44~46 협면에 스테인리스 스틸 호선을 부착하여 고정원을 준비하고 #33, 43 협면 중앙에 초탄성 나이타이 폐쇄 코일 스프링[superelastic NiTi closed coil spring(E–Coil spring)]을 부착하여 먼저 압하하였다. **C~F,** 2단계에서는 압하가 완료된 #33, 43까지 포함시켜서 #33~36, #43~46을 고정원으로 준비한 후에 초탄성 나이타이 폐쇄 코일 스프링을 #32, 42 협면 중앙에 부착하여 하악 4전치를 압하하였다. **G,** 치료 종료 후 약 2mm 정도의 압하가 발생한 것을 볼 수 있다.

6. 인위적 치아정출술(*Forced eruption, extrusion*)

정출은 50gm 이하의 약한 힘을 필요로 하는 치아이동이며, 인위적 치아정출술이라고도 한다. 연조직과 골의 변화를 유도하기 위해 연속적으로 약한 힘을 치아에 적용하여 치아를 치관부로 이동시키는 술식이다. 치아의 파절선이 치아의 치근 1/3 부위에 있는 치아나 한 면 또는 두 면의 수직적 치주손상이 있는 고립된 치아, 매복치 등의 복잡한 상황에 적용될 수 있는 술식이다.

치아를 정출시킬 때 고려해야 할 사항은 다음과 같다.

먼저 생물학적 폭경(biologic width)을 고려해야 한다. 생물학적 폭경은 접합상피(junctional epithelium) 길이와 치조정 상방의 결합조직 부착(connective tissue attachment)의 합으로 정의되고 평균 2.04mm이다. 또한 보철물의 변연은 접합상피 부착(junctional epithelial attachment)에서 치관 방향으로 최소한 1~2mm 거리에 위치해야 한다. 따라서 생물학적 폭경의 침범을 막기 위해 수복물 변연과 치조정 사이에 최소 3~4mm의 간격을 유지해야 한다.

또한 치관-치근비를 고려하여야 한다. 치관-치근비의 관점에서는 치관연장술보다 치아정출술이 유리하다. 그러나 치조골흡수(periodontal bone loss)가 심화되어 치관-치근비가 이미 좋지 않은 환자에서 정출술을 추가로 시행하게 되면 치관-치근비가 악화되어 치아의 예후가 나빠질 수 있다.

그리고 고정원에 대한 고려가 필요하다. 이동 치아의 근원심으로 2~3개 치아까지 장치를 부착하면 충분하다. 정출이 완료된 후에는 보정장치를 통하여 상치조섬유(supra-crestal fiber)의 재배열이 일어나는 시간 동안 안정적인 위치를 유지하는 것이 중요하다. 1mm 맹출당 1달간의 보정 기간을 생각할 수 있으며 보정이 완료된 후에는 필요시 해당 치아를 보철적으로 수복하여 치료를 완료할 수 있다.

압하뿐만 아니라 정출 시에도 초탄성 나이타이 폐쇄 코일 스프링[superelastic NiTi closed coil spring (E-Coil spring)]을 사용할 수 있으며 치료방법은 유사하다. 주로 다수의 치아를 이용하여 고정원을 준비하며, 치아당 50gm 이하의 힘이 가해지도록 초탄성 나이타이 폐쇄 코일 스프링을 연장하여 부착한다. 초탄성 나이타이 폐쇄 코일 스프링은 정출이 필요한 치아의 협면이나 절단연에 부착하여 치아의 정출을 유도할 수 있다.

Case 13 초탄성 나이타이 폐쇄 코일 스프링을 활용한 상악 매복 중절치 견인 교정치료

환자 10대 남성

주소 #21 매복(impaction)

치료방법

- 치성 고정원과 초탄성 나이타이 폐쇄 코일 스프링(E-Coil spring)을 사용한 #21 견인

10대 남성으로 #21 매복을 주소로 내원하였다. 이미 #11, 12, 22 맹출이 완료되었으나 #21은 맹출되지 않아 환자와 보호자 모두 근심이 많은 상태였다. 따라서 #21 견인을 위한 교정치료를 바로 시작하기로 하였다(그림 3-36).

본 증례에서는 전치부 치아 고정원과 초탄성 나이타이 폐쇄 코일 스프링[superelastic NiTi closed coil spring(E-Coil spring)]을 사용하여 단기간에 불편감을 최소화하여 치료를 완료하였다.

먼저 #21 개창술(surgical opening)을 시행하였다. 리거처 와이어(ligature wire)와 금속 버튼(metal button)을 #21에 부착하여 견인이 좀 더 용이하게 한 후 #11, 12, 22, 53, 63의 협면에 스테인리스 스틸 호선을 부착하여 고정원을 준비하였다. 스테인리스 스틸 호선과 리거처 와이어 사이에 초탄성 나이타이 폐쇄 코일 스프링을 연결하여 #21 정출을 유도하였다. #21 치면이 노출된 후에는 금속 버튼과 리거처 와이어를 제거하고 #21 치면에 직접 초탄성 나이타이 폐쇄 코일 스프링을 부착하여 #21을 추가로 견인하였다. 초탄성 나이타이 폐쇄 코일 스프링을 1회 교체 후 원하는 높이만큼 치아의 정출이 이루어졌으나, #21 배열을 위한 공간이 부족하여 추후에 상악 구치부 후방이동을 통한 공간 확보 후 #21의 배열을 시도하기로 하였다.

#21 인위적 정출을 통해 환자와 환자 보호자의 근심을 덜 수 있었고, 초탄성 나이타이 폐쇄 코일 스프링의 약한 힘으로 치료를 진행했기 때문에 통증과 기타 부작용을 최소화하면서 편안하게 교정치료를 완료할 수 있었다.

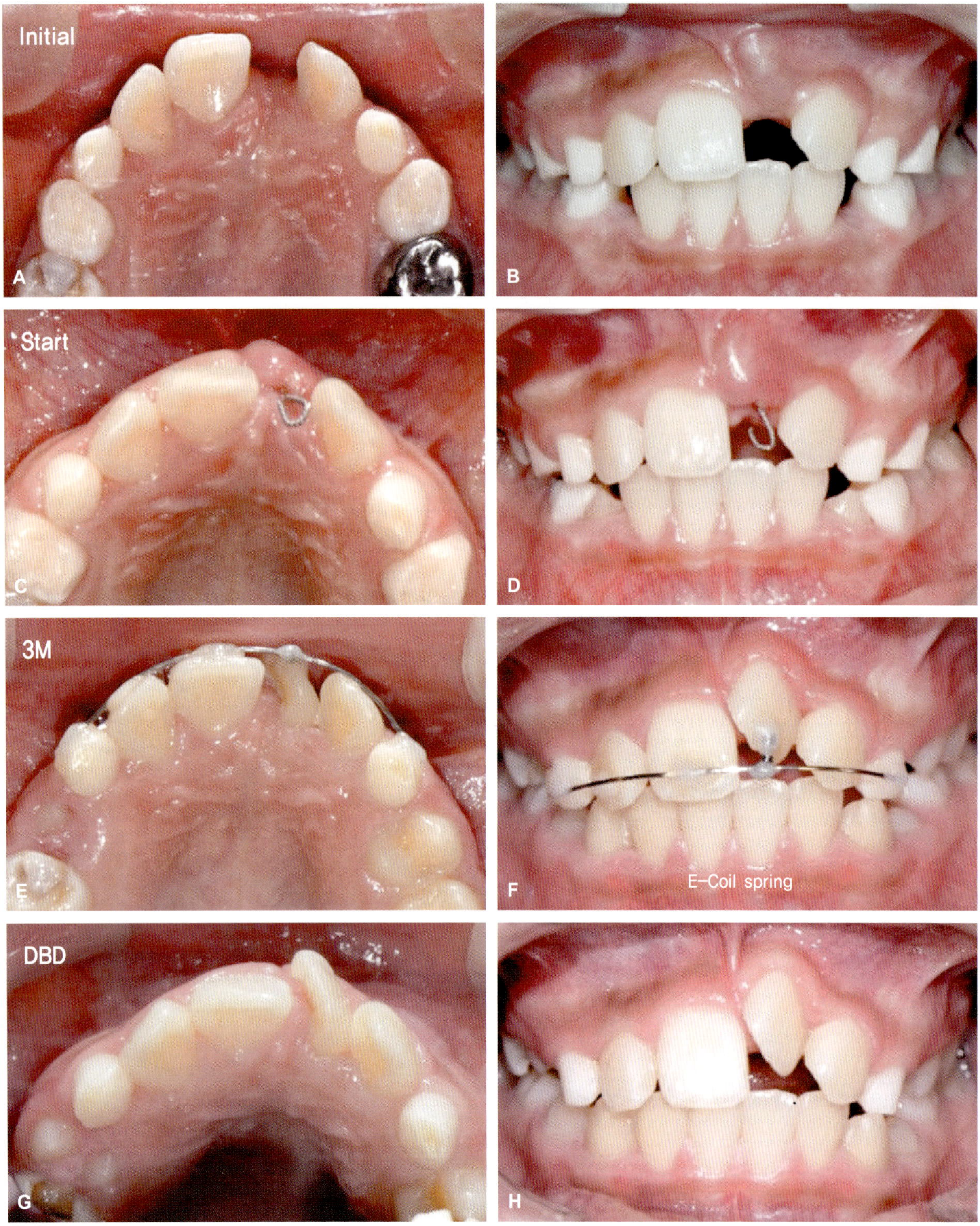

그림 3-36. #21 인위적 치아정출술 증례이다. **A, B,** 초진 시. **C, D,** 먼저 #21을 개창한 후 리거처 와이어(ligature wire)와 금속 버튼(metal button)을 부착하여 견인이 좀 더 용이하게 하였다. **E, F,** 그다음 #11, 12, 22, 53, 63의 협면에 스테인리스 스틸 호선을 부착하여 고정원을 준비하고 스테인리스 스틸 호선과 리거처 와이어를 초탄성 나이타이 폐쇄 코일 스프링[superelastic NiTi closed coil spring(E-Coil spring)]으로 연결하여 #21 정출을 유도하였다. **G, H,** 3개월 후 정출이 완료되었다.

❖ 참고문헌

1. Freitas KMS, Guirro WJG, de Freitas DS, de Freitas MR, Janson G. Relapse of anterior crowding 3 and 33 years postretention. American Journal of Orthodontics and Dentofacial Orthopedics. 2017;152(6):798–810. ISSN 0889-5406.
2. Edman Tynelius G, Bondemark L, Lilja-Karlander E. Evaluation of orthodontic treatment after 1 year of retention – a randomized controlled trial. Eur J Orthod. 2010 Oct;32(5):542–7. doi: 10.1093/ejo/cjp145. Epub 2010 Jan 15. PMID: 20080961.
3. Tarnow DP, Magner AW, Fletcher P. The effect of the distance from the contact point to the crest of bone on the presence or absence of the interproximal dental papilla. J Periodontol. 1992 Dec;63(12):995–6. doi: 10.1902/jop.1992.63.12.995. PMID: 1474471.
4. Proffit WR, Fields HW, Sarver DM. Contemporary orthodontics. St. Louis, Mo: Mosby Elsevier, 2007.

찾아보기